手

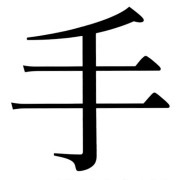

その機能と解剖

［第6版］

京都大学医療技術短期大学部名誉教授

上羽康夫 著

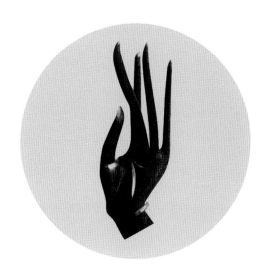

金芳堂

序

　私がBunnell著 Surgery of the Hand の第2版を手に入れたのは戦後間もない頃であった．この書によって米国で手の外科という驚嘆すべき新分野が開発されたことを知った．著者の序によると，Bunnell は今次大戦中に米軍医総監の援助をうけて多数の有能な米軍軍医と協力し，手の外科の開発に異常な努力を傾注した．この書はその成果である．彼等は，20,000例に及ぶ症例について討論し治療法の研究を行ったという．

　私は敗戦にうちのめされた日本の整形外科医としてその苦難の前途を思い，果して吾々に立直る力があるか何うかを疑った．日本の整形外科はその頃まだ骨関節結核と悪戦苦闘を続けており，手の外科の研究に大きなエネルギーを投入する程の余裕がなかったからである．しかし私はこの分野を何うしても早急に日本に導入しなければならぬと思った．その頃すでに新潟の田島君，岡山の津下君等は手の外科の研究を開始され，若い力をこの分野に傾注しておられた．また九大天児名誉教授はこの分野の重要性を認識されて日本手の外科学会の創設に尽力され，本年で第13回目の学会を迎えるに至った．

　私は 1963 年に京大に赴任し，直ちに在米の上羽康夫君に手の外科の修練を受けることを勧め，京大にこの分野を導入することを計画した．上羽君は私の期待にこたえて厳しい修練をうけ，豊富な知識と勝れた技術を修得してくれた．私は1966年春渡米し，ニューヨークの空港で上羽君に初対面し，その後ヨーロッパの旅を共にして帰国したのであるが，この間，上羽君が非常に勝れた素質を有する青年医師であることを知り，その将来を期待した．帰国後，上羽君の人格と技術によって京大の手の外科は急速に発展した．帰国の翌年（1967年），私は会長として第10回日本整形外科学会を司会することになったが，その際，この分野の第一人者である Dr. Boyes の公開手術を計画し，これを実行した．上羽君は Dr. Boyes に接し，その手術を眼前にみて多くのことを学んだと思っている．

　この手の解剖学書の読者は正確な記述と著者自ら画いた多数の精細な附図によって手の構造と機能を十分に理解されるであろう．私はこの書が日本の手の外科の進歩に重要な役割を果すものと信じている．私はこの書を手にして自分の夢と期待がこのように早く実現されたことを喜び，上羽君の誠実な人格と撓まぬ努力に心からの敬意を表する．そして上羽君が自己の使命を深く自覚して更に努力を続け，大成されることを期待してやまない．

　昭和 45 年 5 月 25 日

京都大学教授

伊　藤　鉄　夫

は じ め に

はたらけど　はたらけど
猶　わが生活楽にならざり
ぢっと手を見る

石　川　啄　木

　日々用いている手はその人の歴史を刻み，人類の歴史を刻み込んでいる．人間の手が人類の発展にどれほど多く寄与したかを今更ここで述べる必要はないだろう．人間の生活において手は不可欠なものである．正確な動きと繊細な感覚をもつ手の働きがあればこそ，複雑な人間の日常生活や社会生活が滞りなく行なわれているのである．敏速に正確な運動が意のままに行なわれる手をみていると，人の心があたかも手の中に存在するかのように思われる．人類は今や月に到達しうる迄になったが，手と同じほど精密で巧妙な機械を作り出すことが可能であろうか．手は自然が作り上げた秀逸の精密機械である．その緻密な手の構造を知ることに深い興味を感じる．

　近年の外科的治療の発達にともない，障害された手の機能をある程度回復させることが可能になった．手の診察，治療を行なう者が手の構造を正確に知っておくべきことは当然である．しかし，手を単なる機械としてのみ考え，その構造や配列を見るのは誤りであろう．生物として，手のそれぞれの部分がいかに有機的な関係を持ちながら働いているかを認識してこそ，手の中の個々の組織がなぜそのような構造や配列をとるかが解るのである．従来の解剖学では，ややもすると学名の羅列と組織の存在場所を強制的に暗記させられるに留った感がする．この著書の目的は，そのような屍体の手の解剖を学ぶのではなく，読者自身の生きた手の解剖を学んでもらうことである．

　したがって，ともすれば無味乾燥なものになりがちな解剖学を勉強する学生諸君にとって，この本が解剖学の中のオアシスを見出す指針になれば幸せである．ただし，この著書の主な対象は現在手の診察，治療を実際に行なっておられる整形外科，形成外科，一般外科の分野に働いておられる医師の方々，あるいは将来そのような分野に進もうと考えられている若い医師の方々である．それらの方々が実際に手の診療を行なう上に知っておくべき"手の機能と解剖"はできるだけ包括したつもりである．

　また理解の便を図って不明確な写真はできるだけ避け，鮮明なシェーマでそのポイントをあらわすように努力した．なお，シェーマおよび写真は右手で示すようにした．

　手の外科を専門にやられる方にとってはこの著書の知識は最少限度必要であろう．しかし，この著書だけでは十分でないから，必要に応じて記載した参考文献を読んでいただきたい．参考文献は巻末にまとめたが，深部解剖全体にわたって参照されたい文献はⅢ章としてまとめ，それぞれの節でとくに重要な文献はその節の参考文献として記載した．本文中に出てくる文献番号は，Ⅰ，Ⅱ章ではその章の参考文献番号であり，Ⅲ章ではそれぞれの節での文献番号を用いた．

　その他，手の機能改善のため直接治療をされている理学療法士，作業療法士，看護婦などの方々にも一助となれば幸甚である．

　本著に用いた解剖名は解剖学名集覧のPNAの1960年度ニューヨーク改正にもとづく解剖名をできるだけ用いるように留意したが，必要に応じてもとのJNA，BNAの解剖名も採用した．それらの個々の解剖名についてはそれぞれの項にてできる限り言及した．

　本著の出版にあたり，手の外科ならびに手の解剖学を啓蒙くださったニューヨーク市コロンビア大学R.E.Carroll教授，著作に際してたえざる御教示と激励をいただいた京都大学医学部整形外科教室の伊藤鉄夫教授に深甚の謝意を表する．また本著出版にあたり，きめやかな原稿の校正をいただいた京都大学附属皮膚病特別研究施設の小原安喜子先生に深く感謝する．更に本著製作にあたり温かい御批判と御協力をいただいた京都大学整形外科の教室員の皆様をはじめ北野病院整形外科の後藤欣生先生ならびに先輩，同僚の諸兄に深く謝意を表する．本著の中に用いた写真は京都大学整形外科に勤務しておられる上林幸雄氏に撮影していただいたものである．なお，巻頭の挿絵には坂根邦雄氏の御努力をいただいた．両氏の御協力に対し，ここに改めて謝意を表する．おわりに本書出版を実現させて下さった金芳堂社長小林鉄夫氏，本書作成のために絶大なる尽力を下さった同社編集長吉岡清氏に併せて深い謝意を表する．

　　昭和45年5月

　　　　　　　　　　　　　　　　　　　　　　　著　　　者

第6版の発刊にあたって

1970年に本書第1版を出版してから早や50年の歳月が流れた．この機会に今迄に出版した各版をもう一度見直し，内容を統括した．その上で最新の知見を加えて，第6版を構成した．今回の主な改訂の要点は次の如くである．①以前の版の文面に見られた不適切な文字や不明確な文章を修正した．②手の働きや解剖を理解し易くする為に多くの写真・X線像・付図を用いた．手の写真や図には右手を使用することに統一した．③参考文献は夫々の章または節ごとの後部に纏めて記載した．④初版発行の頃にはマイクロサージャリーは未だ十分に普及していなかったが，現在の手外科では一般的に広く使われている．手の手術時に必要と考えられる微小な解剖所見は出来るだけ記載した．例えば，マイクロサージャリーで使われる回転皮弁や血管柄付き骨移植に必須な微小動脈や穿通枝なども記載した．また，近年重視される骨間膜や靱帯の微細組織構成も記載した．臨床でも重要なこれらの微小解剖所見がわが国の研究者によって数多く発表されるのは非常に悦ばしい．

過去50年間に社会情勢は大きく変化した．地球周辺に宇宙ステーションが建設され，多くの宇宙衛星が飛び回っている．ある国では平和で豊かな生活を享受しているが，他の国では戦争によって混乱した極貧の生活を過ごしている．古代人は手で火をおこし，道具を使って狩猟や農耕をしていた．IT時代の現代人はITカードやスマートフォンを使って日常の生活をしている．いずれの時代でも手は人間生活にとって不可欠である．ただし，古代人は人類を存続させる為に手を使っていたが，現代人は人類の存亡を軽視して手を使っている．手でリニアモーターカーを造るが，原爆やミサイルなどの大量殺人兵器をも造るのである．

人が手を使う時，それは脳に伝わり，脳を活性化し，脳を発達させる．脳の発達に伴い手は更なる機能を習得する．手と脳とは相互に刺激し合いながら発達して来たのである．愛に満ちた母の手が触れる時，子どもの心に愛が生まれる．握手する時，友の心に友情が芽生える．美しい手が舞う時，人の心に美が育つ．そして，慈愛に満ちた手が優しく美しい物を作り出す時，平和な社会が育てられる．人の手は平和の為に使わねばな

らない．それが私たちの願いである．

　手が送り出す情報がどのように脳に伝わり，脳から発信される指令が如何に手を働かせるのであろうか．強い興味を覚える．

　この著書の最初の目的は手外科の参考書としての利用であったが次第に読者の層が広がった．初期の読者は手外科医・整形外科医・形成外科医・一般外科医などの医師であったが，やがてハンドセラピスト・理学療法士・作業療法士などが読者に加わった．そして，手の働きに関心を持つロボット研究者・幼少児教育者・音楽家の方々にも読まれるようになった．望外の幸せであり，深く感謝している．

　この著書の出版に当っては，本当に多くの方々からご支援を賜った．故人となられたが，私には忘れ得ない恩人として恩師の伊藤鐵夫名誉教授，および Emeritus Prof. Robert E. Carroll が居られる．また，永年に亘る協同研究者であった故 田村清先生，故 小原安喜子先生，故 須藤容章先生たちである．そして，現在もお元気で長年に亘るご指導とご支援を頂いている数多くの同門や学会の友人たちである．改めて，ここに厚く御礼を申し上げます．

　末筆になりましたが，今回の改定には近畿大学整形外科学 柿木良介教授および京都大学手外科グループの諸先生から多大の助言とご協力を頂き誠に有難うございます．また，今回の大幅な改訂に協力して頂きました金芳堂の皆様に厚く御礼を申し上げます．特に，前社長 市井輝和氏，現社長 宇山閑文氏，そして5版から引き続き改訂を担当して頂きました小崎徹也氏に深甚なる感謝の意を表します．

　　平成 28 年 11 月吉日

上 羽 康 夫

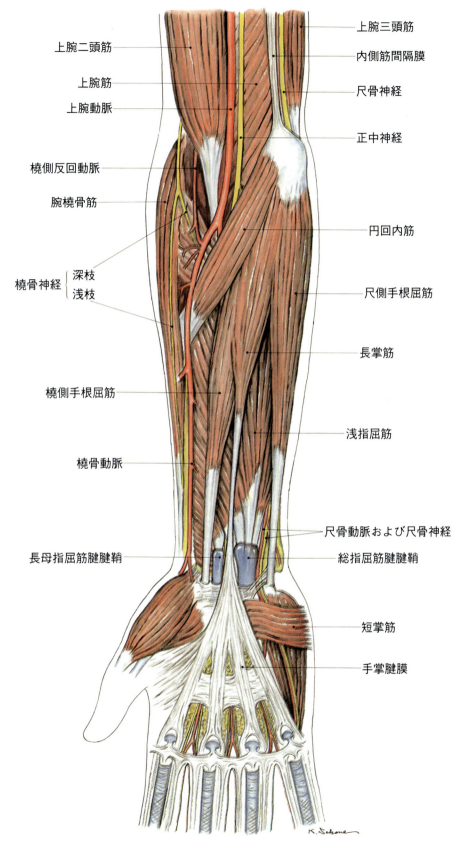

上腕二頭筋

上腕筋

上腕動脈

橈側反回動脈

腕橈骨筋

橈骨神経 { 深枝 / 浅枝

橈側手根屈筋

橈骨動脈

長母指屈筋腱腱鞘

上腕三頭筋

内側筋間隔膜

尺骨神経

正中神経

円回内筋

尺側手根屈筋

長掌筋

浅指屈筋

尺骨動脈および尺骨神経

総指屈筋腱腱鞘

短掌筋

手掌腱膜

I

K. Schone

前腕掌側面（浅層）

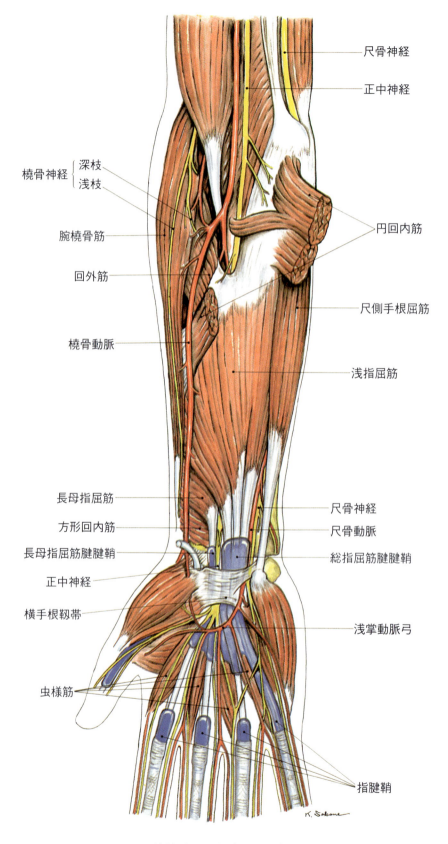

尺骨神経

正中神経

橈骨神経 { 深枝
　　　　　浅枝

円回内筋

腕橈骨筋

回外筋

尺側手根屈筋

橈骨動脈

浅指屈筋

長母指屈筋

尺骨神経

方形回内筋

尺骨動脈

長母指屈筋腱腱鞘

総指屈筋腱腱鞘

正中神経

横手根靭帯

浅掌動脈弓

虫様筋

指腱鞘

K. Sakane

前腕掌側面（中間層）

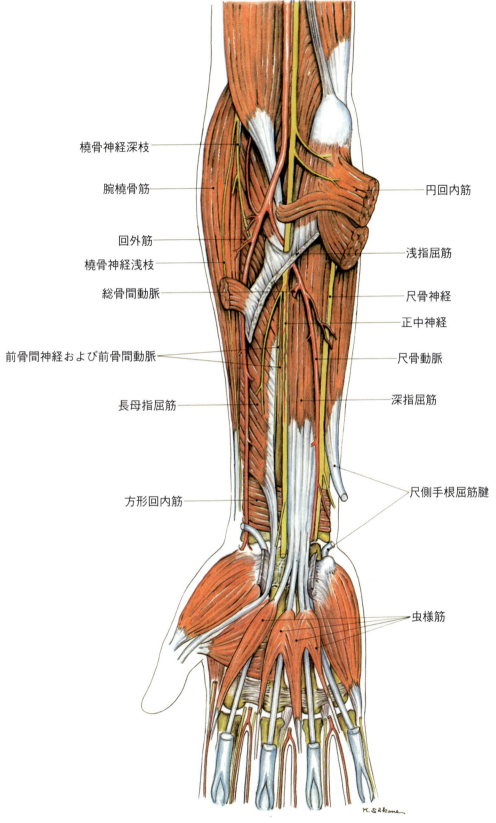

橈骨神経深枝

腕橈骨筋

回外筋

橈骨神経浅枝

総骨間動脈

前骨間神経および前骨間動脈

長母指屈筋

方形回内筋

円回内筋

浅指屈筋

尺骨神経

正中神経

尺骨動脈

深指屈筋

尺側手根屈筋腱

虫様筋

K. Sakane

前腕掌側面（深層）

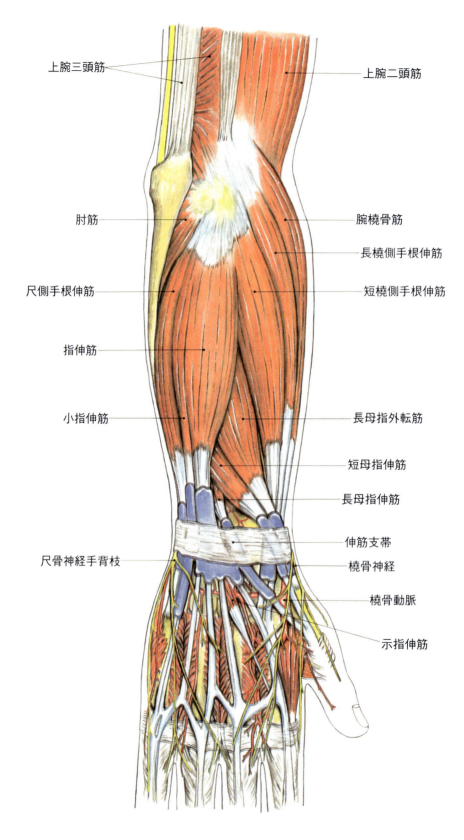

上腕三頭筋

上腕二頭筋

肘筋

腕橈骨筋

長橈側手根伸筋

尺側手根伸筋

短橈側手根伸筋

指伸筋

小指伸筋

長母指外転筋

短母指伸筋

長母指伸筋

伸筋支帯

尺骨神経手背枝

橈骨神経

橈骨動脈

示指伸筋

前腕背側面（浅層）

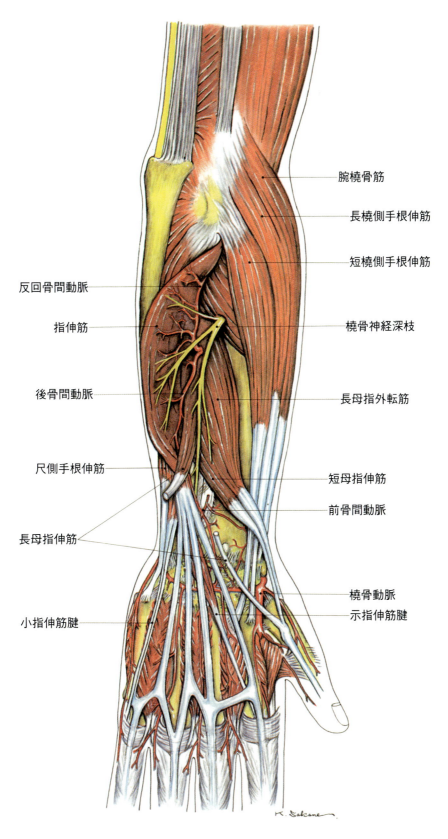

腕橈骨筋

長橈側手根伸筋

短橈側手根伸筋

反回骨間動脈

指伸筋

橈骨神経深枝

後骨間動脈

長母指外転筋

尺側手根伸筋

短母指伸筋

前骨間動脈

長母指伸筋

橈骨動脈

示指伸筋腱

小指伸筋腱

K. Sakane

前腕背側面（深層）

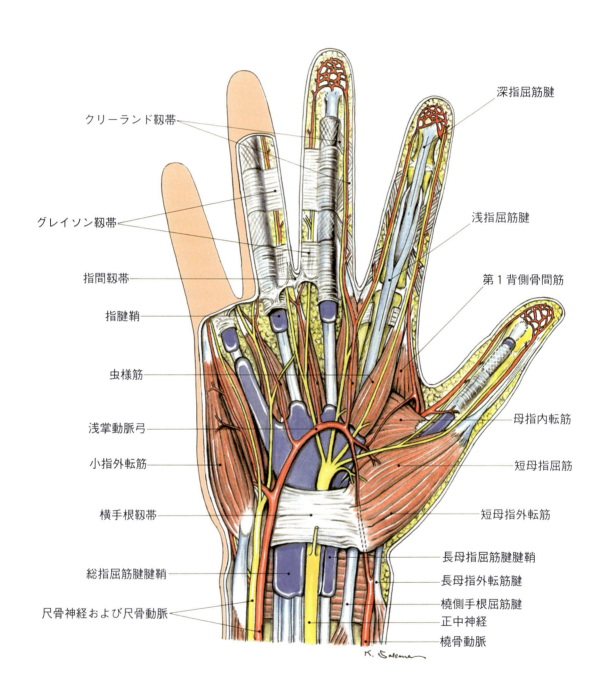

クリーランド靱帯

グレイソン靱帯

指間靱帯

指腱鞘

虫様筋

浅掌動脈弓

小指外転筋

横手根靱帯

総指屈筋腱腱鞘

尺骨神経および尺骨動脈

深指屈筋腱

浅指屈筋腱

第1背側骨間筋

母指内転筋

短母指屈筋

短母指外転筋

長母指屈筋腱腱鞘

長母指外転筋腱

橈側手根屈筋腱

正中神経

橈骨動脈

K. Sakamoto

手　掌（浅層）

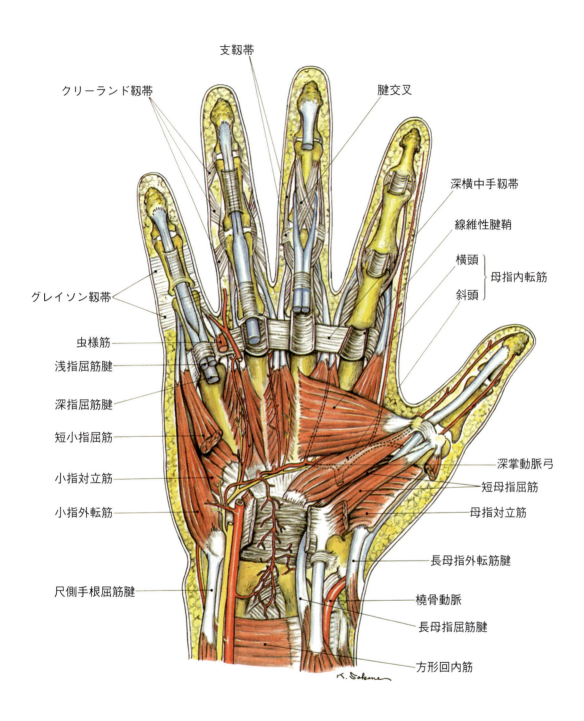

支靭帯

クリーランド靭帯

腱交叉

深横中手靭帯

線維性腱鞘

横頭

斜頭 } 母指内転筋

グレイソン靭帯

虫様筋

浅指屈筋腱

深指屈筋腱

短小指屈筋

小指対立筋

小指外転筋

深掌動脈弓

短母指屈筋

母指対立筋

長母指外転筋腱

尺側手根屈筋腱

橈骨動脈

長母指屈筋腱

方形回内筋

手　掌（深層）

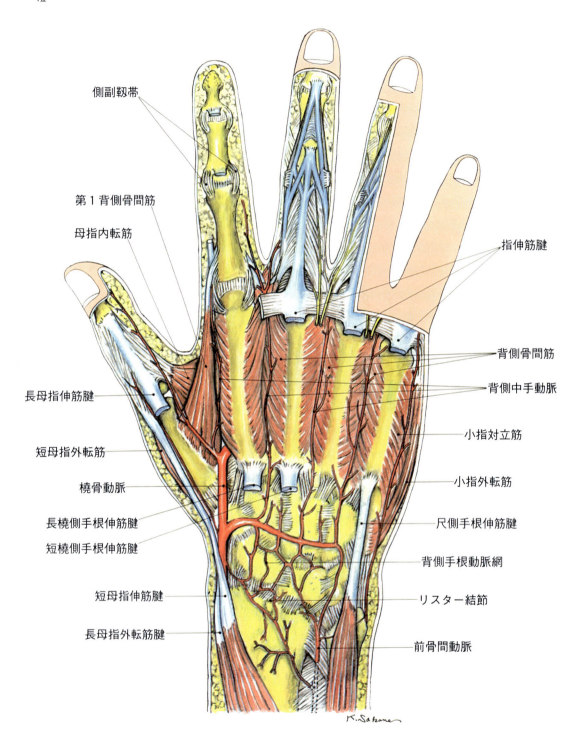

側副靱帯

第 1 背側骨間筋

母指内転筋

指伸筋腱

長母指伸筋腱

背側骨間筋

背側中手動脈

短母指外転筋

小指対立筋

橈骨動脈

小指外転筋

長橈側手根伸筋腱

尺側手根伸筋腱

短橈側手根伸筋腱

背側手根動脈網

短母指伸筋腱

リスター結節

長母指外転筋腱

前骨間動脈

手　背（深層）

目　　次

1章　手の機能

2章　手の発生と発達

3章　表面解剖学

4章　深部解剖学

1章

手の機能

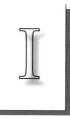

手 の 機 能

人間の手の働き

　手とは"人体の肩から出た肢"と広辞苑に記されている．しかし，解剖学的に手とよばれる部分は，手関節すなわち橈骨手根関節（radiocarpal joint）より末梢の部分を指すが，機能的な手を考える場合には手の機能を支えている前腕，上腕のみならず，手の運動や知覚を支配する脊髄や脳なども考慮に入れねばならない．手の機能をできるだけ小さい範囲で論ずる場合でも，手指の運動に直接関与する筋の多くが起始し，手に至る神経および血管が通る前腕は手の機能と切り離して考えることはできない．したがって，この本では解剖学上の前腕と手とを1つの機能単位として考える．

　手の無い上肢はほとんど機能をもたない．いいかえれば上腕および前腕は手の機能を発揮させるための器官であり，手の土台である．手が切断されれば上肢は単に物を押すことができるのみである．故に手は上肢の先端に付く小さな部分であるが，極めて重要な機能を果たす効果器であると言えよう．

　人間の手と類人猿の手とを比較すると母指の発達に大きな差があることに気づく．人間の母指は相対的に太く長いし，その付け根にある筋肉のふくらみも広く大きい．この母指の発達が人間

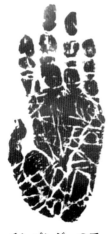

チンパンジーの手

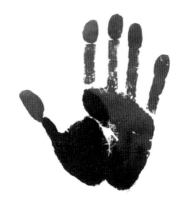

人間の手

図 1　類人猿と人間の手
（オーストラリアのシドニー動物園にて撮影）

と類人猿との手の間に形態的にも機能的にも大きな隔たりを与えているのである（図1）.

　手は顔と共に最も人目につきやすい部分で，身体の社会的部分（social part of the body）ともよばれ，洗練されたものだけがもつ美しさを備えており，その形や動きそのものが絵画，彫刻，舞踊などにとり入れられ，人間社会全体にうるおいを与える機能を果たしている．また，指の形の色々な組み合わせによって意を伝達することができる．

手の機能分類

　人間の手を器官，作業ユニット，社会の3つの異なる視点から考えると，3つのカテゴリーに分けられる．すなわち，A．基本機能（basic function），B．作業能力（work-ability），C．社会的役割（social role）に分類できる*．手の基本機能とは人間の手が生来持ちあわせる機能であり，手の作業能力とは手の訓練によって習得した作業を行う能力であり，手の社会的役割とは手が社会で果たす美的，心理的，経済的役割である．

A．手の基本機能

　手の基本機能（basic function of the hand）とは人間の手が生来持ちあわせる機能である．運動機能・知覚機能・形態機能が含まれる．

1．運動機能

　運動機能とは筋腱の働きによって関節を動かす手・指の運動に関わる機能である．

1）運動を行う上での基本的条件

　手が運動を行う上で2つの基本的な条件を必要とする．1つは運動調節（coordination）であり，他は安定性（stability）である．

a．運動調節　coordination

　運動調節とは手を円滑に動かしうる能力である．手が運動をするときには，一群の筋が収縮するばかりでなく，同時に拮抗筋群が弛緩するので円滑な手の運動が行いうるのである．多くの筋群が無統一に収縮を行ったのでは円滑な運動は行い得ない．この調整機能をつかさどっているのは主として脊髄，小脳および大脳などである．脳性小児麻痺や脳卒中の後遺症では運動調節機能がおかされて，屈筋群と伸筋群との調和した収縮や弛緩がしえないので円滑な運動とならず，不完全でぎこちない運動として発現する．

　＊この手の機能分類を2001年世界保健機関（以下WHO）が発表した国際生活機能分類 International classi-fication of Functioning, Disability and Health（以下ICF）と対比すると，ICFでは個人の持つ機能を身体，個人，社会の3視点から1．心身機能および構造 body function & structure，2．活動 activity，3．参加 participation に分類しており，個人と手との段階差はあるものの類似した概念に基づいている．

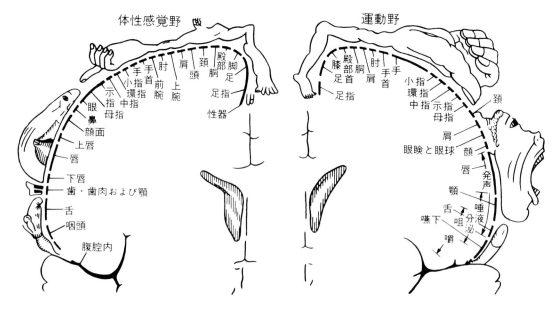

図 2　大脳における手の領域
(*Penfield & Rasmussen* より)

b. **安定性**　stability

　安定性とは手の使用に際しての支持機能である．いかに手が巧に動いても，その手を正確な位置に，正確な早さで運んでくれる支台がなければ手は機能を発揮できない．その支台の役目を果たしているのは，肩，肘，手関節を含む上腕および前腕であり，それらを動かす筋である．手だけが正常であっても，それを支持する上腕や前腕が正常でなければ手を使うことは困難である．神経麻痺などにより，肩，肘関節の運動が十分でなく，手の安定性が得られない場合には，装具を用いたり，関節固定術などを行って安定性の回復を図るのである．

　以上述べたごとく，手が機能を発揮するには運動調節と安定性が基本的な条件である．いいかえれば，手を正常に使用しうる条件として，手よりも中枢にある上肢全体とそれを支配する中枢および末梢神経系が良い機能を有する必要がある．手は小さな器官であるが，いかに重要であり，かつ複雑な運動を行うかは大脳における手の感覚野と運動野の広さをみても推測することができる（図2）．

2）**運動機能の種類**

　手の運動機能は母指および指の位置の差異，運動の目的により5つに分類される．すなわち，a. "圧排"，b. "引っかけ握り"（hook grip），c. "摑み"（precision grasp），d. "摘み"（pinch），e. "握り"（grip, power grasp）である（図3）．

a. "圧　排"

　指および母指を伸展させたまま行う運動であり，物を押す場合に用いられる．車の後押し，盆を片手で持つときなどがその例である．また，ピアノの鍵をたたいたり，示指でベルを押

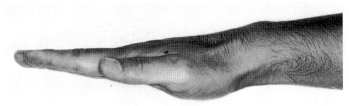

a. 圧　排

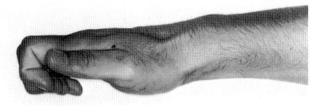

b. 引っかけ握り

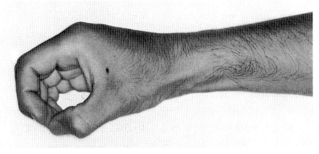

c. 摑　み

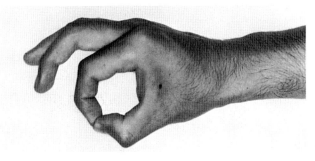

d. 摘　み

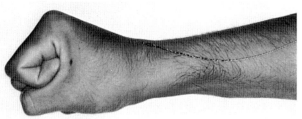

e. 握　り

図 3　手の基本的運動機能

す動作も"圧排"の1型である．この指の位置は他の運動を行う前の準備動作としても用いられる．ボールを受ける前に手を大きく拡げるのはその1例である．

b．"引っかけ握り" hook grip

重いバケツなどを運ぶ際に用いられ，指の中手指節関節（＝MP関節）を伸展させ，近位および遠位指節間関節（＝PIPおよびDIP関節）を強く屈曲する．母指は伸展したままで，示指の橈側に位置する．"引っかけ握り"は物を引く場合にも用いられ，強い力に抗することができる．水が一杯に入ったバケツのハンドルを持つ時，鉄棒にぶら下がる時などに用いられる．前腕と手の長軸とがほぼ一直線になったときに最もその機能を発揮するので，この場合には手関節の位置をいろいろな方向に変えることは困難である．

c．"摑　み" grasp, precision grasp

指の中手指節関節および指節間関節は軽度に屈曲し，母指を対立位に保ち，しかも手掌面も共同して用いる機能である．"ボール"などの球形のものを"摑む"とき，コップなどの筒形のものを"摑む"とき，円板状のふたを開けるときなどで多少母指の位置が異なり，"球状摑み"，"筒状摑み"などと区別される（図4）．この機能では指に力を入れることができると同時に手関節の位置を比較的自由に変化させることができるので物を保持しやすく，日常最も多く用いられる手の運動機能である．

d．"摘　み" pinch

対立位の母指指端と他の指の指端との間で物を保持する機能で，小さな物を保持する場合に用いられる．指および母指の位置は"摑み"の場合とほぼ同様で指は軽度に屈曲され，母指は対立位にある．この意味では"摘み"は"摑み"の特殊な型とも考えられるが，"摑み"においては指と母指の掌側面および手掌を用いて物を保持するのに対し，"摘み"では母指先端と他指の先端で物を保持する．"摘み"をさらに分類し，指尖を用いる指尖摘み（tip pinch），指端掌面を用いる指腹摘み（pulp pinch），母指の指端と示指の橈側面を用いる側面摘み（lateral pinch, key pinch）母指・示指・中指の3指を使う3指摘み（3 digit pinch, chuck pinch），5指すべてを使う5指摘み（5 digit pinch）などに分けられる（図5）．

指尖摘みは極めて小さな物を摘むときに用いられる．指腹摘みはやや大きなものや紙のように平面的な薄い物をしっかり摘むのに用いられる．側面摘みは指腹摘みよりもっと強い力が得られる．神経麻痺や関節リウマチなどによって筋のバランスがくずれたときにはこの側面摘みが多く使われる．3指摘みでは3指の先端部を用いて物を3点で固定することができ，かつ3指の力を集中できるので安定した強い摘みとなる．

e．"握　り" grip, power grasp

最も強く物を把握するときの型である．この型では指は強い屈曲位をとり，母指は他の指の背面に置かれ，さらに力を加えることができる．この位置ではすべての指の力が手掌に集中でき，非常に強い力となる．

成人男子の平均握力は45〜50kgであり，成人女子の平均握力は20〜25kgである．利き

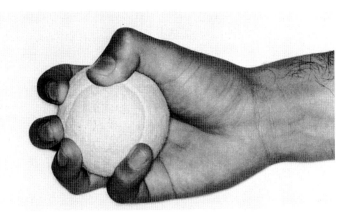

(1) 球状摑み

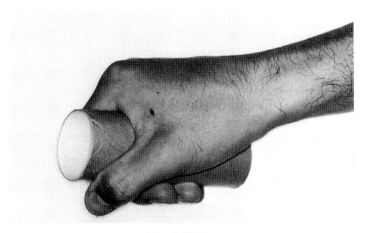

(2) 筒状摑み

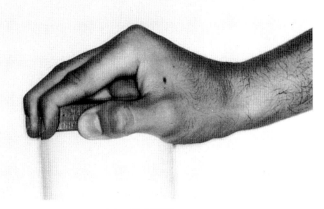

(3) 円板摑み

図 4 つかみの型

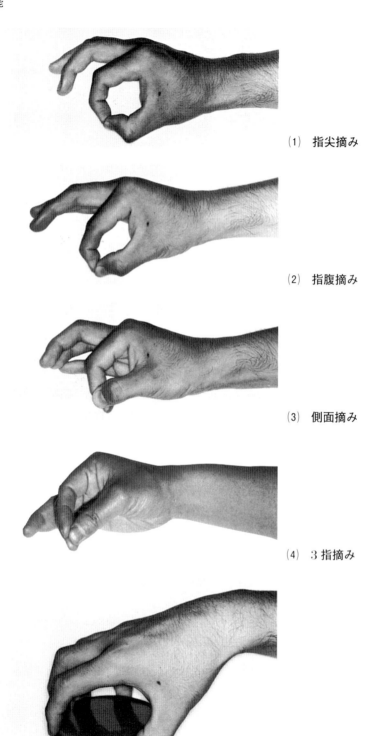

(1) 指尖摘み

(2) 指腹摘み

(3) 側面摘み

(4) 3指摘み

(5) 5指摘み

図 5 つまみの型

手とそうでない手の握力の差は通常2〜3kgである[6,61].

2. 知覚機能

知覚機能とは感覚受容器と末梢神経を介して皮膚や深部組織の刺激を脳へ送り，痛覚，温度覚，触覚，位置覚などの情報を伝達する機能である.

1）知覚と知覚受容器

知覚は表面知覚（superficial sensation）と深部知覚（deep sensation）とに分けられる．表面知覚には皮膚の触覚，痛覚および温度覚が属し，深部知覚としては皮下組織がもつ触覚，痛覚とともに筋，腱，関節などに基づく固有覚（proprioceptive sensation）があげられる.

知覚受容器 receptor：それぞれの指は非常に敏感な知覚を備えているので，手で物を把握したときにはそれぞれの指から同時に，しかも正確な情報を得ることができる.

指尖には神経の末端が細い樹枝状に分岐する自由神経終末のほかに，*Merkel*'s disc のように末端が拡がった神経終末，そして *Meissner* 小体とか *Pacini* 小体のように神経終末が薄い層状被膜で被われたものの3種類が存在する．有毛皮膚に見られる *Ruffini* 小体や毛包神経線維網は指尖には存在しない．自由神経終末は A-δ 線維および C 線維の神経終末として真皮内から表皮にかけて存在し，痛覚と温覚に関係すると考えられている．*Merkel*'s disc，*Meissner* 小体および *Pacini* 小体はいずれも A-β 線維の神経終末であり触覚に関与している．そして，それぞれのもつ機能は異なっている．触覚を司る受容器はその機能から slowly adapting receptor と quickly adapting receptor の2種類に分けられている．*Merkel*'s disc は汗腺が真皮から表皮の基底細胞層に入る部位の入口を取り囲むように4つのグループに分かれて存在する．この有髄神経終末は表皮の基底層に存在する大きく透きとおった細胞，すなわち *Merkel* 細胞と密接に関係しているので，*Merkel* cell–neurite complex ともよばれる．この complex は slowly adapting receptor であり，皮膚に圧迫がかかると求心インパルスを発信し，そのインパルスの数は少しずつ減じるものの，刺激が加わっている間中そのインパルスを発信し続ける．そして刺激が強くなればなるほどそのインパルスの頻度が多くなり，刺激の強度をインパルスの頻度によって表現する．したがってこの slowly adapting receptor は皮膚表面に加わる圧刺激に対する受容器であり，手に物を持っている間中その刺激を脳に送りつづける.

Meissner 小体は真皮表層の乳頭内にある1葉性（single leaved capsule）の受容器であるが，時には2葉とか4葉に分かれている．それぞれの葉は層状の細胞が平たく重なっている．その層状構造の中には2〜7本の神経線維が入り込み，複数の神経によって支配されている．2〜3本の神経はその小体の底部から入るが，他の神経細胞は側面あるいは上方部から侵入する．*Meissner* 小体は quickly adapting receptor であり，皮膚圧迫刺激が加わった瞬間にインパルスを出し，その反応は急速に低下し，短時間内に全く反応しなくなる．しかし刺激が除去される瞬間には再びインパルスを出す．この quickly adapting receptor は瞬間的な刺激あるいは皮膚面上を動く刺激に対してよく反応する．*Meissner* 小体は *Pacini* 小体より震動数が小さい30 cps

程度の刺激に最もよく反応する．したがって *Meissner* 小体はゆっくり皮膚上を動く刺激や震動数の小さい刺激を認識するのに適している．

Pacini 小体は真皮の深層あるいは皮下にある受容器であり，長さは 1〜4 mm，幅 0.5〜1 mm の比較的大きな神経終末である．1 本の有髄神経によって支配されている．この受容器は手術中に肉眼でも認識でき，母指だけでも 200 個程度存在すると考えられている．この受容器は 40〜60 層の同心円の被膜層で囲まれているが，その内包の数層に縦の裂隙が存在するものの，外層には裂隙は存在せず，侵入する神経の神経上皮と連続している．この受容器に入った神経線維は髄鞘を失ったのち，中央部へと入って行く．層状の細胞層の間は液で満たされ，皮膚に加えられたわずかな圧迫ででも形状の変化をきたし，形状変化を電気刺激に変化させる transducer の役目を果たしている．*Pacini* 小体も quickly adapting receptor であるが *Meissner* 小体よりもさらに敏感で，256 cps 程度の震動数の高い刺激に最もよく反応する．したがって *Pacini* 小体は皮膚に加えられる高い震動数の刺激あるいは皮膚上を早く動く刺激に反応することができる．指尖を素早く動かしながら布目の粗さを知るのはこの受容器によって可能なのである．

受容器からの求心インパルスは知覚神経線維を通って中枢へ送られる．指神経の中には約 2,500 本の知覚神経線維が走っていると考えられているが，そのうち A–β 線維の約 36 ％が slowly adapting 線維であり，残りが quickly adapting 線維であると考えられている[12]（図 6）．

3. 形態機能

形態機能とは手全体および各指の長さ・太さ・幅などが適切な比率を保ち，正常な手指の働きと美しさを保つ機能である．人間の手は生まれながらにして他の動物の手とは異なり，新生児の手でも猿の手と区別することができる．類人猿の手と比較すると，人間の手指は相対的に長い．特に，母指の発達は著しく，母指の先端は示指基節のほぼ 70 ％部位にまで至る[20]（☞p. 2 図 1）．指の発達により手で作業がしやすくなったばかりでなく，道具や器具の使用が可能になった．手の形態機能が人類の発達に大きく寄与している．

高度な機能を発揮する手は 5 本の指をもち，美しい形を備えている．また，指の動きや位置の様々な組み合わせによって，感情を表現したり，意志の伝達を行うことができる．

手は高度な機能を発揮できるよう形態には無駄がなく，それ自身が美しさを備えている．それ故に，絵や彫刻の題材になり，また舞踊やダンスにおける美の表現の重要な一部分となる．指の位置や形による意志伝達は古くから用いられている．子どもが指を一本ずつ折りながら数を数えたり，親指や小指を一本立てて，強い物や可愛いものを意味するのは，古くから用いられている．競り売りや株売買では複雑な指の形の組み合わせによって数を表現している．聾啞者間で用いられる手話では，手の形態機能が最も有効に使われている．手話によって，人と人との間で意志の疎通を図ることができ，そこでは指の形態が音声の役目を果たしているのである．

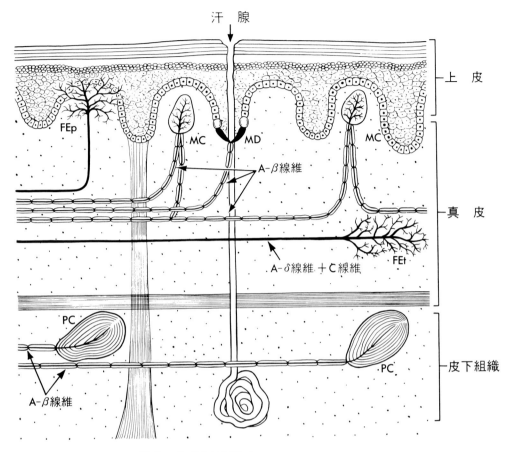

汗　腺

上　皮

真　皮

皮下組織

FEp

MC　MD

A-β線維

A-δ線維＋C線維

FEt

PC

PC

A-β線維

図 6　指先の皮膚と神経終末
MC：*Meissner* corpuscle（マイスネル小体）
MD：*Merkel* disc（メルケル板）
PC：*Pacinian* corpuscle（パチニ小体）
FEp：free nerve ending for pain（自由神経終末——疼痛）
FEt：free nerve ending for temperature（自由神経終末——温度）

B.　手の作業能力　work-ability of the hand

　手の訓練によって習得した作業を行う能力である．子どもは親から教えてもらって手の訓練を行い手作業を習得し，芸術家やスポーツ選手は訓練・練習によって技術を獲得する．脳を介する手作業（紐結び，ボタン掛けなど），あるいは器具を使う作業（書字，楽器演奏など）を行う能力であり，生活では広範多岐に使用される．ADL では食事・整容・衣服の着脱，トイレッティングなどの動作，職場では書字・パソコン打ち・機械組み立て・農作業など各種の作業，芸術・スポーツでは楽器演奏・バットやラケットの使用技術などの種々な作業能力がこの範疇に入る．

　手の作業能力は大脳の働きと非常に密接な関係をもつ．大脳の発達が人間の手の機能を発達させたと以前は考えられていたが，近年では逆に手の使用が大脳皮質を著しく発達させたと考えら

れるようになった．すなわち，手の発達によって大脳が大きく発達してきたのである[8]．人間の脳は，チンパンジーの脳の約4倍の大きさをもつ．手が大脳に大きく関与することは，☞p. 4 図2の大脳皮質における運動野や体性感覚野に占める手の領野の広さをみても十分うなずける．手の作業能力を高めるには，訓練や練習によって手と脳との関連づけを深めることが必要である．手の精巧な働きはフィードバックの繰り返しにより，次第に精度が高められていく．この様なフィードバックには大脳皮質と共に小脳や視床を始め，中枢神経系のすべてが深く関与する．フィードバックには，筋や関節などの運動器内にある筋紡錘や関節固有受容器を介する「内受容器フィードバック」，視覚，触覚，聴覚など外界を介する「外受容器フィードバック」がある．小児が箸の使い方を覚えたり，字の書き方を覚えたり，ピアノを弾くためには内受容器フィードバックと共に外受容器フィードバックが必要不可欠である．フィードバック制御において手の機能と脳の働きが強く関連づけられている．上肢の幻肢でも"つまみ"は母指・示指・中指で，"握り"は主として中指・環指・小指で行われるという[56]．

　手の作業能力を考える時，運動と知覚とは極めて密に関連しているので，両者を全く分離して考えることはできない．脳の働きにおいても同様であり，大脳皮質の運動野あるいは体性感覚野は純粋に運動や知覚のみに限定されるのではなく，いずれもが運動・知覚の両者に深くかかわることが知られており，両者を完全に分離して考えることはできない．したがって，運動野と体性感覚野をあわせて感覚運動野（sensorimotor cortex）とよばれることもある．ただし，ここでは理解しやすくするために，あえて両者を分けて記述する．

1. 手の運動と中枢神経系

　下肢の運動は反射運動に依存するところが大きいが，上肢の運動は随意運動によるところが大きい．特に，手の運動はほぼ純粋な随意運動である[29]．手の随意運動を考える上で最も重要であるのは，大脳中心溝の前方にある運動野（4野）である．4野からのインパルスにより手の巧緻運動が行われる．ただし，4野から指令が発せられる以前に大脳皮質の他の領野や小脳においては既に運動の企画や手順の検討がなされ，それに基づいて4野は手に指令を伝えるのである．手の巧緻運動は大脳皮質の働きである意欲・記憶・創造力などが深く関わっており，手で作業を行うには，常に手に注意を集中しなければならない．その点，頭の中で全く関係のない事柄を考えていても，歩行しうる下肢運動とは異なる．ただし，手の随意運動を円滑に行うには，無意識な運動調節や反射運動が重要な役割を果たしていることも忘れてはならない．無意識な運動調節を行っているのは主として錐体外路系である．運動前野（6野）は錐体外路系を制御する運動中枢であり，随意運動中の反射性運動を行う．錐体外路系には運動前野などの大脳皮質のほかに，大脳基底核の線条体や淡蒼球，間脳の視床，小脳，脳幹，脊髄のいずれもが深い関連をもつ．視床では前腹側核（VA核）や外側腹側核（VL核），脳幹では中脳の被蓋にある黒質や脳幹網様体などが錐体外路系として関与する（図7）．

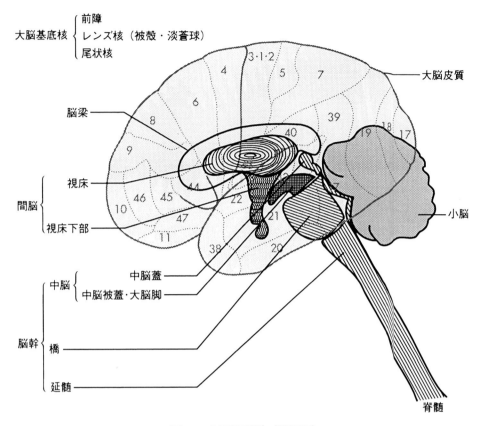

大脳基底核 { 前障 / レンズ核（被殻・淡蒼球）/ 尾状核

大脳皮質

脳梁

視床

間脳 { 視床 / 視床下部

小脳

中脳 { 中脳蓋 / 中脳被蓋・大脳脚

脳幹 { 橋 / 延髄

脊髄

図 7　中枢神経系（縦切図）

1）随意運動指令伝達経路

　運動野（4野）から発せられる指令は錐体路を下り，中脳・延髄を経て反対側の脊髄に至る．手の運動に関与する錐体路ニューロンの神経線維は，脊髄では主として側索の外側皮質脊髄路（tractus corticospinalis lateralis）の最深層部を下行する．一部は前索の前皮質脊髄路を通るものもある．大脳皮質から脊髄に至るニューロンは上位運動ニューロンである．頚髄でニューロンが変わり脊髄から手に行くニューロンは下位運動ニューロンとよばれる．下位運動ニューロンに伝えられた指令は頚髄前根から腕神経叢，神経幹を通って前腕や手の筋へ伝達される．運動野から発し，錐体路を形成している神経線維の50％以上は上肢に行くので，頚髄の白質（図8では黒く染色されている部分）内にある錐体路線維の多くは下部頚髄および第1胸髄で終わる．そのため頚髄と比べると胸髄は急に細くなり，断面積は著しく小さくなる．腰髄の断面積は再び大きくなるが反射に関係する灰白質（図8では白い部分）内の細胞が多くなるので，灰白質が広くなるのである（図8）．

2）大脳の運動野とそれを支配するもの

　運動野（4野）の外側面中央部に上肢の第一次運動中枢は位置する．この領域は進化の過程において運動前野（6野）よりもさらに後に出現した神経系である．運動野の出力細胞群から

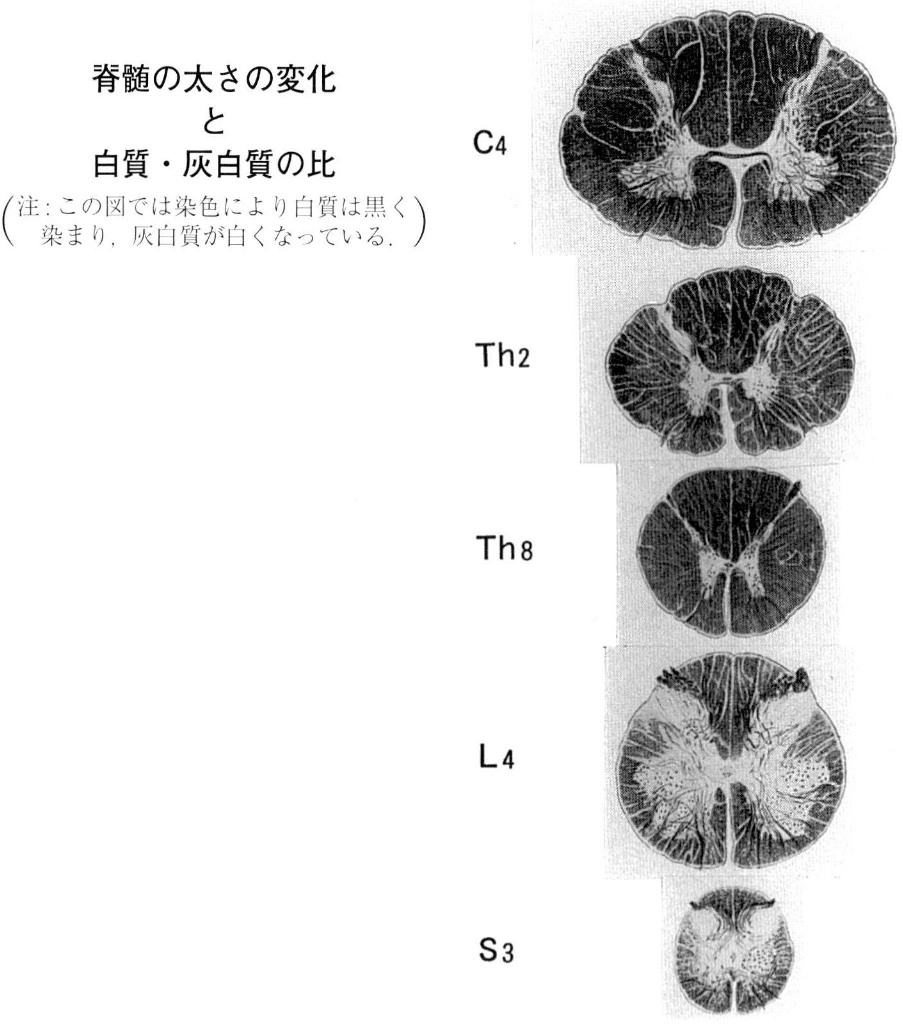

脊髄の太さの変化
と
白質・灰白質の比

（注：この図では染色により白質は黒く
　染まり，灰白質が白くなっている．）

C4

Th2

Th8

L4

S3

図 8　中枢神経系（横切図）

出る錐体路線維は脊髄前角の運動ニューロンの遂行動作に必要な複数筋を種々な組み合わせで支配し，精細な随意運動を遂行すると考えられる[65]．

　運動野（4野）は手の運動を行う最も重要な部分であるが，この領域はまた，他の多くの領域からの指令や影響を受けている．運動野に大きな影響を与える主なものとして，意志・情動・感覚などが挙げられる．それらの情報は錐体外路系に関係する運動前野（6野）にも同時に伝達され，書字や工作などの複雑で系統的な運動も円滑に行えるようにしている．運動野（4野）が損傷されると随意運動が不能となり，運動前野（6野）が損傷されると強い運動障害は起こらないが，失行（apraxia）が起こり，運動の意味が分からなくなり，習熟した動作が行えなくなる．

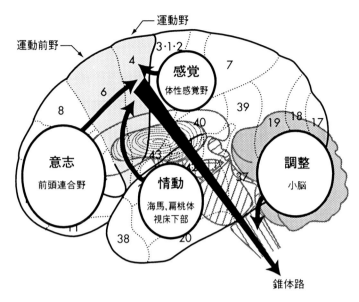

図 9 手の随意運動

a. 意志の支配

　手の運動は目的をもった随意運動であり，ほぼ常に意志に従っている．意志は前頭葉の連合野である前頭前野（prefrontal area. 8，9，10，11，12野）において形成されると考えられている．この前頭前野は他の大脳皮質野，大脳基底核，視床，視床下部，小脳，脳幹と線維連絡して密接に関連し，意志・思考などの高次精神活動をする場所と考えられている（図9）．

b. 情動の支配

　感情が非常に高まると手が震えたり，著しく緊張すると手が思うように動かなかったり，感情が手の動きを支配することがある．辺縁系の扁桃体，海馬，視床下部などに起こる情動の変化は，大脳皮質の運動野（4野）や運動前野（6野）に伝えられる[54]．

c. 感覚の支配

　手で行っている作業の情報は，内・外受容器フィードバックで常に感覚野へ伝えられ，手の運動を制御している．伝達経路としては，体性感覚野（特に2野）や体性感覚連合野（特に5野）から直接伝達されるものもあるが，小脳や前頭連合野を経て運動野に伝達されるものが多い．書字を行う場合には視覚が強く働き，ピアノやバイオリンを演奏する場合には聴覚が強く関与する．

3）無意識の運動調節

　手の運動は主として随意運動ではあるが，随意運動を円滑に行うにはそれに伴う無意識な運動が不可欠である．すなわち，手で物を握ろうとする時，意志によって指屈筋を随意的に収縮させるが，指伸筋は無意識のうちに自然に弛緩し，指の屈曲運動を行いやすいようにしている．

また，手で物を強く握りしめる場合には，指の屈曲運動と同時に手根伸筋が自然に働き，手関節を背屈位に保つ．手関節背屈筋が無意識に働くことによって，指屈筋の働きは一層有効なものとなる．手で物を握るという動作は随意運動であり，指屈筋の収縮には注意が向けられているが，指伸筋が弛緩したり，手関節が背屈するのは無意識に行われている．指屈筋と手関節背屈筋のように同時に収縮するものは共働筋（synergist）とよばれ，指屈筋と指伸筋のように一方は収縮し，他方は逆に弛緩するものは拮抗筋（antagonist）とよばれる．

　手の運動を無意識に調節するのは，錐体外路と反射である．

a. 錐体外路　extrapyramidal tract

　大脳皮質，大脳基底核，脳幹から脊髄に向かって下行する運動経路のうち，延髄の錐体を通過しない運動経路を総称して錐体外路とよぶ．大脳皮質から尾状核・淡蒼球などの大脳基底核へ，さらに大脳基底核から脳幹の網様体へつながり，脊髄へと下行する核や経路がこれに含まれる．また，中脳の諸核から脊髄へ下行する運動経路があるが，これらの核や経路も錐体外路に含まれる．錐体外路系の神経線維は脊髄の前索と側索を散在性に下行する．それらの線維は視蓋脊髄路，赤核脊髄路，前庭脊髄路，網様体脊髄路などとよばれる．錐体外路は随意運動に必要な骨格筋の緊張・弛緩などを調節する無意識な調節作用を行う．錐体路系は α 運動ニューロンを支配するが，錐体外路は α 運動ニューロンのほかに γ 運動ニューロンを支配し，筋の緊張状態を調節する．

b. 反射　reflex

　大脳皮質を経由せず無意識に行われる反応は反射（reflex）とよばれる．反射に関与する中枢は，主として脊髄あるいは脳幹にある．脊髄に反射中枢があるものは脊髄反射（spinal reflex）とよばれる．脊髄反射のうち最も基本的で重要な反射としては屈曲反射（flexion reflex）と伸展反射（stretch reflex）がある．熱いものに触れて手をすぐに引っ込める時に用いられる反射は屈曲反射（flexion reflex）であり，知覚刺激を受けてから手の運動が起こるまでに要する時間は最も短い．この反射は強い刺激から逃れようとする防御反射である．これに対して，関節が強制的にしかも急激に伸展された場合のように骨格筋が受動的に急に引き伸ばされると，筋の長さを一定に保とうとして屈筋は逆に収縮する．この様な反射を伸展反射（stretch reflex）とよぶ．ただし，関節が比較的緩やかに伸展される時には対応する屈筋は前述の錐体外路の作用にしたがって弛緩する．

2. 手の知覚機能と中枢神経系

　手に与えられた刺激は受容器によって感受され，知覚神経線維を上行する．その刺激は脊髄のすぐ傍にある脊髄神経節（spinal ganglion）内に存在する知覚神経細胞に伝えられる．触覚・痛覚・温度覚などの知覚情報は知覚細胞からさらに脊髄に向かって延びる中枢性神経突起を通って脊髄後根から脊髄に入る．脊髄内では，異なった知覚はそれぞれ異なった神経線維により，別々の経路で中枢へ伝えられる．

1）痛覚と温度覚

　痛覚や温度覚を伝える神経線維は脊髄後角でニューロンを変え，中心管の前側を通って反対側の側索に達し，側索にある外側脊髄視床路（tractus spinothalamicus lateralis）を上行し，視床に至る．

2）触圧覚

　局在性が不明瞭で識別力のない触覚（粗大触圧覚）と局在性が明確で識別力のある触覚（精細触覚）とは異なった経路をとる．粗大触圧覚は脊髄後角でニューロンを変えたのち，中心管の前方を通って反対側の前索に達し，前索にある前脊髄視床路（spinothalamicus anterior）を上行し，視床に至る．精細触覚は脊髄に入ったのち，後索の脊髄延髄路（tractus spinobulbaris）を上行する．延髄でニューロンを変えたのち，毛帯交叉で反対側に移り，視床に到達する．

3）深部知覚

　深部知覚は筋，腱，関節などの位置，運動に関するものであるが，意識にのぼらない非意識型深部知覚と意識される意識型深部知覚とがある．下肢の非意識型深部知覚の経過とは異なり，上肢の非意識型深部知覚は主として後索を上行し，延髄でニューロンを変えたのち，交叉しないで同側の小脳に至る．意識型深部知覚は精細触覚と同様に脊髄の後索にある脊髄延髄路を上行し，延髄でニューロンを変えたのち，毛帯交叉で反対側に移り，視床に到達する．

　視床はすべての体性感覚を受け取り，原始的な感覚を生じるらしいが，最も重要な機能は感覚を伝えるニューロンの中継核としての役目を果たしていることである．視床が手の機能と特に関連を深めているのは，知性に関与する頭頂葉・側頭葉の連合野と連絡する背側外側核（LD核），錐体外路系と連絡する前外側腹側核（VA核），小脳・錐体路・錐体外路と連絡する中間腹側核（VI核），体性感覚路と密な結合をもつ後外側腹側核（VPL核）などが存在することである．視床で「痛い」，「熱い」などの感覚はある程度得られるが，物の形状を識別することは出来ない．手からの上行インパルスを伝える脊髄ニューロンは視床の後外側腹側核（VPL核）の内側部で終わり，ここからの神経線維インパルスは視床からさらに大脳皮質の感覚野（3野，1野，2野）に送られる．3野，1野，2野はいずれも中心後回の大脳皮質に存在し，1野，2野は大脳表面に位置するが，3野は中心溝の中に位置する．すなわち，手の感覚領域である1野と2野は中心後回（gyris postcentralis）の外側表面にあるが，1野が中心溝（sulcus centralis）に接する前方部にあり，2野はその後方に位置する．それに対して，3野は中心溝の底部，および溝の後壁の皮質に位置する．中心溝の底部は3a野とよばれ，中心溝の後壁が3b野とよばれる．3a野には指ごとの深部覚が投影し，3b野には指ごとの触覚が投影している[32]．

　3a，3b野では各指に加えられた深部覚，触覚・痛覚・温覚はそれぞれの指ごとに投影され，その投影はさらに1，2野へ送られ，そこで初めて各指に与えられた別々の刺激が統合され，手に触れたものの全体の形，固さ，重さ，温度などを認知する．1野は主として皮膚感覚，2野は深部感覚に関係すると言われる．体性感覚野（1野，2野）では，①立体識別，②硬度

識別，③重量識別，④温度識別などが行われる．

　①立体識別は指先の触覚と同時に立体知覚や位置覚が関与して，手に把握された物の形や大きさを知る機能である．

　②硬度識別は主として痛覚，触覚に基づくもので，手に触れた物の硬さを知る機能である．把持した物の硬度およびその分布を知る上に重要である．

　③重量識別は主として深部知覚に基づくもので，把握した物の重さを知る機能である．

　④温度識別は温度覚に基づくもので，把握した物の温度とその分布状態を知る機能である．

　それらの情報はさらに後方の体性感覚連合野（somatosensory association area. 5，7野）に送られる．体性感覚連合野は視床の背側外側核との連絡路をもつので，この経路から記憶や知識の情報を受け，感覚野からの情報を統合し，その特徴で手に持った物体を認識する．目を閉じたままでも，手に持ったものが硬貨であるか，あるいは消しゴムであるかなどの識別を行うことができる．感覚連合野が損傷されると物体の認識ができない失認（agnosia）が起こる．

記憶　memory と認識　recognition

　記憶には短期記憶と長期記憶とがあると考えられるが，脳のどの部分に蓄えられるかについては，まだ十分には明らかにされていない．しかし，辺縁系*の海馬と扁桃体*が記憶に深く関わっていることはよく知られている．海馬と扁桃体は互いにその機能を代償しあうことができ，一方だけが損傷された場合には余り強い記憶喪失はないが，両者が破壊されると，強い記憶喪失が起こる．海馬や扁桃体はそれぞれ前脳基底部と連絡する神経線維を介して大脳皮質の感覚領野と強く結びついている．特に扁桃体と大脳皮質の感覚領野の間には，直接かつ広範な線維連絡がある．ポケットの中にある硬貨が1円，10円，50円，100円玉のいずれであるかを手で触っただけで認識できるのは，硬貨の形，大きさ，重さなどの記憶に基づいて，何円玉であるかを認識するのである．また，手で柔らかく温かいものに触ると気持ちよく，冷たくねばねばしたものを触ると気持ちが悪く感じるのは，以前の記憶に依るところが大きい．手に持ったものの認識は，体性感覚野からの情報と記憶との統合である．感覚領野はこの様に記憶によって強い影響を受ける[44]．大脳皮質感覚野での感覚認知は認知（cognition）とよばれ，感覚連合野での物体認知は認識（recognition）とよばれる（図10）．

　手から伝えられた感覚は体性感覚連合野に送られるが，ここには視覚・聴覚などからの感覚投影もあり，必要に応じて運動野へその情報が流される．

＊**辺縁系**：1878年にPaul Brocaが哺乳類の脳に共通にみられる脳幹を取り巻く皮質領野を大辺縁葉（le grand lobe limbique）とよんだことに由来する．辺縁系は旧皮質である梨状葉・扁桃体・中隔野，古皮質である固有海馬・歯状回に加えて，古皮質と新皮質の移行部である中間皮質，帯状回および海馬傍回などが含まれる．

＊**海馬**と**扁桃体**は辺縁系の二大構成要素であり，海馬hippocampusはギリシャ語hipokanpasでタツノオトシゴを意味し，扁桃体amygdalaはギリシャ語aminudaraでアーモンドを意味する．

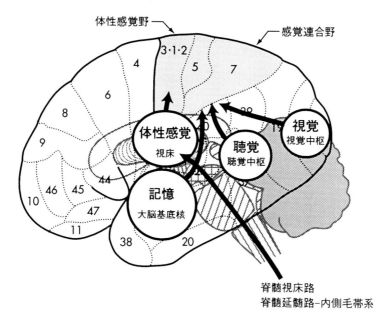

図 10　手の感覚認知

3. 熟練作業と小脳の働き

　手は同じ動作を繰り返すことによって，正確で速やかな熟練作業ができるようになる．熟練には，訓練と練習*が必要である．ピアノを弾く，パソコンを打つ，彫刻を彫る，機械を組み立てるには同じ動作を繰り返し，練習する必要がある．練習を行うには意志や気力が必要であり，錐体路・錐体外路などの運動系，体性感覚や視覚などの感覚系が必須である．さらに，運動系・感覚系の双方を連絡し，統合や修正を行うフィードバックシステムが重要である．作業の熟練には大脳皮質と共に小脳や視床が重要な役割を果たす．フィードバック制御には様々な核や経路が複雑に関係するが，その中の重要な部分を模式化して以下簡単に述べる．

1）小脳とその機能

　小脳（cerebellum）は延髄の背側にあり，上方は大脳後頭葉におおわれる．小脳は左右に大きく膨隆する小脳半球（hemispherium），正中のくびれて細い虫部（vermis），その中間にある中間部（pars intermedia）に分けられる．小脳中央部にある虫部は末梢受容器からの情報インパルスを受ける．中間部は末梢からも中枢からもインパルスを受け，随意運動のフィードバック機構の中枢的役割を果たす．小脳半球は霊長類の進化と共に著しく発達し，小脳の 90 ％を占め，大脳皮質連合野と強く結合し，随意運動の実行計画をたてる部位と考えられている．こ

＊**訓練と練習**：この 2 つの語は類似しているが，ここでは下記のごとく区別している．
　手の動作を例にとれば，訓練とは指導者の忠告や模範動作を聴覚・視覚を通して認識し，その指令を大脳中枢から錐体路へ伝達して行う動作である．一方，練習は訓練による動作で手に加えられる体性感覚，特に精細触覚や意識型深部知覚を視床から大脳体性感覚野に伝え，そこからの指令を繰り返し錐体路に伝達して行う動作である．

の部の皮質には無数の樹状突起をもつプルキンエ（Purkinje）細胞のほかに顆粒細胞，バスケット細胞，星状細胞など色々な特徴をもつ細胞が存在し，極めて多くの情報処理をする．

2）小脳と随意運動との関わり

a. 発動機序

大脳の前頭前野で手の運動を始めようとする意志が起こると，その連絡は橋核や下オリーブ核を経て直ちに小脳へ伝えられ，その運動が正当で可能なものであるかどうかがここで判断され，小脳から視床の中間腹側核（VI核）を経て，前頭前野へ応答される．これは閉鎖回路（closed loop）である．ここで運動開始の許可信号が出れば，運動前野から運動野へ運動開始の指令が発せられるのである．同時に小脳から視床（VA・VL核）を通じて大脳皮質運動野（4野）および運動前野（6野）へ運動開始許可が与えられる（運動指令経路）．大脳皮質運動野（4野）では運動前野および小脳からの指令を受けて，初めて手の運動開始の指令を出す．

b. 運動指令の監視　monitoring

小脳は大脳皮質運動野（4野）から脊髄に向かう錐体路のインパルスを監視し，必要に応じてその修正を行う．すなわち，錐体路は脊髄に向かう途中で側枝を出し，その枝は橋核・外側網様核・下オリーブ核に至る．それらの核からは小脳へ線維を送り，運動野（4野）の錐体細胞から発せられた指令が脊髄に送られると同時に小脳へも送られ，脊髄へ行くインパルスのコピーを小脳が受け取る．小脳は錐体路を下行するそのインパルスが正当なものであるかどうかを判別し，修正するべき点を視床VA・VL核を通じて運動野（4野）および運動前野（6野）へ応答する．同時に修正インパルスは直ちに中脳の被蓋にある赤核へも送られ，赤核脊髄路を急行し，脊髄に至り，運動修正を行う（修正運動指令経路）．

3）感覚情報と運動調節

小脳はまた種々な感覚情報を入手し，情報の流れを変えることができる．感覚情報を基にして発令された運動指令が適当であるかどうかを判定し，エラーが生じればエラー信号を使ってシナプシスの特性を変えることによって情報の流れを変更させる．すなわち，ある手作業を始めた当初は意識下で訓練を行うが，同じ作業を繰り返すうちに次第に小脳内の回路が整えられて無意識にその作業が行えるようになる．言い換えれば，大脳皮質運動野（4野）から発せられた作業情報は，錐体路を下行する間に発信する運動インパルスのコピーと小脳で比較検討され，その修正指令は直ちに大脳皮質運動野に送り返される．その修正過程が繰り返されるうちに，小脳内に非陳述性記憶として蓄積され，その作業を体で覚えることが出来るのである．

4）小脳における回路転換の機序

小脳において感覚情報と運動情報との比較検討が繰り返されるが，その修正は主としてプルキンエ細胞によって行われる．顆粒細胞の平行線維から伝わってくる運動情報がプルキンエ細胞に伝えられると，その情報は下オリーブ核から登上線維を通って伝達されるエラー信号と直ちに照合される．もしも，「顆粒細胞からの運動情報は正しい運動を行うものではなく，不適当な運動を起こすインパルスだ！」と登上線維がエラー情報で応答すると，運動情報を受けた該当プルキ

ンエ細胞受容体にリン酸化変性が起こり，シナプシス伝導効率を低めるのでその運動は難しくなる．逆に，顆粒細胞の平行線維から届いた運動情報が正しいと判断された場合は，該当プルキンエ細胞受容体から受諾信号が大脳に送られて，大脳でその運動のシナプシス伝達効果を高めて運動はさらにしやすくなる．そのようにして手の運動指令が絶えず修正を受けることによって，より合目的で精細な熟練動作が形成される．小脳のプルキンエ細胞では刺激を繰り返し受けることによって，受容体の変性が適切に起こり，不要なシナプシスは次第に長期抑圧を受けて働かなくなる．

　小脳における抑圧機序は大脳における増強機序と協調して，作業練習が繰り返されると，抑圧と増強を繰り返しながら精細な動作を記憶し，次第に円滑で反射的な熟練作業を可能にする．

C. 手の社会的役割　social role of the hand

　手の社会的役割とは手が社会で果たす美的，心理的，経済的役割である．手は顔と共に身体の社会的部分（social part of the body）とよばれ，人目につきやすい部位である．手の形は美しく，多くの絵画や彫刻の題材に用いられ，手の存在自体が社会を豊かにしている（図11）．握手により友情を表わし，合掌により感謝の意を表して感情を伝える役目も果たす．交流手段として聾啞者は手話を使い，盲人は点字を用いる．また，手が仕事，芸術活動，スポーツなどを通して果たす経済的役割は大きい．人は日常生活でも，職場でも，また趣味の活動でも絶えず手を使う．また，手は社会生活に深く関与し[66]．総ての人にとって重要な役目を果たし，人類の発展に貢献した．しかし，工場で武器を造り，戦場で殺し合いさせるのも手である．手の存在そのものが人間生活の QOL に深く関わっている．

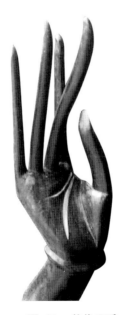

図 11　仏像の手

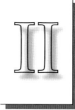

手の機能障害

　手の先天異常の頻度は稀ではなく，生まれながら手の機能障害をもつ新生児は少なくない．また，生活の中で広範に使用される手は色々な危険に曝され，しばしば損傷を受ける．手の障害は日常生活や仕事に深刻な影響をあたえ，生活の質 QOL の低下につながる．

　手の機能障害は，機能の分類に対応して手の基本機能障害（Impairment），手の作業能力低下（Disability），手による社会的不利（Handicap）の 3 カテゴリーに分けられる．

1．手の基本機能障害（Impairment of the hand）とは手の基本機能の異常または欠損である．関節拘縮，筋力低下，知覚障害あるいは切断などがこのカテゴリーに入る（図 12）.

2．手の作業能力低下（Disability of the hand）とは手の作業能力低下または不能を意味する．ADL では食事，整容，衣服着脱，トイレッティングなどを行う能力が正常よりも劣るかまたは全くできない状態を言う．また，職業，芸術，スポーツの分野では工具や器具などを使う作業能力の低下または全くできない状態を言う．

3．手による社会的不利（Handicap of the hand）とは手の基本機能障害（Impairment）や能力低下（Disability）のために社会の中で劣勢に立たされ，不利を被る事態である．

　手の機能が障害されると，各レベルに応じた障害が生じる．手の Impairment, Disability, Handicap の各々はある程度相関するものの障害度を同じくするのではない．むしろ，3 つは独立した障害度を示すことが多い[*]．

　手の機能障害は手術を受けたり，様々な手のリハビリテーション（hand therapy）によって改善させることができる．改善の程度は種々な機能評価法によって判定される．

　＊この手の障害分類を 1980 年 WHO 国際障害分類 International Classification of Impairment, Disability and Handicap（以下 ICIDH）と対比すると，個人と手の違いはあるものの類似した概念に立つ．

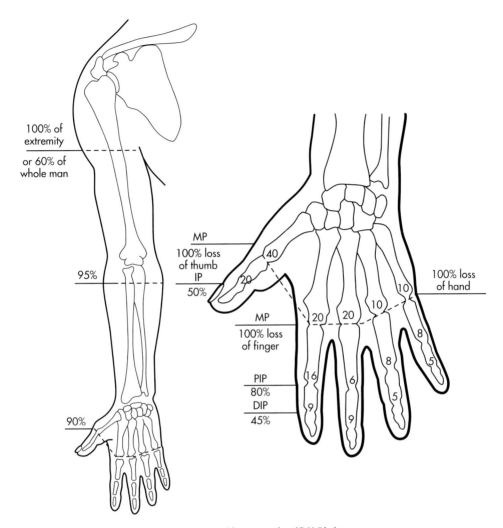

図 12 切断による手の機能障害

Amputation impairment. Percentage of impairments related to whole man, extremity, 2nd, or finger.（MP, metacarpophalangeal; IP, interphalangeal; PIP, proximal interphalangeal, DIP, distal interphalangeal.）

(*Swanson AB, Goran-Hagert C, Swanson GG* : Evaluation for impairment of hand function. J Hand Surg 8 : 713, 1983 より)

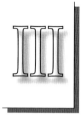

手の機能評価法

　手の機能と機能障害はそれぞれ3つのカテゴリーに分けられ，各々に応じた評価法を必要とする[43,49,50]．手の基本機能や基本機能障害は長さ・幅・周囲径・角度・感覚の程度などの計測が主である．手の作業能力や能力低下の評価には作業能力の有無と一定時間内に行う作業量の測定が主となる．客観的な計測や測定は，定められた器具を用いて正しい方法で行えば[34,58]，誰が施行しても同じ結果が得られて，そのデータは有用かつ重要である[60]．しかし，客観的測定では患者の心理やQOLを評価することは難しい．最近，アンケート方式を用いたDASH（Disabilities of the Arm, Shoulder and Hand）がわが国でも広く用いられるようになった．DASHによって主観的（患者立脚型）な手の作業能力を評価できる期待がもてるようになった．ただし，手の社会的役割や社会的不利は患者の心理やQOLに深く関連しており，この評価を行うのは現在のところまだ難しい．したがって，心理面を含む手の総合的機能判定法はまだ確立されていない．

A. 手の基本機能の評価法

　手の基本機能である運動機能，知覚機能，形態機能はそれぞれ異なった方法を用いて評価される．

1. 手の運動機能の評価法

　手の運動機能評価法としては，手指の運動評価には関節の可動域（ROM），筋力の強さ（MMT）が測定され，運動の協調性はBrunnstrom検査によって判定される．握力は握力計で，ピンチ力はピンチ力計で測定される．関節の不安定性や拘縮，筋の異常，腱の癒着，神経麻痺の有無などは個々に記載される．指の運動機能判定にはMP関節，PIP関節，DIP関節の3つの自動関節可動域の総和（total active range of motion：TAM）が用いられる．

2. 知覚機能評価法

　知覚異常判定，痛覚・温度覚測定，触覚の閾値・密度測定，位置覚・運動覚検査，識別能測定などによって行われる[73]．触覚閾値測定には種々の太さのナイロン・フィラメント糸を用いて行

う Semmes-Weinstein Aesthesiometer が広く使われている．触覚密度測定には２点識別覚検査がよく使われる．識別能測定には Moberg's picking-up test や Dellon's object recognition test などにより，色々な小物品を識別する検査が広く使われている．

3.　形態機能評価法

　変形や欠損部位の記載，長さや周囲径の計測により行われる．Swanson らによる手指の切断の機能評価によれば，5 本の指がすべて切断されると上肢機能の 90 ％が失われる[63]（☞p. 23 図 12）．

　関節リウマチでは手の運動機能，知覚機能，形態機能のいずれもが障害される場合が多く，リウマチ手の機能評価には種々の評価法を組み合わせたさらに複雑な機能評価法が必要となる[63]．

B.　手の作業能力の評価法

　手の作業能力の測定には数多くの測定法がある[43]．手の作業能力は上腕・前腕および肩・肘関節などに大きく依存するので，手の作業能力評価には上肢全体の機能評価が求められる[4]．上肢機能も含めた手の総合機能の測定には Box and Block test[42]，簡易上肢機能検査（STEF：simple test for evaluating hand function），Purdue pegboard test, Jebson-Taylor hand function test[34]，Crawford small parts dexterity test などがよく知られている．中枢神経系の障害に伴う痙性麻痺手の作業能力評価では，PCE 評価法（Physical capacities evaluation of hand skill）などの特殊な評価法が用いられる[3]．手の作業能力を仕事効率によって評価する方法もある．代表的なものには Valpar simulated work sample, Valpar small tools mechanical work sample, Valpar drafting work sample などがあり，これらの検査結果は正常人の平均能力値（Valpar San Diego employed worker norms）と比較して被検者が正常人の何％の仕事能力を有するかを評価し，労災認定や賠償額の決定の参考とされる．手の作業能力は練習によってスピードや質を向上させることが出来る．仕事量の向上は上述した測定法である程度の客観的評価ができ，給料やボーナスに反映される．画家，音楽家，スポーツマンなどの技術向上は手の作業能力の質の改善であり，その客観的評価法はまだ無い．強いて言うなれば，社会が認める名声と収入の多寡であろう．

　最近，アンケート方式の患者立脚型評価法である DASH（Disabilities of the Arm, Shoulder and Hand）が使われるようになってきた．

C.　手の社会的役割の評価法

　個人にとって手の社会的機能が最も問題となるのは，他者との比較あるいは競争に晒された時である．先天奇形，外傷，疾病によって手に変形や色調変化などが生じると，たとえ手の基本機能や作業能力が良好であっても結婚や就職で不利に立たされることがある．手の社会的機能は生活する社会の風俗や習慣によって大きく影響されるだけでなく，家族の意向，本人の年齢・性

別・職業・社会的地位などに基づく思考や判断によって大きく変化する．本人の障害受容度とか周囲の人々の対応など心理的側面の影響は大きい．手は人の心や QOL と密接に関連する．手の社会的機能を客観的に評価するのは難しく，患者立脚型の主観的評価法に頼るほかない．個人の QOL（Quality of Life）評価法として SF 36 などの患者立脚型評価法が知られているが，心理面をも含む手の総合的機能判定法は未だ確立されていない．

文　献

1) 天児民和，他：手の機能解剖学．理学療法士・作業療法士教本　基礎医学（2版）：94〜111，医歯薬出版，1966.

2) *Baxter PL*：Physical Capacity Evaluation and Work Therapy.（in Rehabilitation of the hand. edited by J. M. Hunter, et al）：694〜708，C. V. Mosby Co., 1978.

3) *Bell E, Jurek K, Wilson T*：Hand skill—A gauge for treatment. Am J Occup Ther **30**：80〜86，1976.

4) *Carroll D*：A quantitative test of upper extremity function. J Chron Dis **18**：479〜491，1965.

5) *Carroll RE, Creig FS*：The surgical treatment of cerebral palsy. the upper extremity. Surg Clin N Amer **31**：385〜396，1951.

6) *Cassanove JS, Grunert BF*：Adult prehension. patterns and nomenclature for pinches. J. Hand Therapy：231〜244，1989.

7) *Chase R*：Muscle tendon kinetics. Amer J Surg **109**：277，1965.

8) *Dale Purves*（松本　明訳）：体が神経を支配する—トロフィック説と脳の可塑性．羊土社，1990.

9) *Daube, Sandok*（大西晃生，納　光弘，岡崎春雄訳）：臨床神経学の基礎—メイヨー医科大学教材—：116〜136，メディカル・サイエンス・インターナショナル，1982.

10) *Daube JR, Sandok BA*（大西晃生他訳）：臨床神経学の基礎—メイヨー医科大学教材—：118〜120，メディカル・サイエンス・インターナショナル，1982.

11) *Dellon AL*：Evaluating Recovery of sensation in the hand following nerve injury. Jopkins Med J **130**：235〜243，1972.

12) *Dowdy PA, Richards RS, McFarlane RL*：The palmar cutaneous branch of the median nerve and the palmaris longus tendon：A cadaveric study. J Hand Surg **19–A**：199〜202，1994.

13) 江川常一：手の外科のリハビリテーション．災害外科 **12**：1255〜1264，1969.

14) *Flatt A*：The Care of the Rheumatoid Hand. C. V. Mosby Co., 1963.

15) *Floyd E Bloom*（久保田　競訳）：脳の冒険．上．神経系の基礎地図をたどる，講談社．1987.

16) 福田　修，他：事務作業が誘因で発生した頚肩腕症候群に対する FFQT（Finger Function Quotient Test）の実施とその価値について（予報）．理学療法と作業療法 **9**：237〜241，1975.

17) 藤　哲：日本手の外科学会機能評価委員会の歩み．日本手の外科学会記念誌：339〜341，日本手の外科学会，2001.

18) *Fulton JF*：A textbook of physiology. W. B. Saunders Co., 1955.

19) *Gessell AL, Halverson HM, Amatruda C*：The First Five Year of Life：A Guide to the Study of Pre-School Child–from the Yale Clinic of Child Development. Harper and Brothers，1940.

20) *Goldfarb CA, Gee AO, Heinze LK, et al*：Normative values for thumb length, girth, and width in the pediatric population. J Hand Surg **30–A**：1004〜1008，2005.

21) *PS Goldman-Rakic*：ワーキングメモリー，脳と心（別冊日経サイエンス．伊藤正男監修，松本　元編）：140〜149，日経サイエンス，1993.

22) *Greenseid DZ, McCormack RM*：Functional hand testing. plastic and reconst. Surg **42**：567〜571，1968.

23) 今田　拓，福田忠夫：手指機能評価基準の考察と実際—Finger Function Quotient（FFQ）手指機能指数，宮城県拓杏園編，1972.

24) 一色八郎：図説　手の世界．教育出版，1975.

25) 一色八郎：手のはなし 100 話　手は見える脳である．教育出版，1977.

26) 伊藤正男：小脳と運動の記憶—テニスやピアノは小脳のエラー制御システムで上達する．ニュートン 1996 年 5 月号：46〜47，教育社，東京，1996.

27）　伊藤　隆：解剖学講義．南山堂，1983.

28）　伊藤鐵夫：反射神経と随意運動の神経機構．臨床整形外科 **13**：743〜759，1978.

29）　伊藤鐵夫：末梢神経の外科：10〜17，医学書院，1977.

30）　伊藤鐵夫：神経系の運動統御機構．整形外科学総論（上巻），伊藤鐵夫編：104〜153，金原出版，1986.

31）　*Ito T, Sanada Y*：Clinical and Experimental Study on the Posture and Movement in Cerebral Palsy. Arch für Japanische Chirurgie XXIX Band **4**：Heft 1, 1960.

32）　岩村吉晃：体性感覚野の生理学．感覚統合研究（第5集）：1〜10，協同医書出版社，1988.

33）　*Jabaley ME*, et al：Comparison of histologic and functional recovery after peripheral nerve repair. J Hand Surg **1**：119〜130，1976.

34）　*Jebsen RH, Taylor N, Trieschmann RB*, et al：Arch Phys Med Rehab 50：311〜319，1969.

35）　*Johnson MK, Zuck FN, Wingate K*：The motor age test：Measurement of motor handicaps in children with neuromuscular disorders such as cerebral palsy. J Bone and Joint Surg **33-A**：698〜707，1951.

36）　*Kandel ER, Hawkins RD*：ニューロンレベルでみた学習．脳と心（別冊日経サイエンス．伊藤正男監修，松本　元編），日経サイエンス：56〜67，1993.

37）　久保田　競：手と脳．日手会誌 **9**：813〜822，1993.

38）　熊澤孝朗：痛覚．脳の科学I（中村嘉男・酒田英夫編）：187〜200，朝倉書店，1983.

39）　*Landsmeer JMF*：Power grip and prehension handling. Ann Rheum Dis **21**：164〜170，1962.

40）　*Littler JW*：The physiology and dynamic function of the hand. Surg Clin N Amer **40**：259，1960.

41）　*Lucas GL*：Examination of the Hand：80，C. C. Thomas publisher, Springfield, 1972.

42）　*Mathiowetz V, Volland G, Kashman N*, et al：Adult norms for the box and block test of manual dexterity. Am J Occup Ther **39**：386〜391，1985.

43）　*Mc Phee SD*：Functional hand evaluations- A reverw. Am J Occup Ther **41**：158〜163.

44）　*Mishkin M, T Appenzeller*：記憶の解剖学．脳と心（別冊日経サイエンス．伊藤正男監修，松本　元編），日経サイエンス：126〜139，1993.

45）　水野　昇：随意運動と大脳皮質の入出力．新生理科学大系（第10巻，運動の生理学，佐々木和夫，本郷利憲編）：1〜28，医学書院，1988.

46）　圓尾宗司：ピンチ力の検討．日整会誌 **53**：979〜988，1979.

47）　松波謙一：運動の大脳皮質性制御．脳の科学I（中村嘉男・酒田英夫編）：272〜287，朝倉書店，1983.

48）　*Moberg E*：Objective methods for determining the functional value of sensibility in the hand. J Bone Joint Surg **40-B**：454，1958.

49）　日本ハンドセラピー学会：手の評価セミナーテキスト：1〜71，日本ハンドセラピー学会，東京，2006.

50）　日本手の外科学会機能評価委員会：手の機能評価表　第4版．日本手の外科学会，2004.

51）　日本手の外科学会機能評価委員会：上肢障害評価表 The DASH．日本手の外科学会，2004.

52）　荻野利彦：手は何のためにあるか，手の医学（山田宗睦ほか共著）：21〜101，風人社，1990.

53）　小野武年：本能運動．脳の科学II（中村嘉男・酒田英夫編）：85〜116，朝倉書店，1983.

54）　小野武年：大脳辺縁系と情動の仕組み．脳と心（別冊日経サイエンス．伊藤正男監修，松本　元編），日経サイエンス：100〜113，1993.

55）　大塚哲也：写真で見るリハビリテーションの実際．医学書院，1967.

56）　大塚哲也：四肢切断者の幻肢理論の臨床的応用と片麻痺，対麻痺および四肢麻痺の幻肢出現の可能性．島根医学 **15**：151〜159，1995.

57）　*Penfield W, Rasmussen T*：The Cerebral Cortex of Man. A Clinical Study of Location of Function. Macmillan, 1950.

58）　*Rider B, Linden C*：Comparison of standardized and non-standardized administration of the Jebsen hand function test. J Hand Ther 1：121〜123，1988.

59）　篠田義和：錐体路ニューロンの支配機構．新生理科学大系（第10巻．運動の生理学，佐々木和夫，本郷利憲編）：51〜91，医学書院，1988.

60）　*Smith HB*：Smith hand function evaluation. Am J Occup Ther **27**：244〜251，1973.

61）　*Swanson AB, Matev IB, deGroot G*：The Strength of the Hand, Bull. Prosthetic Res：145〜153，Fall 1970.

62）　*Swanson AB, Mays JD, Yamauchi Y*：A rheumatoid arthritis evaluation record for the upper extremity. Surg Clin N Amer **48**：1003〜1013，1968.

63) *Swanson AB, Goran-Hagert C, Swanson GG*：Evaluation of impairment of hand fundtion. J Hand Surg **8**：709〜722，1983.

64) 丹治　順：随意運動. 脳の科学Ⅱ（中村嘉男・酒田英夫編）：63〜81，朝倉書店，1983.

65) 丹治　順：運動機能. CLINICAL NEUROSCIENCE **10**：43〜48，1992.

66) 上羽康夫：手の外科と作業療法. 理学診療 **1**：98〜113，1990.

67) 上羽康夫：Impairment，Disability，Handicap からみた手の機能評価法. 日本手の外科学会雑誌 **7**：893〜895，1991.

68) 上羽康夫：書く. BRAIN NURSING **9**：586〜590，1993.

69) *Ware JE* & 鈴鴨よしみ：SF-36 Health Survey（福原俊一，下妻晃二郎，池田俊也編：新世紀の QOL 評価研究）：99〜121，NPO 健康医療評価研究機構 i-HOPE，2004.

70) *White WL*：Restoration of function and balance of the wrist and hand by tendon transfers. Surg Clin N Amer **40**：427，1960.

71) 世界保健機関（WHO）：国際生活機能分類（ICF）：1〜263，中央法規出版，東京，2002.

72) WHO 国際障害分類日本協力センター訳：生活機能と障害の国際分類ベータ 2 案. WHO 国際障害分類第 2 版. WHO，1999.

73) *Wynn-Parry CB, Salter M*：Sensory re-education after median nerve lesions. The Hand 8：250〜257，1976.

2章

手の発生と発達

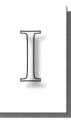

手の系統発生

　手の起源は魚類の胸鰭であり，人の手は約4億5000万年の歳月をかけて進化してきたものである[13,23]．手の系統発生を知ることにより，人の手の発生過程，機能，解剖をより深く理解することができる[2,5,35]．手や上肢の進化過程で重要な役割を果たしたほとんどの動物は既に絶滅した．骨格の進化過程は化石によって知り得るが，筋肉などの軟部組織の進化過程は現生する動物の解剖所見から類推するのみである．その視点から絶滅動物と現生動物について記載する．なお，動物の特殊な解剖用語にはラテン語や英語を付記するが，ヒトと相同*の解剖用語には外国語や説明は付け加えないので，必要に応じて本書の索引などを参照して戴きたい．

A. 魚類胸鰭から両生類前脚への転換

1. 現生魚コイの胸鰭

　現生真骨魚を代表するコイ（Cyprinina）[11,17]（図13-A）の胸帯は上鎖骨（epiclavicle），鎖骨（clavicle），後鎖骨（postclavicle），肩甲骨（scapula），烏口骨（coracoid）などによって構成される．胸帯は上鎖骨で頭蓋骨と連結する．胸帯の肩甲骨と烏口骨は4個の鰭骨（carpus）と関節する．胸鰭には細長い15～17本の鰭条（fin ray）があり，通常二重に重なり，先端で分岐して拡がる（図13-B）．胸鰭を体幹から離す外転運動は外転筋（abductor），胸鰭を体幹へ引き寄せる内転運動は内転筋（adductor）によって行われる[6,38]．外転筋は鎖骨と烏口骨の下面に起始し，胸鰭条の基部に停止する三角形の筋である．内転筋は鎖骨後面から起始し，胸鰭条の基部に停止する紡錘形の筋である（図13-C）*．それらの筋は脊髄神経によって支配される．胸鰭へは鎖骨下動脈からの胸鰭動脈（pectoral fin artery）が入る[37]．

　＊**相同**：生物の種類や個体が違っても，体のある部分あるいは器官が形態学的に等価，つまり本質的に同じであること[33]．
　＊**胸鰭の外転筋と胸鰭の内転筋**：胸鰭の外転筋 abductor は挙筋（levator）ともよばれ，英語では arrector ventralis, dilator anterior などが使われる．胸鰭の内転筋も adductor, arrector dorsalis, dilator posterior などとよばれる[38]．

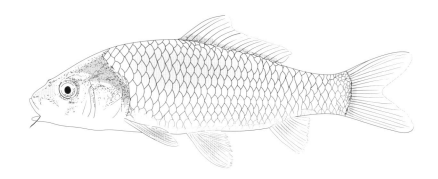

図 13 - A　コイ

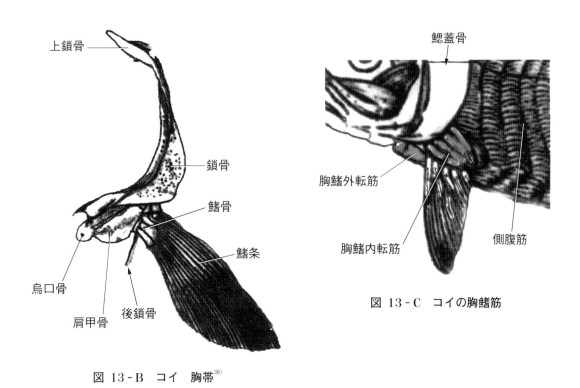

図 13 - B　コイ　胸帯[38]

図 13 - C　コイの胸鰭筋

2. 胸鰭から前脚への進化

　1938 年マダガスカル島沖で最初の現生総鰭魚管椎類のシーラカンス（Coelacanth）[11] が捕獲され，その胸鰭には上腕骨・前腕骨の源基が見出されたので，この魚の先祖こそが最初に陸に上がった脊椎動物であろうと当時は考えられた．しかし，その後の調査研究でその説は否定された．現在では総鰭魚の別種であり，約 4 億年前のデボン紀初期に生息した扇鰭類のユーステノプテロン（Eusthenopteron，図 14-A）が陸上脊椎動物の先祖と考えられている[2,36]．その化石の胸鰭には

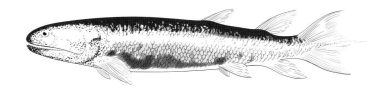

図 14 - A　ユーステノプテロン（絶滅種）

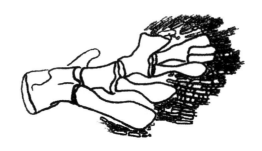

図 14 - B　ユーステノプテロン　胸鰭

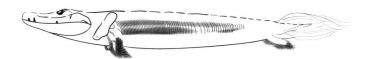

図 15 - A　ティクタアリク（絶滅種）

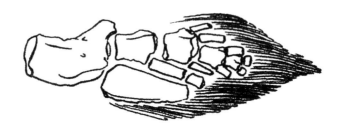

図 15 - B　ティクタアリク　胸鰭

手根骨・前腕骨・上腕骨に相当する骨が認められる．ただし，その胸鰭にはまだ中手骨や指節骨は認められない[39]（図 14-B）．2005 年カナダのエルスミア島 3 億 7500 万年前の地層から発掘されたティクタアリク Tiktaalik の頭部は魚類と両生類との中間型特徴を呈し，胸鰭には上腕骨・前腕骨・腕骨（carpus）と共に胸鰭外縁には指節骨を思わせる可動性骨化部がある[29]（図 15-A・B）．

B. 両生類の出現と四肢の発達

1. 両生類前脚の進化

　デボン紀末期に出現した四足の原始両生類アカントオステガ（Acanthostega, 図16-A）の肩帯および腰帯はしっかりと発達し，肩帯と関節で連結された上腕と前腕が形成され，その先端には指数は不確定であったものの通常7〜8本の指が存在した[24]．体幹から水平横向きに突き出た四肢を使って前方に進むので，手関節の回転運動が重要であり，原始両生類の手根骨は通常12個とされる．アカントオステガでは中間骨（os intermedium）以外はまだ骨化せず，軟骨である（図16-B）．

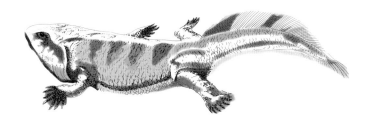

図 16 - A　アカントオステガ（絶滅種）

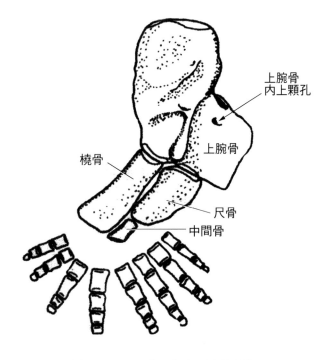

図 16 - B　アカントオステガの手

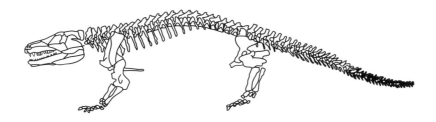

図 17 - A セームリア（絶滅種）

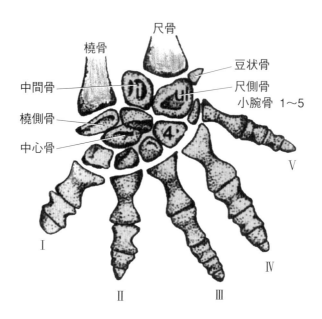

図 17 - B セームリアの手

　石炭紀に入ると気候は温暖湿潤となり，陸上には羊歯や苔が繁茂し，両生類の生活にとって最良の条件を備えていた．両生類は大いに発展し，多数の種類が出現して，1メートルを超える大型両生類も現れた．新環境に応じた適応放散（adaptive radiation）である．

　デボン紀末のアカントオステガと同じ時期に生息したイクチオステガからの子孫には，炭竜目（anthracosauria）と分椎目（temnospondyli）の2大種目が発生した．

　炭竜目セームリア（seymouria，図 17-A）は二畳紀に生息し，がっしりした体格と丈夫な四肢をもっていた．肩帯は鎖骨・上鎖骨・肩甲烏口骨などがやや複雑な構築を呈し，上腕骨と関節する．両生類であるが，爬虫類の特徴とされる上腕骨内上顆孔（entepicondylar foramen）をもっていた．前腕には橈骨と尺骨があった．原始両生類の手根部には橈骨のすぐ末梢に橈側骨（os radiale），尺骨のすぐ末梢に中間骨（os intermedium）と尺側骨（os ulnare）の合計3個の手根骨があった．さらに中間骨より遠位には2個の骨が形成され，尺側骨の遠位からは末梢橈側に向

かって 3 ～ 4 個の手根骨が形成されるのが一般的であり，近位手根列と遠位手根列が形成される．遠位手根列の形成過程と指数とは深く関連する[19]．炭竜類セームリアの手には 5 本の指があり，指式[*]は 2,3,4,5,3 であった（図 17-B）．他方，分椎目を代表するエリオプス（Eryops）の前脚には 4 本の指しかなく，指式は 2,3,3,3 であった．それらの両生類は四肢を使って這い回れたが，橈骨と尺骨とは癒合していて，前腕回内・回外運動はできず，速くは歩けなかった．手には 12 個の手根骨があった．

　古代両生類として空椎亜綱（lepospondyli）が知られているが，この亜綱には脚がない種や著しく扁平な頭をもつ種などがいた．石炭紀・二畳紀に繁栄したこれら古生代両生類は中生代に入ると大部分は急速に絶滅し，存続し得たわずかな全椎類も中生代三畳紀・ジュラ紀に絶滅した．絶滅の原因は生息環境の変化と爬虫類の台頭によると考えられる．

　現生両生類は古生代両生類とは別系列の平滑両生類（亜綱）に属する．中生代三畳紀前期のトリアドバトラクス（triadobatrachus）が現生カエル・ヒキガエルの祖先と言われているが，確かではない．ただし，現生両生類の有尾目（イモリ，サンショウウオ[23,30]など）や無尾目（カエル[13]など）でも橈骨と尺骨は癒合し，前腕の回内・回外運動はできず，前脚 4 本指・後脚 5 本指が主流であり，両生類の特徴を共有している[13]．

2.　現生両生類ヒキガエルの前脚

　ヒキガエル（図 18-A）の胸帯は上肩甲骨（suprascapula），肩甲骨，烏口骨，上烏口骨（epicoracoid），鎖骨により構成される．上腕骨の近位端は胸帯と関節し，遠位端は前腕骨（os antebrachii）と関節する．前腕骨は橈尺骨（os radio-ulna）ともよばれ，橈骨と尺骨とが癒合した扁平な骨であり，縦走する間溝により橈骨と尺骨とが区別される．手根骨は近位列と遠位列の

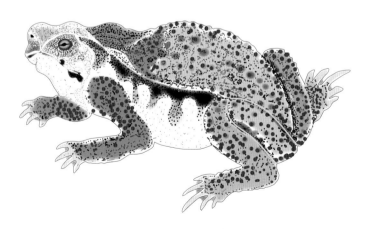

図 18 - A　ヒキガエル

＊指式：第 1 指から 5 指までの指骨数を示す．

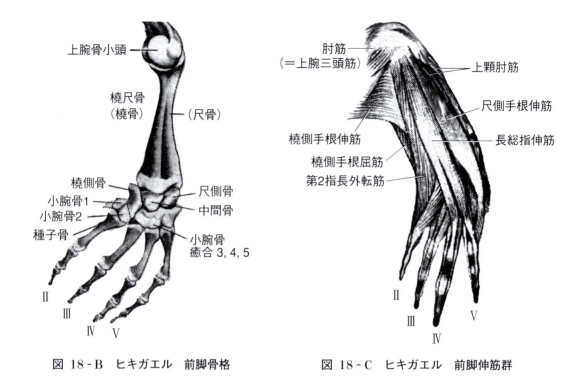

図 18-B　ヒキガエル　前脚骨格

図 18-C　ヒキガエル　前脚伸筋群

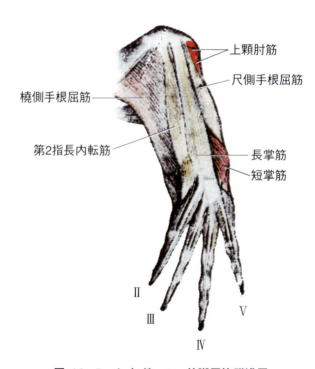

図 18-D　ヒキガエル　前脚屈筋群浅層

２列に分かれ，近位列には橈側骨（os radiale），中間骨（os intermedium），尺側骨（os ulnare）の３個があり，遠位列には５個の小腕骨（os carpale）が並び，第３，４，５小腕骨は癒合する．そのほかに種子骨（os sasamoideum）もある．中手骨は５本あるが，第１中手骨は極めて小さい．指骨は第１指にはなく，第２・３指には２個，第４・５指には３個ある[22]（図 18-B）.

　カエルの筋は良く発達し，ヒトの筋名と同じでも解剖学的には異なることがある．例えば，カエルの肘筋はヒトの上腕三頭筋とほぼ相同である．カエルの前腕には伸筋群，屈筋群はあるが，前腕回内・回外筋は存在しない（図 18-C・D）.

　前腕伸筋群には橈側手根伸筋，尺側手根伸筋，上顆肘筋（m. epicondylo-cubitalis），長総指伸筋（m. extensor digitorum communis longus），第２指長外転筋（m. abductor digiti secunti longus）が属する．それらの筋は上腕骨外上顆と周辺組織から起始する．橈側手根伸筋は中間骨に停止し，尺側手根伸筋は尺側骨と第５中手骨に停止する．上顆肘筋は尺骨遠位部に停止する．上腕骨から起始した総指伸筋は前腕部で２本の腱を形成し，一部は中手骨に停止するが，残りの腱は手根部に起始する別の筋線維と合流して指骨に停止して各指を伸展する．第２指長外転筋は上腕骨遠位端と橈尺骨近位部に起始し，第２中手骨に停止する（図 18-C）.屈筋群は２層に分かれる．浅層には橈側手根屈筋，尺側手根屈筋，長掌筋＝総指屈筋（m. flexor digitorum communis），第２指長内転筋が属す．深層には内側前腕屈筋（m. flexor antebrachii medialis），深外側前腕屈筋（m. flexor antebrachii lateralis profundus），浅外側前腕屈筋（m. flexor antebrachii lateralis superficialis）などの筋が属する．橈側手根屈筋は上腕骨の広い部分から起始し，前腕で次第に細くなり２本の腱を形成して橈側骨と中間骨に停止する．尺側手根屈筋は上腕骨遠位部と肘周辺腱膜から起始し，尺側骨に停止する．カエルの長掌筋は上腕骨遠位端と肘関節部の腱膜より起始し，手掌腱膜に一旦停止して融合するが，手掌腱膜の遠位端から延びる腱が各指に入り，指の屈曲運動に関与するので総指屈筋ともよばれる（図 18-D）.深層の３筋はそれぞれ肘関節部より起始し，浅層屈筋群におおわれながら末梢へ走り，いずれも橈尺骨に停止する．

　前脚への動脈は鎖骨下動脈の分枝である前脚動脈（brachial artery）であり，静脈は同名の前脚静脈（brachial vein）である．

C.　爬虫類の前脚

　古世代の石炭紀後期（ペンシルベニア紀）に出現した爬虫類は頭蓋の特長により３亜綱：無弓亜綱（anapsida）・単弓亜綱（synapsida）・双弓亜綱（diapsida）に分けられる．最初の爬虫類は無弓亜綱であったが，現生するのはカメ類のみである．単弓亜綱は無弓亜綱から進化したと考えられる．双弓亜綱は中生代三畳紀以後に栄えた爬虫類であり，現生する爬虫類はほとんどこの亜綱に属する．単弓亜綱は古生代ペルム紀（＝二畳紀）から中生代三畳紀にかけて繁栄したが，次第に衰退しジュラ紀に絶滅した．ただし，中生代に単弓亜綱から分化したと考えられる哺乳類がそれに代わった．

1. 爬虫類における前脚の進化

　ペルム紀の原始爬虫類では橈骨と尺骨は分離し，前腕の回内外運動が可能となり，移動速度は
飛躍的に速くなった．手根部での回転運動の重要性は軽減され，手根骨数は減じ，10個となった．
また，ヒトと同じ指式2,3,3,3,3をもつ種類も出現した[4]．最も原始的な爬虫類は杯竜類（cotylo-
sauria）である．二畳紀のオフィアコドン（ophiacodon）などの原始爬虫類（図19-A）の肩帯
には肩甲骨と烏口骨があり，上腕骨には爬虫類に特徴的な内上顆孔がある．四肢は頑丈であったが，
上腕骨や大腿骨は体幹からほぼ水平横向きに張り出したので体幹を地面から十分に持ち上げられ
ず，腹這いであった．5本指であり，指式は2,3,4,5,3であった．手根骨は10個あり，近位列に

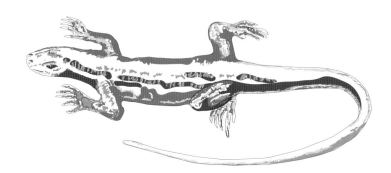

図 19 - A　原始爬虫類（絶滅種）

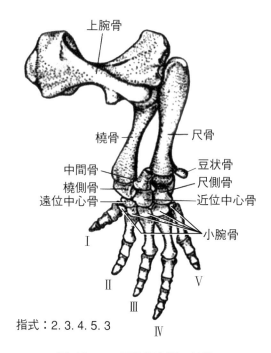

指式：2. 3. 4. 5. 3

図 19 - B　原始爬虫類の前脚

は橈側骨・中間骨・尺側骨・近位中心骨，遠位中心骨の5個，遠位列には5個の小腕骨があった．豆状骨はここでは皮骨性由来の骨とみなす（図19-B）[26]．爬虫類の前脚には回内筋や回外筋があり，前腕の回内・回外運動ができたので，速く走れた．指の伸展筋としては骨間筋・短指伸筋に加えて前腕から指へ達する総指伸筋腱があった．ただし，前腕から指に達する指屈筋はなかった[21]．

爬虫類は中生代に恐竜と共に繁栄し，多様化が進んだ．単弓亜綱の獣歯類は三畳紀に多様な適応放散を遂げ，その中から哺乳類の祖先が現れた．爬虫類と初期原始哺乳類との鑑別は難しく，顎関節・歯・椎骨などの差異などが重視される．現生爬虫類のワニやカメも原始爬虫類と同じ指式をもつものが多い．

2. 現生爬虫類トカゲの前脚

トカゲ（図20-A）の胸帯は内骨格性由来の肩甲骨・烏口骨，および鎖骨によって構成され，上腕には上腕骨，前腕には橈骨と尺骨がある．手根骨は10個ある．すなわち，尺側骨，中間骨，中心骨，橈側骨，豆状骨，および5個の小腕骨である．中手骨は5本あり，指式は2,3,4,5,3である（図20-B）．

トカゲ前脚の伸筋は3群に区分される．橈側群には回外筋，橈側手根伸筋が属する．中央群には総指伸筋，短指伸筋（m. extensor digitorum brevis）が属する．尺側群には肘筋，尺側手根伸筋が属する．手部には中手骨から起始し，基節骨に停止する背側骨間筋がある（図20-C）．

トカゲ前脚の屈筋は3群に区分される．橈側群には円回内筋，橈側手根屈筋，中央群には浅掌屈筋（m. flexor palmaris superficialis），深回内筋（m. pronator profundus），深掌屈筋（m. flexor palmaris profundus），尺側群には上滑車肘筋（m. epitrochleoanconeus），尺側手根屈筋が属する（図20-D）．言い換えれば，橈側群・尺側群は前腕回旋運動と手関節屈伸運動に関与し，中央群は指の運動に関与する．また，前腕から指に到達する指伸筋はあるが，前腕から指へ到達する指屈筋はない．浅掌屈筋も深掌屈筋も手掌腱膜に停止する．

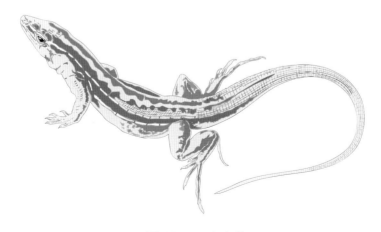

図 20 - A トカゲ

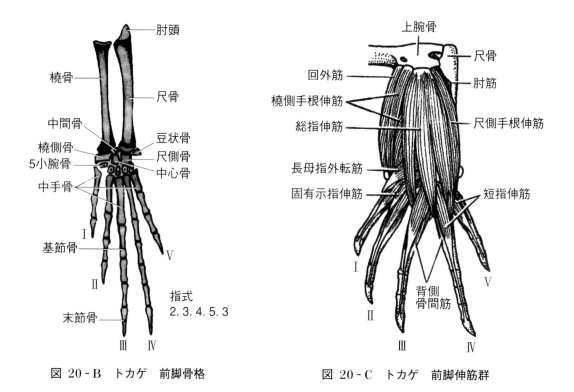

図 20-B トカゲ 前脚骨格

図 20-C トカゲ 前脚伸筋群

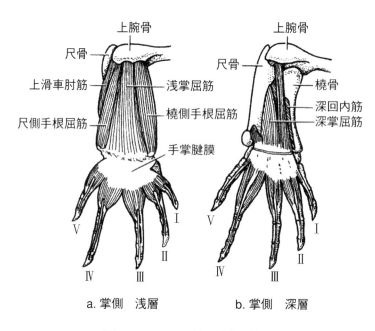

a. 掌側 浅層　　　　　b. 掌側 深層

図 20-D トカゲ 前脚屈筋群

D. 恐竜の適応放散と手の形態変化

恐竜の適応放散

　恐竜は2億5千万年前の中生代三畳紀から白亜紀末までの約1億6千万年間大いに繁栄したが，約6500万年前に突如絶滅した．現在までに約800種の恐竜が知られているが，各種はそれぞれ異なった生活様式と体形をもっていた．草食恐竜・肉食恐竜・飛翔恐竜の上肢は生活に最も適応した形態と機能を獲得した．

適応放散に伴う前脚の解剖学的変化

　陸上恐竜の四肢は体幹の水平横側から次第に下方に方向転換し，体幹の下側からほぼ垂直に伸びて体幹を地面から持ち上げ，俊敏な運動を可能にした．上腕骨や大腿骨はねじれ，前肢の肘関節は前方に屈曲し，後脚の膝関節は後方へ屈曲するようになった．手も様々に変化した．草食恐竜の多くは5本指をもっていたが（図21-a），肉食恐竜は2〜3本の指しかもたず（図21-b），翼竜の手は翼に変わった（図21-c）．

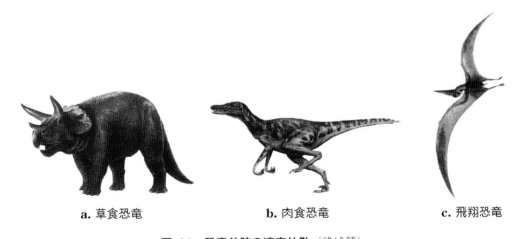

a. 草食恐竜　　　　　　　**b. 肉食恐竜**　　　　　　　**c. 飛翔恐竜**

図 21　恐竜前肢の適応放散（絶滅種）

E. 哺乳動物の前脚の進化

　哺乳動物は古生代末期のペルム紀に爬虫類本流から分岐した哺乳類型爬虫類の子孫であり，系統発生学的には恐竜とは直接関連しないが，四肢発達様式は極めて類似する．古生代末期には体温調節を行う哺乳類型爬虫類が現れ，中生代初期の三畳紀には原始哺乳類が出現したが，化石が乏しく詳細は不明である．

　小型の原始哺乳類のメガゾストロドン（Megazostrodon, 図22）は2億4千5百万年前の中生

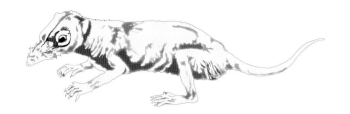

図 22 メガゾストロドン（絶滅種）

代ジュラ紀に現れ，恐竜が支配した中生代を生きながらえた．大型哺乳類は恐竜絶滅後の新生代以降に本格的な繁栄をし始めた．新生代の約6千500万年間に哺乳類の前脚機能や形態は生活様式に順応して目覚ましい適応放散を遂げ，多様に発達した．

新生代始新世（約5,500万年前）には陸上哺乳類の脚端変化ばかりでなく，海に戻った鯨などでは鰭（ひれ）となり，空の蝙蝠（こうもり）では翼に変わった．

1. 陸上哺乳動物の脚端変化

陸上哺乳類の前肢先端は効果器として発達し，脚端は3型に分かれた．すなわち，1. 走行型，2. 中間型，3. 把持型である．

走行型脚端は草食哺乳類ウマに代表される型で，敏速な陸上走行に最も適している．その進化過程は世代推移に伴う解剖学的変化で顕著である．始新世に現れた原始馬プロパレオテリウム（図23-A）のように，始新世ウマは前脚に4趾をもった．中新世のパラヒップス，鮮新世のプリオヒップスの前脚先端では手根骨や中手骨が次第に癒合し，両側の指は次第に消失し，遂には第3指のみが残存・肥大し，その先端には蹄が形成された（図23-B ①，②，③）．

中間型脚端とは走行型と把持型の中間であり，肉食獣ライオンに代表される哺乳類にみられ，肉疣（paw）と鋭い爪をもつ脚端で，敏捷な走行と獲物捕獲の双方に適する．

2. 哺乳動物ライオンの前脚

ライオン（図24-A）はネコ科の肉食獣であり，中間型脚端をもつ四足哺乳動物の代表である．手には5本の指があるが，母指は縮小している．速く静かに走るために，中手骨は比較的長く，MP関節は背屈していて指骨のほとんどが接地し，脚端には歩行疣（walking pads）がある．また，獲物を捕獲するために必要な鋭い爪は末節骨にしっかりと嵌まり，走行時には邪魔にならぬようDIP関節を強く背屈させて脚端内に隠し，獲物を捕らえる瞬間にDIP関節を屈曲させて鋭い爪を獲物に突き刺す構造をもつ（図24-B）．

3. 把持型脚端の進化

把持型脚端は樹上生活をするサルの手に代表される．長い指を備え，木の枝などを把持するの

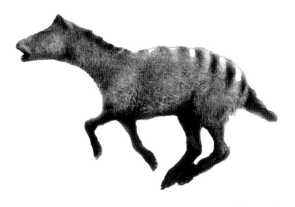

図 23 - A　始新世　プロパレオテリウム（絶滅種）

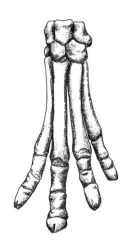 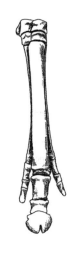 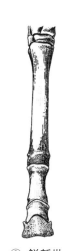

① 始新世　　　　　② 中新世　　　　　③ 鮮新世
オロヒップス　　　パラヒップス　　　プリオヒップス

図 23 - B　ウマ肢端の進化

に適している[3]．樹上生活を続けた原始有袋類で6千万年前に生存したディデルフィダ（Didelphi-da）は，ヒトと同じ指式2,3,3,3,3の指5本をもっていた．新生代中新世にはサルに似た樹上性霊長類（エウロポレムルなど）が現れ，それらの霊長類は鉤爪とは異なる平爪をもち，母指は対立位にあった．無尾猿や旧世界猿を包括する狭鼻猿類に人類は属するが，約500万年前にアフリカ無尾猿が2足動物のヒトに進化した．

4.　サルとヒトの手の比較

　ヒトが二足動物となり，歩行運動に必要な四肢伸展動作を下肢に委ねると，上肢は食物を摑み，道具を握る等の屈曲動作が最重要動作となった．ヒトの手は手掌が幅広く，対立する母指は太く

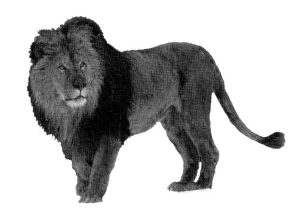

図 24 - A　ライオン

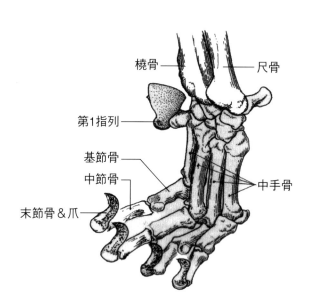

図 24 - B　ライオンの前脚

長くなり，道具を握り易く，把持型脚端の機能を飛躍的に向上させた[14]．サルの手の基本的構造はヒトと相同であるが，解剖学的な相違点も少なくない．先ず，ヒト母指の手根中手関節（＝CM 関節）は鞍関節であり，大きな可動域をもち，精巧な母指対立運動を可能とする．最も原始的な原猿（ツバイなど）やアメリカ大陸に住む新世界猿（リスザルなど）では母指 CM 関節は蝶番関節であり，屈伸運動しかできない．アジア，ヨーロッパ，アフリカに住む旧世界猿（カニクイザル，日本猿など）の一部や類人猿（ゴリラ，オランウータン）になって初めて2方向運動が

できる鞍関節に進化した．しかし，鞍関節をもつ類人猿の手でも母指の長さは相対的に短く，ヒトの手が行う精巧な摘み動作はできない．また，類人猿でも母指球筋の発達はヒトに比べて未発達である．さらに，ヒトには独立した短母指伸筋と長母指屈筋が存在し，母指中手指節関節（＝MP 関節）や指節間関節（＝IP 関節）の屈伸運動を別々に行うことができる．

　サルの手根骨数は，他の哺乳動物と同じく 9 個である．上滑車肘筋（m. epitrochleoanconeus）は哺乳類に認められ，下等霊長類の多くにあるが，類人猿やヒトではほとんど存在せず，尺側手根屈筋の上腕頭に変化したと考えられる．円回内筋尺骨頭は原猿にはないが，テナガザルやゴリラではしばしば存在し，類人猿やヒトでは常在する．橈側手根屈筋は類人猿では上腕骨のみならず橈骨からも起始するが，ヒトでは上腕骨外上顆のみから起始する．長掌筋はゴリラでは良く発達しているが，他の霊長類では消失する傾向にあり，種々な変異がみられる．浅指屈筋の尺骨鉤状突起起始はチンパンジーやヒトでは一般的であるが，下等霊長類では鉤状突起起始は通常認めない．浅指屈筋の橈骨起始は類人猿とヒトのみに認められる．母指への深指屈筋腱は霊長類では常在するのに，ゴリラ・オランウータン・チンパンジーではむしろ発達が悪いか欠如する．ヒトの長母指屈筋は深指屈筋とは完全に分離している．浅指屈筋から深指屈筋へ行く筋線維（副頭）はサルには通常存在し，ヒトでもしばしば認める．大型猿（特にテナガザル）の腕橈骨筋は橈骨の近位部に停止するが，ヒトでは橈骨の遠位端に停止する．哺乳類の長および短橈側手根伸筋の筋腹は癒合するが，進化に伴い次第に 2 つの筋へと分離する．両筋の癒合はヒトでも時に起こる．サルの長母指外転筋腱は 2 本に分かれて大菱形骨と第 1 中手骨に停止するが，ヒトでは長母指外転筋から分離した短母指伸筋は母指基節骨に停止する．

　原猿・旧世界猿では総指伸筋の下層に各指への固有指伸筋 5 本が存在するが，チンパンジー・ゴリラ・ヒトでは固有指伸筋は第 1・2・5 指に限られる．母指伸筋は大型猿でも発達は悪く，明らかにヒトより細いし，2〜3 本に分枝して他の腱と結合する．ヒト手背の伸筋支帯第 1 区画には長母指外転筋腱と短母指伸筋腱が通るが，サルでは短母指伸筋が無いので長母指外転筋腱のみが第 1 区画内を通る．

　サルとヒトの手筋はほとんど相同であるが，筋の数や配列には相違がある．特別な例外はコントラヘンテス筋（mm. contrahentes digitorum manus）である．

　コントラヘンテス筋は手掌底にあり，掌側骨間筋よりも掌側で，虫様筋よりも背側にある．この筋は骨間筋，虫様筋，短小指屈筋などと一緒に働き，4 指の MP 関節を屈曲させる作用をもつ．短掌筋は霊長類にあるが，原猿やテナガザルでは未発達か欠如し，無尾猿ではしばしば欠如し，ヒトでは稀に欠如する．母指対立筋は短母指屈筋から派生し，すべての霊長類に存在するが，類人猿でもヒトと比べればひ弱い．虫様筋には極端な変異がみられ，時に 1〜2 本の虫様筋が重複したり，欠如する．コントラヘンテス筋はすべての哺乳類にあって骨間筋と密接に関連するものの，両者は明確に識別される．この筋は元来 4 組に分かれ，各指を第 3 指長軸に引き寄せ内転する役目をもつ．霊長類では，第 1 組が母指内転筋となった．第 2 群は第 2 指を尺側へ引き寄せ，第 3・4 群は第 4・5 指を橈側へ引き寄せる．原猿や旧世界猿は 4 群すべてをもつが，チンパン

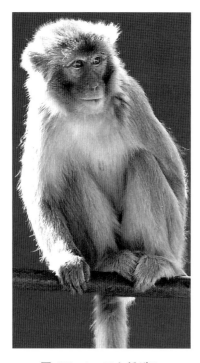

図 25 - A　アカゲザル
（資料提供：京都市動物園）

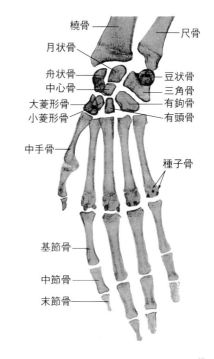

図 25 - B　アカゲザル　前肢骨格[32]

ジーでは第3・4群が辛うじて残存し，オランウータン・ゴリラ・ヒトでは欠如する．骨間筋は，霊長類では元々背側骨間筋4本・掌側骨間筋7本が存在したが，ヒトでは掌側骨間筋4本は背側骨間筋と融合したので3本となった．

5．アカゲザル Rhesus monkey の手

　アカゲザルは北インド原産の旧世界猿である（図25-A）．この猿は人間の手と類似した構造をもつが，相違点も少なくない．遠位橈尺関節は関節円盤（articular disc）により橈骨手根関節と完全に分離される．背側橈尺靱帯（dorsal radioulnar ligament）は関節円盤と連続する．

1）アカゲザルの手の骨格（図25-B）

　手根骨は9個あり，近位列に舟状骨，月状骨，三角骨，豆状骨の4骨が並び，遠位列に大菱形骨，小菱形骨，有頭骨，有鉤骨の4骨が並び，両列の間に中心骨が存在する．中心骨は近位列の舟状骨と遠位列の有頭骨・大菱形骨・小菱形骨とに関節する．豆状骨は比較的大きく，有鉤骨ばかりでなく尺骨茎状突起とも関節する．手根中央関節は2つの部分に分けられる．尺側部は三角骨・月状骨・中心骨と有鉤骨・有頭骨間にあり，長軸は横軸方向である．それに対して，橈側部は舟状骨・中心骨と大菱形骨・小菱形骨間にあり，長軸は前後（縦軸）方向であ

る[32]．回転軸の転換は，大菱形骨が小菱形骨の橈側でなく，小菱形骨の掌側に位置するからである．種子骨は第1指列では大菱形骨の掌側に1個あり，第2～5指列ではMP関節の掌側に2個存在する．母指CM関節は鞍関節であり，大きな可動域をもつ．第2・3CM関節の可動性はほとんど無いが，第4・5CM関節は顆状関節でかなり動く．母指を除く4指のMP関節は2軸運動を行い，可動域は広く，屈曲120度，背屈90度以上である．指節間関節はすべて蝶番関節であり，1軸性の屈伸運動を行う．DIP関節は伸展90度まで可能である．

2）アカゲザルの手の筋

　前腕筋は回外・伸展筋群と回内・屈曲筋群に分けられる．回外・伸筋群は2層を成す．浅層には7筋あり，腕橈骨筋，長橈側手根伸筋，短橈側手根伸筋，総指伸筋，固有第4指伸筋，固有5指伸筋，尺側手根伸筋が属す．深層には5筋あり，回外筋，長母指外転筋，長母指伸筋，固有第2指伸筋，固有第3指伸筋が属す．それら12筋はすべて橈骨神経支配である．ヒトにある短母指伸筋はアカゲザルには存在しない．

　腕橈骨筋は上腕骨外上顆縁から起始し，橈骨の遠位部に停止する．長および短橈側手根伸筋は上腕骨外上顆から起始し，前者は第2中手骨基部，後者は第3中手骨基部に停止する．総指伸筋は上腕骨外上顆より起始し，手背の伸筋支帯第3区画を通って，拡がりながら各指へと向かい，基節骨の両側を包み込みながら中節骨基部に停止する．ヒトと異なり，末節骨には達しない[9]．固有第4指伸筋（m. digiti quarti proprius）と固有第5指伸筋（m. digiti quinti proprius）は共に上腕骨外上顆より起始し，伸筋支帯第4区画を通って，それぞれ第4指と第5指の中節骨尺側に停止する．尺側手根伸筋は上腕骨外上顆に起始し，伸筋支帯第5区画を通り，第5中手骨基部の背側に停止する．回外筋は浅層伸筋群起始部より深い部位の上腕骨外上顆と尺骨近位部に起始し，遠位外側に拡がりつつ橈骨近位1/2部の後方から外側へ，さらに掌側面に回り込みながら橈骨に停止する．この筋の筋腹を橈骨神経深枝が貫く．長母指外転筋は尺骨外側縁，橈骨近位2/3部および骨間膜から広く起始し，収斂しながら腱を形成して第1区画を通り，主に第1中手骨基部に停止し，一部は種子骨に停止する．長母指伸筋は尺骨近位2/5部から起始し，伸筋支帯第3区画を通り抜けて方向を転換し，母指末節骨背面に停止する．固有第2指伸筋と固有第3指伸筋は共に尺骨の中央部橈側から起始し，筋腹を共有しながら2本の腱を形成し，伸筋支帯第3区画を通って第2指と第3指の基節骨背面に停止する（図25-C・D）．

　回内・屈曲筋群は4層に分かれる．最表層に5筋あり，円回内筋，橈側手根屈筋，長掌筋，尺側手根屈筋，上滑車肘筋（m. epitrochleo-anconeus）が属す．中間層に浅指屈筋，深層に深指屈筋，最深層には方形回内筋が属す．円回内筋（支配：正中神経）は上腕骨内上顆に起始し，橈骨中央1/3部に停止して前腕回内運動を行う．ヒトと異なり，尺骨からの起始はない．橈側手根屈筋（支配：正中神経）は上腕骨内上顆と肘関節包から起始し，第2中手骨基部に停止する．長掌筋（支配：正中神経）はよく発達していて，上腕骨内上顆に起始し，手掌腱膜に連続して手掌内に拡がる．尺側手根屈筋（支配：尺骨神経）は上腕骨内上顆および尺骨から起始し，豆状骨に停止する．上滑車肘筋（支配：尺骨神経）は上腕骨内上顆に起始し，肘頭に停止する．

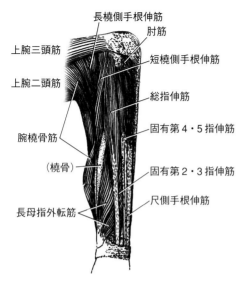

図 25 - C　アカゲザル　前肢伸筋群

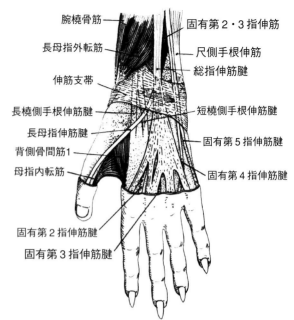

図 25 - D　アカゲザル　手背筋腱

浅指屈筋（支配：正中神経）は肘関節包および上腕骨内上顆から起始し，前腕中央部で４本の腱を形成し，３・４指への２腱と２・５指への２腱が浅・深２層を成して手根管を通り，各指の中節骨に停止する．尺骨鉤状突起や橈骨からの起始は無い（図 25-E）．深指屈筋（支配：正中神経）は，人間の深指屈筋と長母指屈筋を統合した筋であり，橈骨および骨間膜から起始し，浅指屈筋からの筋線維も受け入れて筋腹を作り，５本の腱を形成して各指末節骨に停止する．この筋は正中神経支配であり，尺骨神経の支配を受けないのがヒトと異なる．方形回内筋（支配：前骨間神経）は尺骨の遠位 1/4 部掌側面から起始し，橈骨遠位部に停止する．

　手（内）筋は母指球筋，小指球筋，虫様筋，コントラヘンテス筋，骨間筋の５群に分かれる．母指球筋には短母指外転筋，短母指屈筋，母指対立筋，母指内転筋の４筋が属し，小指球筋には短掌筋，小指外転筋，短小指屈筋，小指対立筋の４筋が属する．虫様筋は４本あり，最も橈側の第１虫様筋は第２指の深指屈筋腱１本のみから起始するが，他は隣接する２本の深指屈筋腱より起始する．虫様筋は基節骨橈側と指背腱膜に停止する．橈側２本の虫様筋は正中神経，尺側２本は尺骨神経に支配される（図 25-F）．コントラヘンテス筋は３組ある．第１組は第２・３中手骨基部に起始し，第２指の基節骨尺側に停止する．第２組は第３中手骨基部から起始し，第４指の基節骨橈側に停止する．第３組は有頭骨と第４中手骨からの２頭をもつ比較的大きな筋であり，第５指の基節骨橈側面に停止する．この筋の背側を尺骨神経深枝が通り，この筋を支配する．骨間筋は尺骨神経深枝のさらに背側にあり，中手骨と共に手掌の最深底をつくる．骨間筋 11 本のうち，７本は掌側骨間筋であり，４本は背側骨間筋である．掌側骨間筋

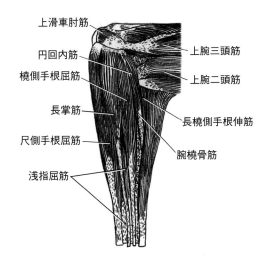

図 25 - E　アカゲザル　前腕屈筋群（浅層）

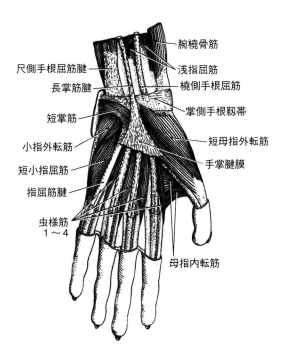

図 25 - F　アカゲザル　手筋（浅層）

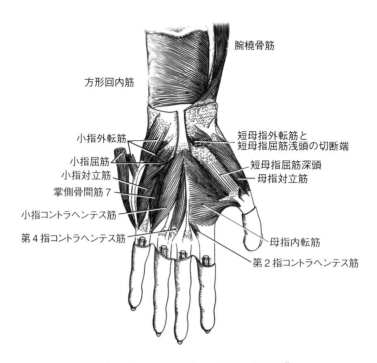

図 25 - G　アカゲザル　手筋（深層）[9]

はそれぞれ第2・3・4中手骨の両側と第5中手骨の橈側に位置する．4本の背側骨間筋は掌
側骨間筋よりもさらに背側にあり，第2中手骨の橈側，第3中手骨の両側，第4中手骨の尺側
にそれぞれ位置する．それらの骨間筋は対応する指基節骨側面に停止すると共に腱の一部は指
背腱膜に合流する（図25-G）．骨間筋には変異が多く，掌側骨間筋と背側骨間筋との間に種々
な筋線維が交叉する．手背には手筋は存在しない．

3) アカゲザルの前脚の神経と血流

　アカゲザルでは，腕神経叢を構成するのは第5頚神経〜第1胸神経に加えて，第2胸神経も
参入する[9]．橈骨神経は第5頚神経〜第1胸神経線維を含み，腕神経叢の後束から出て，回
外・伸展筋群のすべてに運動枝を与え，手背橈側の知覚を司る．腕神経叢の外束と内束からの
神経線維が合流して正中神経を形成する．正中神経は尺側手根屈筋と上滑車肘筋以外の回内・
屈筋群を支配し，手では母指球筋の一部と第1・2虫様筋の運動支配，手掌橈側と橈側3指の
知覚支配を司る．尺骨神経は第8頚神経と第1・2胸神経を含む内束の延長であり，前腕では
尺側手根屈筋と上滑車肘筋に枝を送り，手では母指球筋の一部と橈側虫様筋2本を除く総ての
手筋の運動支配し，第5指と第4指尺側1/2の知覚支配を司る．

　前脚の動脈は，鎖骨下動脈から腋窩動脈を経て上腕動脈を形成する．上腕動脈は肘関節の近
位で橈骨動脈と尺骨動脈に分岐する．さらに，尺骨動脈は肘関節の直ぐ遠位部にて骨間動脈を
分枝する．橈骨動脈と尺骨動脈は次第に離れ，前腕の橈側浅層と尺側深層を別々に末梢へ向か

い，手関節に到達する．橈骨動脈は手掌内で尺骨動脈の終枝と吻合して動脈弓を形成する．これが手掌内における唯一の動脈弓である[15]．尺骨動脈は豆状骨の橈側から手掌内に入り，橈骨動脈の終枝と吻合し，前述の動脈弓を形成する．

　以上，魚類の胸鰭から哺乳類の手への進化を簡単に述べたが，人間の手の解剖については第3章において詳述する．

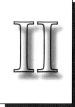

人胎芽における手の発生と発達

ドイツの Ernst Haeckel は，「個体発生は系統発生を繰り返す」と述べた[4]．約4億年かけて進化し続けた手の発達は，人胎芽の手では排卵後32日から52日の20日間に凝縮されている（☞ p.57 表1，図27）[15,16]．

人間の手は受胎後第8週の終わりまで，すなわち胎芽（embryo）の時期にほぼその形態ができあがり，その後の胎児（fetus）時期にはその形態はあまり大きく変化しないで大きさを増し，出生後も大きさを増し続け，思春期に至ってその発育は止まる[2,6]．

手の発生過程は動物実験におけるいろいろな所見から人の手の正常発生過程を類推できるが，月経日から推定される推定体齢や体長を指標としたものでは相当の変動がみられる．現在では人胎芽発育段階指標として胎芽の外見ならびに内部の形態学的な変化を基準化した *Carnegie* Stage が用いられている．この発育段階表示法では排卵から排卵後8週の終わりまでを23段階に分けている．日本人胎芽の各 Stage における標準頂尾長や排卵後日齢は西村の記載[9]に従う．

人間上肢の肢芽（limb bud）は Stage 12 で初めて現れるが，そのときの胎芽の大きさは約3.5 mm であり，ほぼ28の体節をもつ（図26）．手の原基となる肢芽は体節の位置とはあまり厳密に関連せず，胎芽の中央部にある肥厚した細胞の外胚葉環（ectodermal ring）の一部に縦長の隆起（*Wolffian* ridge）として胎芽の両側に発生する[11]．この時期に肢芽の発生を促すと考えられる蛋白（Sonic hedgehog：Shh）が脊索に出現する．この肢芽は中胚葉の背側の部分とそれをおおう外胚葉からなる二重層で，分節していない体壁葉から発生するが，その部位は通常第8〜第10体節に相当する．肢芽表皮の肥厚は腹側に位置しており，胎児器官の原基を形成する外胚葉の肥厚，すなわちプラコード（placode）と考えられ，将来，手掌，指の掌側面，指末節の背側面など毛のない部分を形成する．それに対し，背側の薄い表皮部分は将来，手背，前腕，上腕などの毛が生える部分を形成する．Stage 14 では肢芽の幅と長さがほぼ1：1となり，表皮の肥厚は肢芽の先端部に限局され，頂堤（apical ectodermal ridge：AER）とよばれる．Stage 15 では手板が形成され，腕，肩の分別がつき，上肢骨格の形成を行う間葉濃縮が起こる．Stage 16 では手板の中に手根部，中手部および三日月状の指の部分が分別できる．筋肉や骨の原基の形成が始まり，腕神経叢が形成され，橈骨神経・正中神経・尺骨神経が区別でき，将来の肘の部分にまでのびる．上腕骨は軟骨化し始める．Stage 17 の肢芽には指形成が始まる．Stage 19 の指間

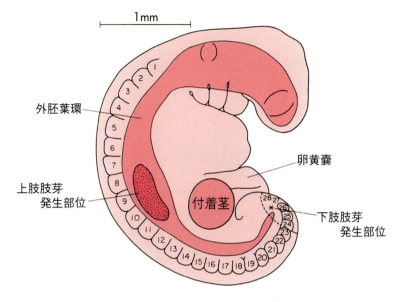

図 26　胎芽（Stage12）

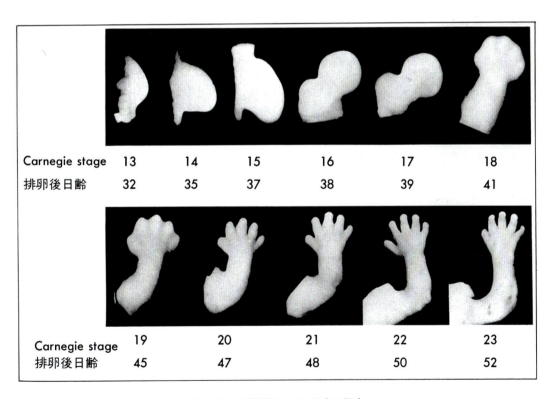

図 27　人胎芽における手の発生

（安田峯生：整形外科 27：119, 1976 より）

には，頂堤から中枢に向かって中胚葉性細胞のプログラム細胞死（apoptosis）が起こり[8]，各指の間に指間腔が形成され，Stage 22 に指の分離は完了する（図27）．頂堤は Stage 18 には退縮するが，その間，指の形成に大きな影響をもち，ここに形態の異常が起こると，後に指の先天異常が生じる．

1. 軟骨・骨・関節の発生

　ヒト上肢の骨はほとんどすべてが軟骨性骨（endochondral bone）である．唯一の例外は，結合組織由来の膜性骨（membranous bone）により造成される指末節骨の先端背側部である．上肢では Stage 14 で軟骨造成が上腕骨に始まり，しだいに末梢の骨に向かって進行し，Stage 19 で中節骨の軟骨化，Stage 22 で指末節骨の近位部に至り，終了する．関節予定部位には，軟骨造成の抑制が起こり，関節が形成される．Stage 14 で肩関節，Stage 18 で中手指節関節，Stage 19 で手根間関節，Stage 20 で指節間関節の関節腔が認められる．軟骨の骨化は Stage 21 で橈骨，Stage 22 で尺骨に起こり始め，Stage 23 では末節骨の一部にも骨化が始まる[10]．しかし，主要な骨化は胎生期に起こり，手根骨の一部や骨端部の骨化は生後数年に及ぶ[5]．胎芽期に靭帯も形成され，Stage 20 で横手根靭帯や中手指節関節の側副靭帯が現れる（図28-a・b）．

2. 神経と筋肉の発生

　神経は Stage 14 において腕神経叢が形成され，肢芽（limb bud）の根元にまでのびてきて，Stage 16 には橈骨神経，正中神経，尺骨神経のいずれもが手板に到達する．

　筋肉においては，一般的に表在筋が先に現れ，深層筋が後に出現する．しかも，上肢の近位筋が先に分化し，遠位筋は後で分化する[3]．例えば，上腕の上腕二頭筋，上腕三頭筋，上腕筋などは Stage 18 で鑑別でき，手筋も Stage 21 には識別でき，筋線維を含むようになる[1]．腱は Stage 16 に間葉細胞の縦列した集塊として発生し，Stage 18〜19 にはコラーゲン線維の産出を始め，Stage 30 でほぼ成熟した腱の形成がみられる[11]．

3. 脈管系の発生

　初期の肢芽には毛細管しか存在しないが，Stage 14 になると，肢芽の後側（尺側）に軸性の静脈が現れる．この静脈がのちに尺側皮静脈—腋窩静脈—鎖骨下静脈の源基となる．リンパ管は静脈に続いて形成される．

　上肢の動脈の発育過程は比較的よく記載されている[13,14]．Stage 15 には鎖骨下動脈—腋窩動脈—上腕動脈系が現れ，まず鎖骨下動脈が手にのびて血管網を形成し，鎖骨下動脈の末梢部が骨間動脈となる．骨間動脈から正中動脈が派生し，正中動脈が大きくなると骨間動脈は退行する．次に上腕動脈から尺骨動脈が分岐し，体長 18 mm（Stage 19，排卵後日齢 45 日目）の時期には尺骨動脈と正中動脈が吻合して浅掌動脈弓を形成する．さらに，上腕動脈から上橈骨動脈が発生し，その遠位部が橈骨動脈となるが，体長 23 mm（Stage 21，排卵後日齢 48 日目）の時期に尺骨動

橈側　　　　　　　　　　　　　　　　　　　　　　尺側

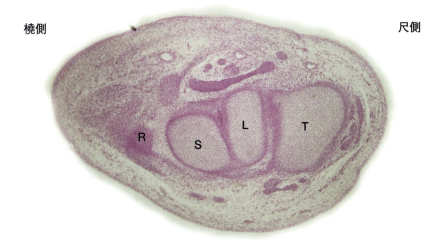

a: Stage 23　手根部（横断面）

（京都大学附属先天異常標本解析センター　標本＃4381-70）

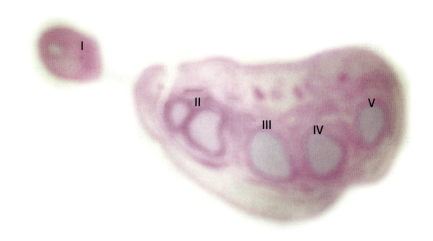

b: Stage 23　中手部（横断面）

（京都大学附属先天異常標本解析センター　標本＃4381-92）

図 28　手根部（a），中手部（b）の Stage 23

Stage 23 胎芽の手では既に神経，血管，筋腱，靱帯などの分化を認めるが，手根骨や中手骨はまだ軟骨である（p.107 図 54 を比較参照）．

R: 橈骨，S: 舟状骨，L: 月状骨，T: 三角骨，I〜V: 中手骨

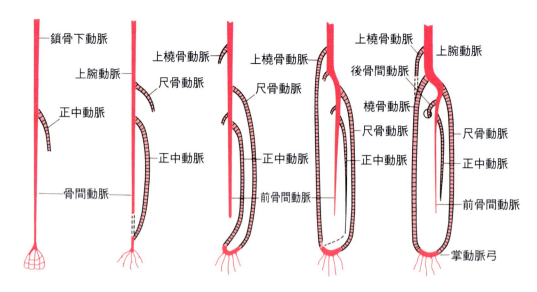

図 29　動脈の発生過程

脈と橈骨動脈とが吻合して深掌動脈弓が形成され，同時に正中動脈が退行していく（図 29）．

　Carnegie Stage の発生段階，頂尾長，排卵後日数と手の発生所見は安田によって，表にまとめられている（表 1）．

4. 肢芽発生に関わる蛋白，特定受容体，および特定転写因子

　最近の分子医学の発達により胎芽期における肢芽の発生・発達に関与する物質と作用が次第に明らかになった．肢芽発生過程には 4 つの主要段階がある．すなわち，⑴細胞が分泌する分泌蛋白（secreted protein）の産生，⑵分泌蛋白と結合する特定受容体（specific receptor）との結合，⑶その結合により生じる細胞内変化と特定転写因子（specific transcription factor）の産出に伴う細胞核へのシグナル輸送，⑷転写因子が DNA と結合して新しい目標遺伝子を発現させる段階である[1]．

　分泌蛋白として，fibroblast growth factor（FGF），transforming growth factor beta（TGF-β）系の bone morphogenic protein（BMP）や growth and differentiation factor，sonic hedgehog（Shh），wingless-type mouse mammary tumor virus integration site family（WNT），radical fringe（r-Fng）などがある．それらの蛋白と結合する特定受容器には結合蛋白名に R を付した FGFR，TGFR，BMPR などと，結合蛋白名とは全く異なる名称を持つ Shh 受容器の patched receptor，WNT 受容器の frizzled/LRP5/6，r-Fng 受容器の notch receptor などが知られる．特定転写因子には，homeobox（Hox），sex determining region Y-box（Sox），muscle segment homeobox 2（Msx 2），glioma-associated oncogene homolog 3（Gli 3），lymphocyte inhibitory factor 1（lef-1），LIM homeobox 1（Lmx 1），engrailed-1（en-1），transcription factors for TGF-β and BMP

表 1　ヒトの発生段階と上肢の形態分化

Carnegie stage 発生段階	頂尾長 mm	排卵後日齢	外　形	組　織　分　化
12	3.5	30	第8〜10体節（C5〜7）に相当して体側壁にヒレ状の肢芽初発.	肢芽の腹側の表皮肥厚. 内部は未分化間葉組織.
13	4〜5	32	第8〜12体節（C5〜T1）に相当して明瞭な肢堤形成.	肢堤内に壁の薄い血管散在.
14	5.5〜7	35	肢芽伸長しやや腹内側へ曲がる. 先端は次第に細くなる.	肢芽先端の表皮肥厚し, 明瞭な外胚葉性頂堤（AER）形成. 下位4頚神経と第1胸神経が肢芽根部に侵入. 腕神経叢発現. 末期には頂堤下に辺縁血管発現.
15	6.5〜8.5	37	手板形成. 腕, 肩の分別がつく.	肢芽根部の神経伸長. 近位の間葉は中軸部で密となる（間葉濃縮）.
16	8〜11	38	手板に指部, 掌部の分別がつく. 腕, 肩の別著明.	間葉濃縮中の筋・骨原基の分別がつく. 橈骨・正中・尺骨神経が明瞭となり, 将来の肘の位置に達する. 上腕骨, 橈骨, 尺骨が間葉濃縮として認められ, 末期には上腕骨の軟骨化開始.
17	10〜14.5	39	前半期に指放線発現, 後半期に指尖間陥凹発現.	橈骨・正中・尺骨神経は手板に侵入. 橈骨の軟骨化開始. 末期には尺骨, 第2〜4中手骨の軟骨化開始.
18	14〜17	41	指放線, 指尖間陥凹著明. 後半期には肘形成.	頂堤は退縮. 多数の筋原基識別可能. 上腕骨頭. 第1・5中手骨, 豆状骨以外の手根骨, 基節骨の軟骨化開始.
19	17〜20	45	上肢は体軸にほぼ直交.	上腕骨上顆, 肘頭の識別可能. 末期には橈・尺骨の茎状突起, 中節骨, 豆状骨の軟骨化開始.
20	21〜23	47	肘でやや屈曲し, 指尖は鼻方へ向く.	第1末節骨の軟骨化開始. 橈骨輪状靱帯, 屈筋支帯をはじめ多くの靱帯の識別可能. 橈骨動脈が分岐.
21	22〜24	48	指は伸張し, 分離は基節遠位端まですすむ. 末節掌側にpad発現.	すべての上肢筋の識別可能. 上腕骨, 橈骨の骨化開始. 第2〜5末節骨の軟骨化開始. 大部分の靱帯の識別可能. 深掌動脈弓形成.
22	25〜27	50	指尖は左右接するか交叉している. 指の分離ほぼ完成.	尺骨の骨化開始.
23	28〜30	52	肢の先端は肩の高さ, またはさらに頭方に達する.	末節骨の一部に骨化開始. 肘で内・外側側副靱帯明瞭.

（安田峯生：整形外科 27：1198, 1976 に一部付加）

（Smad）などがある. 同じ物質でも作用が異なれば, 異なる番号が付せられ区別される. 例えば, FGF 4, 8, 9, 10, 17, 19 などである.

　最初に現れる分泌蛋白は肢芽形成に重大な影響を与える. 胎芽 Stage 9 の脊索に Shh が発現すると, 肢芽形成の準備が始まる. 肢芽内の第1発信中枢は頂堤にあり, そこに分泌蛋白 FGF 8 が発現すると正常な上肢の成長が始まり, FGF 8 と頂堤とがシグナルを交換しながら他の FGF を調達しつつ上肢の長軸方向（proximodistal direction）の成長を促す. 逆に, FGF が欠如すれば, 先天性の欠肢症, 短指症, 無指症などの横軸欠損（transverse deficiency）が生じる. 第2発信

中枢は肢芽後方（尺側）部の分極活動域（zone of polarizing activity：ZPA）とよばれる間葉織内にあり，そこにある分泌蛋白（Shh）がシグナルを発信する．Shh は肢芽の横軸（橈尺）方向（anteroposterior direction）の成長を司る．Shh は胚芽尺側部の小指・環指などに強い影響を及ぼすが，母指の発育にはほとんど関係がない．多量の Shh は鏡手（mirror hand）などの過剰指をつくり，Shh 欠如は尺側の欠指（ectrodactyly）などをもたらす．指形成の順序 4・2・5・3 と Shh の分泌時期・量とは強く関連し，手の先天異常の表現型に差異を与える．第 3 発信中枢は，頂堤でない肢芽背側上皮にあり，手背・手掌方向（dorsoventral direction）を決定づける WNT7a が存在する．WNT7a は Lmx1b を活性化し，手背と指背側に通常皮膚と爪の形質を与えるようシグナルを配下の Lmx1b に送る．反対に，en-1 は WNT7a を抑制して，手掌や指掌側に手掌皮膚の形質を与えるよう指令する．WNT7a 欠如により爪欠損，掌側爪，指関節の屈曲不能，末節骨の先細りなどの異常が起こる．

　肢芽の成長に伴い，骨格系の発達がみられる．先ず，濃縮した間葉織（mesenchyme）が肢芽の中央部で前骨格芽体（preskeletal blastema）をつくり，次いでその細胞が軟骨や膜性骨に分化する．軟骨化（chondrification）には Sox 5，Sox 6，Sox 9 など様々な転写因子が必要である．骨化（ossification）には BMP などの TGF–β 系の分泌蛋白を必要とする．関節の出現は，同部の軟骨形成が抑止されることによるが，関節予定部位には WMT 4，WNT14 および growth and differentiation factor の働きが必要である．

　正常な 5 本の指が形つくられるのは，指間の間葉織細胞がプログラム細胞死（apoptosis）によって指間腔ができるからである．プログラム細胞死には複数の FGFs とそれらに対応する特定受容体 FGFR の相互作用が重要な役目を果たす．プログラム細胞死に関わりの深い転写因子 Msx 2，Hox 7 などは指間の間葉織に多く発現する．肢芽の発生や発育に関わる物質は，今後の研究によってさらに増加するであろう[7]．

　臨床では Holt–Oram 症候群や Ulnar mammary 症候群などは転写因子である T–Box の遺伝子変化によることが知られている．Holt–Oram 症候群は Heart–hand 症候群ともよばれ，先天性心臓異常（例えば心房・心室の中隔欠損など）と上肢の橈側列欠損（例えば母指形成不全，橈骨形成不全，内反手など）が生じる常染色体の TBX 5 の突然変異である．他方，Ulnar Mammary 症候群は尺側列欠損や異常 (例えば尺骨欠損・重複) と乳房や乳腺の異常，歯の異常，性器異常などが合併する症候群であるが，TBX 3 の異常による常染色体優性異常である．Ulnar Mammary 症候群における小指欠損などに伴って母指─示指間みずかきにも異常が認められることが多く，その異常程度によって 4 型に分けられることもある[12]．

　肢芽発育期におけるもう 1 つの大きな変化は上肢の肢位の変化である．すなわち *Carnegie* Stage 17 では上肢の軸前部（pre-axial portion）は頭側にあり，母指にあたる部分は最も頭側にあるが，Stage が進むにつれて肢芽は回内運動と同じような方向に回旋し，母指は頭側から内側へと位置を変える．これは下肢の軸前部が Stage 17 では外上方に存在し第 1 趾が最も外側にあったのが，Stage が進むに従って回旋し，第 1 趾が最も頭側に位置変化するのと類似している

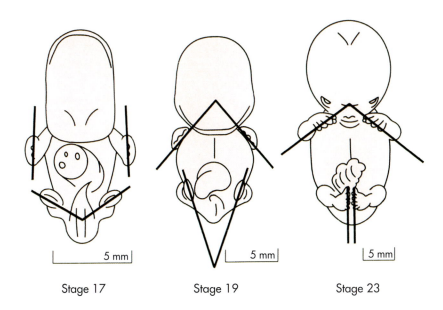

Stage 17　　　　　　　Stage 19　　　　　　　Stage 23

図 30　胎芽の肢位の変化

（*O' Rahilly R, Gardner E*：Anat Embryol 148：17，1975 より）

（図 30）.

　胎芽期から胎児期に入ると手は次第に大きさを増し，筋や神経の発育もよくなり，体内で上肢を動かし，指も屈伸できるようになる．体内から出てくる出生期には橈骨手根関節から中指の先端までは約 4 cm であり成人の手の約 1/3 の長さをもつ．乳幼児期から小児時代の手指の発育は著しく，5 歳までにほぼ 2 倍の大きさに達する．その後，手の発育速度はゆるくなり，思春期にすべての骨端線が閉鎖する時期には新生児の手の約 3 倍に達する．

文　献

〔I　手の系統発生〕

1)　*Ahlberg PC, Clack JA*：A firm step from water to land. Nature **440**：715〜844, 2006.
2)　*Carroll RL, Holmes RB*：Chapter 13. Evolution of the appendicular skeleton of amphibians. Fins and Limbs. Ed. Hall BK：185〜224, University of Chicago, Chicago, 2008.
3)　*Colbert EH, Morales M, Minkoff E*：Colbert's Evolution of the Vertebrates 5th ed. Wiley-Liss Inc, New York, 2001.
4)　遠藤秀紀：哺乳類の進化. 東京大学出版会，東京，2002.
5)　後藤仁敏：3 章　脊椎動物における硬組織の進化. 進化　第 4 巻形態学からみた進化：93〜124, 東京大学出版会，1991.
6)　*Harder W*：Anatomy of Fishes. E. Schweizerbart'she Verlangs-buchhandlung, Stuttgart, 1975.
7)　疋田　努：爬虫類の進化. 東京大学出版会，2002.
8)　平岩馨邦，内田照章，吉田博一：シロネズミ. 動物の解剖・組織・発生 3（脊椎動物 2）内田　亨，岡田弥一郎編：51〜78, 中山書店，東京，1960.
9)　*Howell AB, Straus WL Jr.*：Chapter 7 The Muscular System & Chapter 16 Spinal nerves. The Anatomy

of the Rhesus Monkey. Ed. Hartman CG and Straus WL Jr. ：89〜175 & 307〜327, Hafner Publishing Co., New York, 1965.

10)　犬塚則久：ヒトの骨格にみる進化. 進化　第4巻：形態学からみた進化. Ed. 柴谷篤弘, 長野　敬, 養老孟司：125〜149, 東京大学出版会, 1991.

11)　岩井　保：水産脊椎動物 II. 魚類：336, 恒星社厚生閣, 東京, 1985.

12)　岩澤久彰：両生類 I. 総説. 動物系統分類学 **9**（下 A1）脊椎動物（IIa2）, Ed. 内田　亨, 山田真弓：1〜112, 中山書店, 東京, 1997.

13)　岩澤久彰：ウシガエル. 動物解剖図, 日本解剖学会編：33〜41, 丸善株式会社, 東京, 1990.

14)　倉谷　滋：動物進化形態学. 東京大学出版会, 東京, 2004.

15)　*Lineback P*：Chapter 12 The vascular system. The Anatomy of the Rhesus Monkey. Ed：Hartman CG and Straus WL, Jr. ：248〜265, Hafner Publishing Co., New York, 1965.

16)　牧田登之：日本猿の解剖図譜. 東京大学出版会, 1992.

17)　松原喜代松：魚類. 動物系統分類学 **9**（上）, 内田　亨監修：19〜194, 中山書店, 東京, 1963.

18)　松原喜代松：魚類. 動物系統分類学 **9**（中）脊椎動物（Ib）, 内田　亨監修：197〜531, 中山書店, 東京, 1963.

19)　松井正文：両生類の進化. 東京大学出版会, 東京, 2002.

20)　松井正文：第1部　脊椎動物の系統. 脊椎動物の多様性と系統, 岩堀邦男, 馬渡峻輔監修, 松井正文編集：2〜45, 裳華房, 東京, 2005.

21)　中村健児, 松本正文：本論 1. 形態. 動物系統分類学 **9**（下 B1）爬虫類 I, Ed. 内田　亨, 山田真弓：30〜222, 中山書店, 東京, 1988.

22)　岡田弥一郎：ヒキガエル. 動物の解剖・組織・発生 **2**, 内田　亨, 岡田弥一郎編：45〜80, 中山書店, 東京, 1960.

23)　大沢岳太郎：Beitrage zur Anatomie des Japanishen Riesensalamanders. 日本ハンザキ集覧, Ed. 生駒義博：37〜143, 津山教育博物館, 津山, 1973.

24)　パルマー・D（小畠郁生監修・五十嵐友子訳）：生物 30 億年の進化史. Newton Press, 東京, 2000.

25)　*Romer AS, Parsons TS*：The Vertebrate Body 5th ed., Saunders College, Philadelphia, 1977.

26)　坂井建雄：脊椎動物の進化 // 進化史の意味. 進化　第4巻：形態学からみた進化, Ed. 柴谷篤弘, 長野敬, 養老孟司：125〜149, 東京大学出版会, 1991.

27)　坂井建雄：人体は進化を語る — あなたのからだに刻まれた 6 億年の歴史. Newton Press, 東京, 1999.

28)　*Shubin N*（訳：垂水雄二）：ヒトの中の魚, 魚のなかのヒト. 早川書房, 東京, 2008.

29)　*Shubin NH, Daeschler EB, Jenkins FA*：The pectoral fin of Tiktaalik roseae and the origin of the tetrapod limb. Nature **440**：764〜771, 2006.

30)　*Siebold PF*：Fauna Japonica. 日本ハンザキ集覧, Ed. 生駒義博：37〜143, 津山教育博物館, 津山, 1973.

31)　白井　健：トカゲ. 動物の解剖・組織・発生 **2**, 内田　亨, 岡田弥一郎編：81〜104, 中山書店, 東京, 1960.

32)　*Sullivan WE*：Chapter 5 Skeleton and Joint. The Anatomy of the Rhesus Monkey, Ed. Hartman CG and Straus WL, Jr. ：43〜84, Hafner Publishing Co., New York, 1933.

33)　田隅本生：脊椎動物の進化（原著 EH コルバート）. 築地書館, 1978.

34)　田隅本生：脊椎動物における器官レベルの進化. 進化　第4巻：形態学からみた進化, Ed. 柴谷篤弘, 長野敬, 養老孟司：51〜124, 東京大学出版会, 1991.

35)　内田　亨：脊椎動物（Ia）魚類総説. 動物系統分類学 **9**（上）, 内田　亨監修：1〜18, 中山書店, 東京, 1963.

36)　上羽康夫：手の進化と解剖学的変化. 日手会誌 **24**：470〜472, 2008.

37)　*Wagner GP, Larsson HCE*：Chapter 4. Fins and Limbs in the Study of Evolutionary Novelties. Fins and Limbs, Ed. Hall BK：49〜64, The University of Chicago Press, Chicago, 2007.

38)　渡辺正雄：コイ. 動物の解剖・組織・発生 **2**, 内田　亨, 岡田弥一朗編：1〜43, 中山書店, 東京, 1960.

39)　*Winterbottom R*：A descriptive synonymy of the striated muscles of the teleostei. Proceedings of the Academy of Natural Sciences of Philadelphia：125：225〜317, 1974.

40)　*Witten PE, Huysseune A*：Chapter 6. Mechanisms of chondrogenesis and osteogenesis in fins. Fins into Limbs, Ed. Hall BK：79〜92, University of Chicago Press, Chicago, 2007.

〔II　人胎芽における手の発生と発達〕

1)　*Al-Qattan MM, Yang Y, Kozin SH*：Embryology of the upper limb. J Hand Surg **34A**：1340〜1350, 2009.
2)　*Arey LB*：Developmental anatomy. A Textbook and Laboratory Manual of Embryology (6th ed.). W. B. Saunders Co., Philadelphia, 1965.
3)　*Cihak R*：Defferentiation and rejoining of muscular layers in the embryonic human hand. birth defects：Original Article Series **13**：97〜110, 1977.
4)　*Gould SJ*（仁木帝都，渡辺政隆訳）：個体発生と系統発生．工作舎，東京，1987.
5)　*Gray DJ, Gardner E, O'Rahilly R*：The Prenatal development of the skeleton and joints of the human hand. Amer J Anatomy **101**：169〜223, 1957.
6)　畑中稔生：機能解剖学的立場からみた胎生期における手の発育分化に関する研究．日整会誌 **47**：676〜698, 1973.
7)　*Hayashi K*, et al：驚異の小宇宙・人体 III　遺伝子・DNA 1-生命の暗号を解読せよ：1〜134，日本放送出版協会，1999.
8)　*Kimura S, Shiota K*：Sequential changes of programmed cell death in developing fetal mouse limbs and its possible roles in limb morphogenesis. J Morphology 229：337〜346, 1996.
9)　*Nishimura H*, et al：normal and abnormal development of human embryos：First report of the analysis of 1, 213 intact embryos. Teratology 1：281〜290, 1968.
10)　*O'Rahilly R, Gardner E*：The initial appearance of ossification in staged human embryos. Amer J Anat **134**：291〜308, 1972.
11)　*O'Rahilly R, Gardner E*：The timing and sequence of events in the development of the limbs in the human embryo. Anat Embryol **148**：1〜23, 1975.
12)　*Ramirez RN, Kozin SH*：Ulnar mammary syndrome. J Hand Surg 39Am：803〜805, 2014.
13)　*Senior HD*：A note on the development of the radial aetery. anat Rec **32**：220〜221, 1926.
14)　須藤容章：先天奇形手における血管の走行に関する研究 — その発生学的意義について．日整会誌 53：1627〜1640, 1979.
15)　安田峯生，上羽康夫：手の奇形 ― その発生過程と臨床像．医学のあゆみ 115：C_176〜187, 1980.
16)　安田峯生：手の発生と奇形の成り立ちについて．整形外科 **27**：1197〜1203, 1976.

3章

表面解剖学

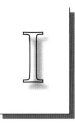

皮 膚 解 剖

　皮膚表面の解剖を知っておくことは単に皮膚表面の変化を知りうるだけでなく，深部組織の解剖を理解するうえにも非常に役立つ．

A. 前腕の皮膚解剖

　前腕はほぼ円柱形をなしているが，深在する豊富な筋をもつ近位部は太く，筋が乏しく腱が多い遠位部は細くなる．前腕近位部でのふくらみは，橈側では伸筋群の筋腹により形成され，尺側では屈筋群により形成されている．

　上腕で橈骨神経麻痺があれば橈側の前腕筋萎縮がみられ，尺骨神経や正中神経麻痺では尺側の前腕筋萎縮がみられる．頸髄神経根の引き抜き症や腕神経叢麻痺で前腕筋全体の神経が損傷されると，橈側ならびに尺側ともに筋萎縮がみられる．また若年性一側上肢筋萎縮症（平山病）では前腕遠位 1/2 部にのみ高度な筋萎縮が認められる．

　前腕の皮膚は全周にわたってほぼ同じ程度の柔軟性をもつが，背側皮膚には掌側皮膚よりも多くの毛包が存在する．

　前腕掌側の中枢部すなわち肘窩では，肘関節屈曲に伴って肘窩のほぼ中央に太い腱状のものが 2 本浮き上がってみえる．橈側のものが上腕二頭筋腱であり，尺側のものは上腕二頭筋腱膜（bicipital aponeurosis）である．上腕二頭筋腱膜の上から，その深部を通る上腕動脈（brachial artery）の脈拍を触れることができる．この脈拍のすぐ尺側には正中神経が走っている．肘関節をもう少し力を入れて屈曲すると，上腕二頭筋腱のすぐ橈側に肘窩から前腕近位部にかけて，幅の広い筋腹が浮き上がってくる．これは腕橈骨筋（brachioradialis）である（図 31）．

　手首（wrist）に近い前腕遠位部掌側の部位には手関節屈曲により 3 本の腱が浮き上がる．手関節を屈曲したままで，さらに母指と小指を対立させると，前腕遠位部掌側のほぼ中央に浮き上がってくる腱が認められる．これが長掌筋腱（palmaris longus tendon）である（図 32）．長掌筋腱のすぐ橈側に並行して浮き上がった腱が橈側手根屈筋腱（flexor carpi radialis tendon）である．長掌筋腱と橈側手根屈筋腱の間隙の深部には正中神経（median nerve）が走っている．手関節を屈曲したままで，さらに少し尺屈すると長掌筋腱から約 2 cm ほど尺側にもう 1 本の腱が浮き上

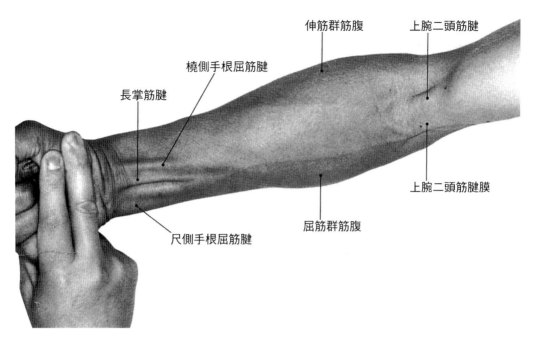

伸筋群筋腹

上腕二頭筋腱

橈側手根屈筋腱

長掌筋腱

上腕二頭筋腱膜

尺側手根屈筋腱

屈筋群筋腹

図 31 前腕掌側の表面解剖

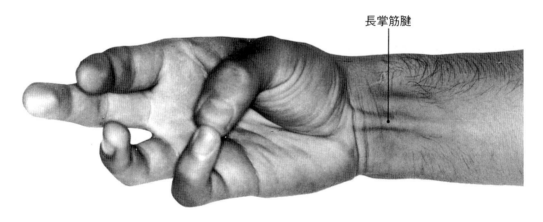

長掌筋腱

図 32 長掌筋腱

がってみえる．これが尺側手根屈筋腱（flexor carpi ulnaris tendon）である．長掌筋腱と尺側手根屈筋腱との間の皮膚は少し陥没しているが，そのすぐ下には中指および環指へ行く浅指屈筋腱（flexor digitorum superficialis tendon）が通っているから中指および環指の屈曲運動に際してそれらの腱の動きはこの部でよく触れる．尺側手根屈筋腱のすぐ橈側深部には尺骨神経，尺骨動脈が並んで走っている．

　手首の橈側部には橈骨茎状突起が触れるが，その突起と上腕骨外側上顆とを結ぶ線の中点は円回内筋（pronator teres）の停止部とほぼ一致する．したがって，その中点と上腕骨内側上顆を結ぶ線は円回内筋の走行とほぼ一致する．

B. 手の掌側皮膚解剖

1. 手の掌側部位の名称

　手部をさらに細分すると手根（carpus），中手（metacarpus）および5本の指（digits）に分けられる．手根は手根骨に対応する部で，比較的細く手首とよばれる部である．5本の指のうち母指は解剖学的にも，機能的にも他の4本の指とは非常に異なっており，特に区別を要する．母指は英語では thumb，ドイツ語では Daumen とよび，他の指の finger, Finger とは全く別の語を用いている．日本語ではいずれも“指”とつくが，単に“指”と記載された場合には母指以外の指と考え，母指は特に“母指”と記載されるべきである．時には母指を第1指，示指を第2指，中指を第3指，環指を第4指，小指を第5指とよぶことがある．しかし，この方式を常に用いようとすると，先天異常で母指が2本あるとか，指が1本欠如している場合には混乱をまねくので，少しわずらわしくとも母指，示指，中指，環指，小指とよぶべきである．しかしながら，第1中手骨と母指を含めた指列は第1指列，第2中手骨と示指を含めて第2指列などとよばれる．

　全身疾患により種々の指の形がみられる．下垂体異常による末端肥大症（acromegaly）ではずんぐり太く大きな指であり，マルファン症候群（*Marfan's* syndrome）では長く細いクモ指（arachnodactylia）を示す．肺結核，肺気腫においては指先がまるく太鼓バチ指（clubbed finger）を示し，下垂体性肥満児の指は基部はふっくらと太く，指先は細くなっている．慢性関節リウマチをもつ人は中手指節関節が腫大し，汎発性狼瘡（lupus erythematosus disseminatus）に悩む人は近位指節間関節の腫大を伴うことが多く，変形性関節炎（osteoarthritis）をもつ人には遠位指節間関節の腫大がみられる．

---

carpus：2つの意味をもつ名詞．①手根部，手首，②8つの手根骨全体を総称．
carpal：“手根部の”という形容詞．
carpale：1個の手根骨だけを指す名詞．
metacarpus：手根部と指にはさまれた中手部を意味する名詞．
metacarpal：2つの意味をもつ．①“中手の”という形容詞，②中手骨を意味する名詞，複数は meta-carpals.

　各指の間を指間腔（interdigital space）とよび，母指と示指との間を第1指間腔とし，尺側に行くに従って第2，第3，第4指間腔とよぶ．母指は2つの指骨しかもたず，手掌のほぼ中央部から分岐するので，母指の遠位端は示指基節の中間部にまでしか至らない．そして第1指間腔は他の指間腔に比べると広くて浅い．

　手掌では皮膚は厚く，毛包および脂腺がない．また手掌の皮膚はその下にある手掌腱膜（palmar aponeurosis）と密に連合されているので，可動性が比較的少ない．故に手で物を強く握った場合でも滑ることなく，しっかりと保持することができる．指末節掌面には各人で異なる指紋が認められる．

　手掌には母指基部および小指基部に2つの対立した隆起がある．母指基部の隆起を母指球（thenar eminence）とよび，小指基部の隆起を小指球（hypothenar eminence）とよぶ．母指球を形成するのは，母指球筋といわれる短母指外転筋（abductor pollicis brevis），短母指屈筋（flexor pollicis brevis），母指対立筋（opponens pollicis）および母指内転筋（adductor pollicis）である．小指球は短掌筋（palmaris brevis），小指外転筋（abductor digiti minimi），短小指屈筋（flexor digiti minimi brevis）および小指対立筋（opponens digiti minimi）によって形成されている．

2.　皮線と隆線

1）皮　線

　掌側には多くの皮線が認められる．手首の掌側面には通常横走する2〜3本の掌側手首皮線（palmar wrist creases）が認められる．このうち最も末梢のものが最も明確であり，掌側手首皮線（palmar wrist crease）とよばれる．この皮線上には，橈側に舟状骨の結節が触れ，尺側では豆状骨を触れる．この皮線の2〜3mm中枢には，この皮線とほぼ平行して横手根靱帯（transverse carpal ligament）の近位縁が存在する．いいかえれば手根管の入口が存在する．橈骨茎状突起は掌側手首皮線の橈側延長線上にほぼ一致して触れる．

　手掌にも多くの皮線が認められる．それらの皮線の中で明瞭かつ一定して存在するものに名がつけられている．

　ここでは1986年国際手の外科学会の用語集に用いられた用語に準ずる．

　母指球皮線 thenar crease：示指基部の手掌遠部位に始まり，母指球尺側縁に沿った弧を描いて手首掌面中央部に至る（図33）．手相学では生命線とよばれる．

　近位手掌皮線 proximal palmar crease：母指球皮線と起始はほぼ同じくするが，示指基部から小指球のほぼ中央部に向かって斜めに走る直線に近い皮線である．手相学では頭脳線とよばれる．

　遠位手掌皮線 distal palmar crease：小指基部の手掌遠位部尺側に始まり，軽い弯曲を描きながら橈側末梢へと走り，中指と示指との間にある"みずかき"に終わる．手相学では感情線とよばれる．

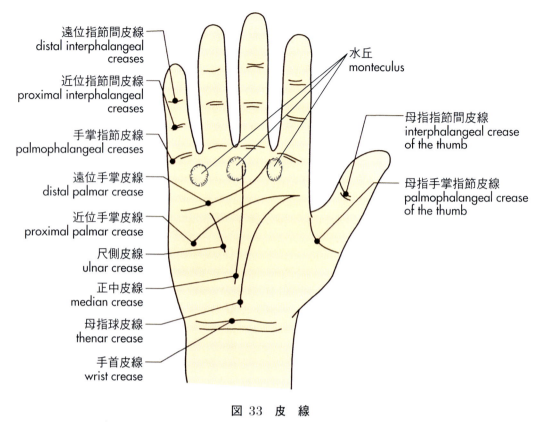

遠位指節間皮線
distal interphalangeal
creases

近位指節間皮線
proximal interphalangeal
creases

手掌指節皮線
palmophalangeal creases

遠位手掌皮線
distal palmar crease

近位手掌皮線
proximal palmar crease

尺側皮線
ulnar crease

正中皮線
median crease

母指球皮線
thenar crease

手首皮線
wrist crease

水丘
monteculus

母指指節間皮線
interphalangeal crease
of the thumb

母指手掌指節皮線
palmophalangeal crease
of the thumb

図 33 皮 線
(International Federation of Societies for Surgery of the Hand, 1986 より)

正中皮線 median crease：手掌中央部を縦に走る皮線である．必ずしも常在する皮線ではないが，非常にしばしばみられる．

尺側皮線 ulnar crease：小指球筋の橈側縁に沿ってときどき現れる皮線である．常在する皮線ではない．

これらの皮線には個人差が著しく，必ずしも一定した方向に走るのではない．

蒙古症（mongolism）では横走する 1 本の手掌皮線のみがみられる．

アルトログリポーシス（arthrogryposis），強皮症（scleroderma）では皮線の一部がなかったり，全く欠如することさえある．

指掌側面では手掌と指との移行部に存在する皮線を手掌指節皮線（palmophalangeal crease）とよび，指節間に存在する太い皮線をそれぞれ近位指節間皮線（proximal interphalangeal crease）および遠位指節間皮線（distal interphalangeal crease）とよぶ．

手掌指節皮線 palmophalangeal crease：通常 1 〜 2 本認められ，基節骨のほぼ中央部に一致して存在する．他の 2 本の指皮線はそれぞれの指節間関節に一致しているが，この皮線は中手指節関節との位置とは一致せず，さらに末梢に位置する．

近位指節間皮線 proximal interphalangeal crease：通常 2 本認められ，近位指節間関節の掌側

にほぼ一致している.

遠位指節間皮線 distal interphalangeal crease：通常 1 本であり，遠位指節間関節に一致して存在する.

母指には手掌と母指との移行部にある母指手掌指節皮線と，それよりさらに末梢にある母指指節間皮線とがある.

母指手掌指節皮線 palmophalangeal crease of the thumb：比較的長く，母指中手指節関節の掌面とほぼ一致する.

母指指節間皮線 interphalangeal crease of the thumb：母指指節間関節にほぼ一致する.

指の基節間に張っている薄い皮膚部を"指間みずかき"（interdigital web）とよぶ. 水禽ではこの部がよく発達し，大きな"みずかき"を形成しているが，人間では発達が悪い.

指を閉じると"みずかき"の少し中枢に小さな膨隆が認められる. これを小丘（monteculus）とよぶ. この部は手掌腱膜（palmar aponeurosis）が欠如するので，指を閉じるとこの欠損部を通って深部にある脂肪組織が飛び出すので膨隆が形成される（図33）.

2）隆　線

隆線（epidermal ridge）は手掌や指の掌側面にみられる表皮の盛り上がった細い線であり，指紋や掌紋を作る. 皮膚紋理と先天奇形との間に関係がある. 隆線は角質層の隆起であるが，その中央には汗腺管の開口部が配列している（図34）. 隆線間の陥凹は溝（furrow）とよばれる. 隆線の発生に関しては胎齢 6 週頃より指頭および遠位手掌部に pad とよばれる隆起が出現し，それは胎齢10〜12 週で退行し始めるが，表皮深層に凹凸が現れ外表皮（periderm）が脱落すると同時に隆線構造が表皮の表面に現れてくる. 島（island）は 1 個の汗腺孔のみを有し，ほぼ円形の小さい独立した隆線である. そのほか短線（short ridge），分岐（fork），輪（ring），くし状分岐（comb）などとその形に応じてよばれる. また隆線の間に介在する細い隆起で低く，しかも汗腺孔を稀にしか有しないものは間線（interstitial line）とよばれる. 隆線は皮膚紋理を形成するが，直線あるいは直線に近い平行な線からなる区域は無紋域（open field）とよばれる. 隆線が明確な弯曲を示すと弓状紋（arch），1 点から斜めに拡がる場合には扇形紋（fan）などとよばれる. 隆線の平行な配列が中断されると真の紋理が形成される. 真の紋理は 2 つの基本形を有する. すなわち，三叉線（triradius）と蹄状紋（loop）である. 蹄状紋はさらにその開口方向に従って橈側蹄状紋と尺側蹄状紋に区別される. 2 つの蹄状紋が相接するか，または融合して輪状となると渦状紋（whorl）とよばれる. 指三叉（digital triradius）は母指を除く 4 本の指の基部に存在し，橈側からそれぞれ a, b, c, d とよばれる. 2 本の遠位側の放線は常に対応する指と向き合っている. 中枢側の放線は手掌の中心に向かい，主線（main line）とよばれ，橈側よりそれぞれ A, B, C, D で示される. 腕三叉（axial triradius）は手根部の手掌でほぼ第 4 中手骨長軸の延長線上にみられる三叉で t と名づけられる. この三叉線の位置はよく変化する. もしこの三叉線がもう少し末梢にあり，2 本の放線

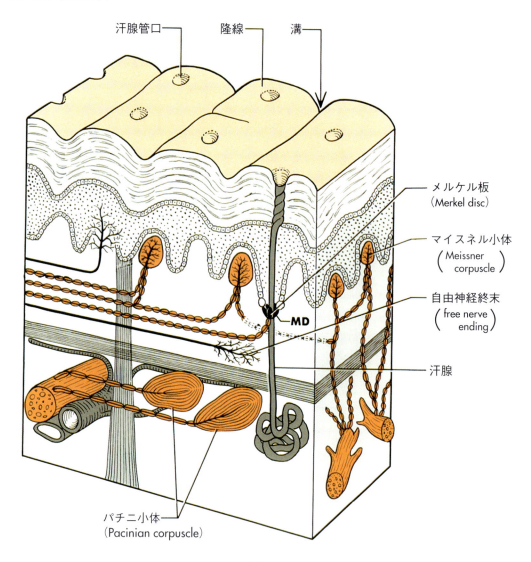

汗腺管口 隆線 溝

メルケル板
（Merkel disc）

マイスネル小体
$\left(\begin{array}{c}\text{Meissner} \\ \text{corpuscle}\end{array}\right)$

自由神経終末
$\left(\begin{array}{c}\text{free nerve} \\ \text{ending}\end{array}\right)$

汗腺

MD

パチニ小体
（Pacinian corpuscle）

図 34　手掌と指腹の皮膚

がほぼ直角をなすときには t′ とよばれる．さらに末梢で中手部にあり，γ 型を示すときには t‴ と命名される[36]．腕三叉の位置のかたよりを表すのに，t と a, d を結んで t における角度を求める方法がある[27]．トリソミー症候群や母指形成不全では腕三叉の高位が高率にみられる（図 35）[49]．よくみられる指紋理は，母指・環指では渦状紋，示指では橈側蹄状紋，中指・小指では尺側蹄状紋である．腕三叉の高さを表す atd 角は正常人では平均 48° である（図 36）.

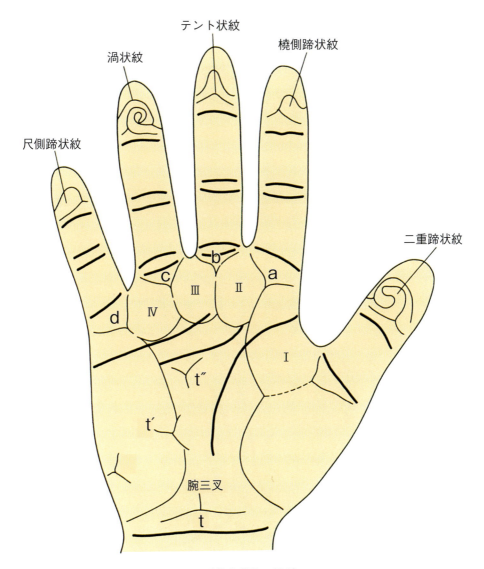

図 35 手掌と指腹の隆線

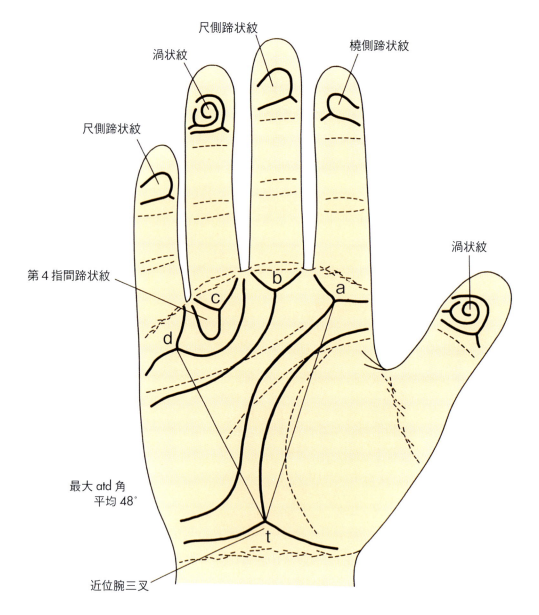

尺側蹄状紋

渦状紋

橈側蹄状紋

尺側蹄状紋

渦状紋

第4指間蹄状紋

c

b

a

d

最大 atd 角
平均 48°

t

近位腕三叉

図 36　最も一般的な指紋理と三叉

(*David W. Smith* : Recognizable Patterns of Human Malformation. vol. Ⅷ,
Major Problems in Clinical Pediatrics : 342〜343, W. B. Saunders Co. より)

C. 手の背側面解剖

1. 手背皮膚の特徴

　手背には腱膜（aponeurosis）はなく，手背の皮膚は可動性があり，弾力性に富んでいる．手掌と異なり，手背の皮膚は毛包，脂腺を有している．手背にも手掌と類似した皮線があるが，手掌ほど明確ではない．手を背屈すると手関節の背面に数本の横走する皮線を生じるが，中間位にもどすとほとんどの皮線が消失して，皮膚模様と区別できなくなる．ただし，中間位でも橈骨手根関節の背面とほぼ一致した皮線は比較的明確であり，背側手首皮線（dorsal wrist crease）とよばれる（図 37）．

　指背にも皮線はあり，中手指節関節背面で指伸筋腱の両側に沿って縦に皮膚の凹みを生じるが，

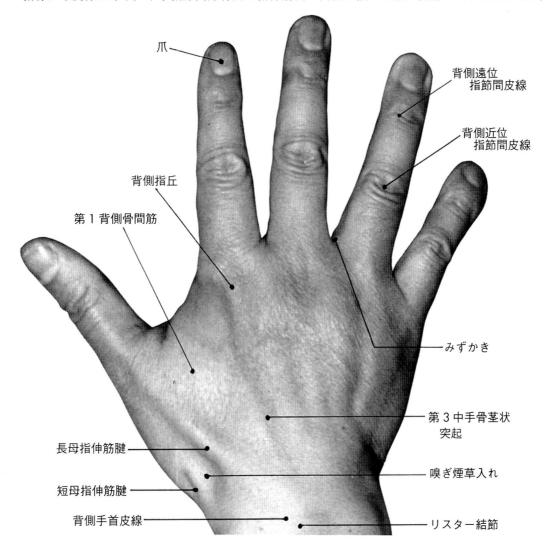

図 37　手背の表面解剖

掌側の手掌指節皮線（palmophalangeal crease）に相当する皮線は指背には認められない．近位指節間関節（PIP関節），遠位指節間関節（DIP関節）の背面にはそれぞれ数本の深い皮線があり，背側近位指節間皮線（dorsal proximal interphalangeal crease）および背側遠位指節間皮線（dorsal distal interphalangeal crease）とよばれる．母指の背面には指節間関節（IP関節）の背面に一致した皮線が常に認められる．

　手背の皮膚は薄いので皮下の静脈や腱の走行が比較的よくわかる．手背の皮下には太い静脈が多く認められ，手で物を強く握った場合にでも掌側の静脈血の大部分は手背を通って速やかに中枢へと帰ることができる．

2. 爪

　爪は末節骨の背側にあり表皮の角質が肥厚したものである．爪は近位部では皮膚によっておおわれており，その部は爪根（nail root）とよばれる．皮膚でおおわれていない遠位部は爪甲（nail plate）とよばれる．爪甲の中枢部では爪は白色を呈し，三日月形の白色を呈する部分がある．これを爪半月（lunula）とよぶ．爪甲は爪根から徐々にのびてくる爪によってしだいに置き換えられる．爪甲の両側は爪溝（nail groove）とよばれる皮膚孔にはまり込んでおり，爪の両側の組織は側爪郭（paronychium）とよばれる．爪甲の近位部では爪郭に沿って表皮の角化層が爪の表面をわずかにおおっている．これを爪上皮（eponychium）とよぶ．爪根の深部にある組織は爪母（germinal matrix）とよばれる．また，爪甲の深部は爪床（nail bed, sterile matrix）とよばれる．爪床には縦走する多くの溝があり爪床小溝とよばれる．爪母は爪の再生には不可欠であり，爪床は爪の形を造るのに重要な役割を果たしている[17,23,45]（図38）．

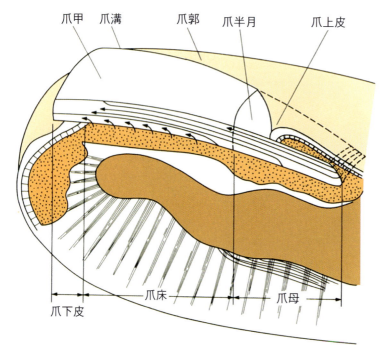

図 38　爪

爪は指尖を保護すると同時に指先の皮膚の可動性を抑制し，指尖の機能を高める．また爪は堅いため，物をひっかいたり，削りとったりするのに有用である．

爪には病気により種々の変形がみられる．例えば，爪の完全欠損（onychomadesis）は猩紅熱，梅毒などにみられ，逆に爪の肥厚（onychauxis）は繰り返し与えられる外傷や神経炎，神経麻痺，らい，などにみられる．爪の両側が反り上がった匙形爪（spoon nails, koilonychia）は外傷，栄養失調，低血色素性貧血，甲状腺機能不全などに伴って現れ，薄く半透明で爪の遠位縁が反り上がる卵殻爪（eggshell nails）は梅毒に現れる．表皮が爪の上に張り出してくるのはレイノー病（*Raynaud*'s disease）などの血管収縮異常に伴って現れ，爪半月の拡大は四肢の異栄養症（dystrophy）に伴って現れる．爪の中の横走する白色の線，いわゆるミー線（*Mee*'s line）はホジキン病，砒素中毒，高熱後などにみられる．

D．表面解剖と深部組織との関係

1．手の表面解剖と深部組織

手の中には神経，血管など手の機能に直接関係する重要な組織が数多く通っているが，表面からの視診や触診でそれら深部組織の所在位置をほぼ正確に推測することができる．

──手の掌側面──

手の掌側では近位手掌の手首皮線上の橈側には舟状骨結節を触れ，尺側には豆状骨を触れる（図39）．豆状骨よりやや末梢橈側には有鉤骨の鉤を触れることができる．豆状骨近位端と舟状骨結節とを結ぶ線は横手根靱帯の近位縁とほぼ一致し，有鉤骨の鉤と大菱形骨結節の遠位線を結ぶ線は横手根靱帯の遠位縁とほぼ一致する．これらの4つの部分を結ぶ範囲が手根管（carpal tunnel）と一致する．有鉤骨の鉤は環指の尺側縁を中枢へのばした延長線と基線との交わる点でもある．

母指手掌指節皮線の尺側端から有鉤骨の鉤を結ぶ直線は母指球皮線とほぼ併走し，基線（cardinal line）とよばれる．基線の上で有鉤骨の鉤と豆状骨遠位端とを結ぶ線の中間点は尺骨神経深枝が浅枝と分かれて手掌底へ深くもぐり込んで行く部分に一致する．また，有鉤骨の鉤と小指 MP 関節の尺側縁を結んだ線は小指の尺側指神経の走行と一致する．豆状骨のすぐ橈側中枢では尺骨神経および尺骨動脈が伴走する．有鉤骨鉤の橈側より基線から約2 mm 末梢で，しかも基線に平行して尺骨神経深枝が橈側末梢に向かって走り，母指内転筋に入る．

基線が母指球皮線と交差する点は正中神経から母指球筋に向かう運動枝すなわち母指球筋枝（または反回神経）の分岐部とほぼ一致する．この点はまた，中指の橈側縁を中枢に延長した線が基線と交わる点ともほぼ一致する．

母指手掌指節皮線の尺側端と遠位手掌皮線の尺側端とを結ぶ直線は浅掌動脈弓の先端の位置とほぼ一致する．その線より一横指中枢の線は深掌動脈弓の先端とほぼ一致する．母指球皮線の橈側端と遠位手掌皮線の尺側端を結んだ直線は指屈筋腱の線維性腱鞘の近位縁にほぼ一致する．い

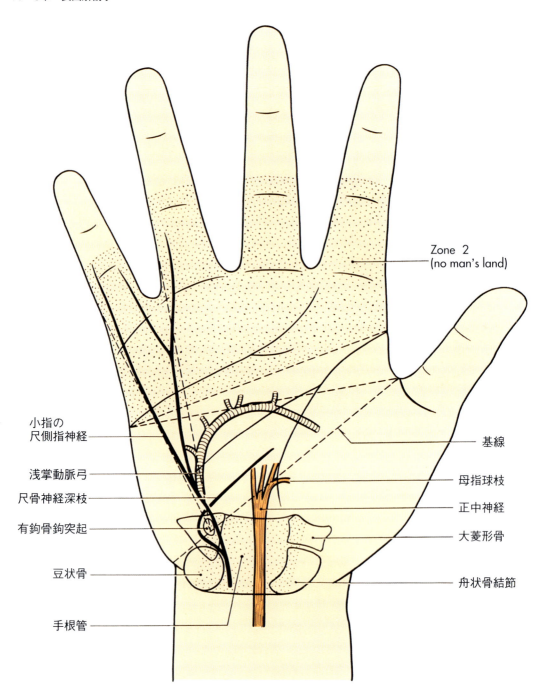

図 39　手掌における表面解剖と深部組織との関係

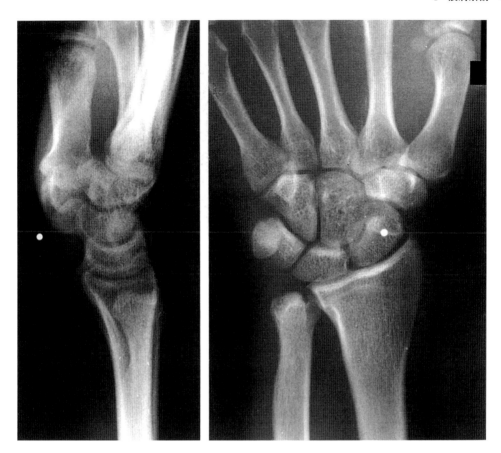

図 40　手首皮線と舟状骨結節
手首皮線上に○印がおかれている.

いかえれば，いわゆる Zone 2（あるいは no man's land）とよばれる部分の近位縁である（図 40）.

2.　手背の表面解剖と深部組織

　手背の表面解剖を知ることにより深部組織の所在を推察することができる．背側手首皮線上で手首中央よりやや橈側に小さな骨の突起を皮下に触れることができる．この小さな骨の突起は橈骨遠位端背側のほぼ中央にあるリスター結節（*Lister*'s tubercle）である．この結節の尺側には長母指伸筋腱（extensor pollicis longus tendon）があり，この腱は結節の遠位端で橈側に方向を変えて，母指の背側に向かう．リスター結節の橈側には短橈側手根伸筋腱（extensor carpi radialis brevis tendon）が走っている．

　背側手首皮線（dorsal wrist crease）は中枢に向かってわずかに弧を描いているが，その線を橈側に延長したところに，橈骨茎状突起（radial styloid process）が触れ，尺側に延長すると尺骨茎状突起（ulnar styloid process）を触れることができる．橈骨茎状突起の先端は尺骨茎状突起先端より通常約 1 cm 末梢にある.

　母指を強く外転・伸展させると橈骨茎状突起のすぐ末梢に深い凹みを生ずる．この凹みの橈側は短母指伸筋腱（extensor pollicis brevis tendon），尺側は長母指伸筋腱（extensor pollicis longus tendon）による壁があり，中枢は橈骨茎状突起，末梢は第1中手骨骨底によって境されている，いわゆる"解剖学的嗅ぎ煙草入れ*"である．この部の皮下には，母指の背面知覚を支配する橈骨神経浅枝および前腕から手背に入る橈骨動脈が斜めに走っている．"解剖学的嗅ぎ煙草入れ"の底を形成しているのは，舟状骨の一部と大菱形骨の近位部である．

　第2中手骨の尺側縁に沿って中枢に向かって進むと，第2中手骨と第3中手骨の骨底が合流する部に骨隆起が触れる．これは第3中手骨骨底の茎状突起と第2中手骨骨底隆起によるものである．この骨隆起のすぐ橈側に長橈側手根伸筋腱（extensor carpi radialis longus tendon）が第2中手骨骨底に停止し，すぐ尺側に短橈側手根伸筋腱（extensor carpi radialis brevis tendon）が第3中手骨骨底に停止する（図41）．

　母指を示指に引きよせると第1中手骨と第2中手骨との間に柔らかな楕円形の隆起ができる．この隆起は第1背側骨間筋（first dorsal interosseus）により形成されるものである．

　指を強く屈曲すると，中手骨骨頭が隆起する．これらの隆起を背側指丘（knuckle）とよぶ．正常では第3中手骨の背側指丘が最も大きく，第5中手骨のものが最も小さい．しかし中手骨頚部骨折などがある場合にはその中手骨指丘が小さくわかりにくくなる．

3. Zone

　手の中で断裂した腱を修復する場合，その予後は種々な因子によって大きく影響される．断裂部位もその因子の1つであり，腱断裂の部位によって手術手技の難易度が異なり，また術後成績も大きく左右される．それゆえ手外科では内部にある腱の解剖学的条件に基づき手の表面を区分し，治療法や術後成績を比較するうえでの重要な目安としている．手の表面の区分はいろいろな人によって試みられた．まず，ヨーロッパでVerdanが指・手掌・前腕の掌側を7つのZone（指掌側をZone 1-2，母指掌側をZone 1，3-4，手掌を5-6，前腕遠位掌側を7）に区分した[53]．アメリカではSchneiderらにより指と母指とが分けられたが，共通のZone番号（指掌側はZone 1-2，手掌3-4，母指1-2，第1中手骨部3-4）を使用したり[40]，Zone 2の末梢1/3（D），中央1/3（M），中枢1/3（P）を3部に細分する方式が提案された[12]．わが国ではそれらに基づいて，母指ZoneにはTを付して他指と明確に区別したZoneを採用して普及させ，手における指屈筋腱断裂治療の術後評価に用いている（図42）[18,47]．これらのZoneは手の皮膚表面における区分法であるが，内部の浅指屈筋腱，深指屈筋腱，長母指屈筋腱および指腱鞘の構造と密接に関連している．これらのZoneについてここでもう少し記載するが，注意すべきは解剖学では通常近位から遠位方向への記載が通常であるが，Zoneでは末梢から中枢へ番号が付されている．し

---

　*解剖学的嗅ぎ煙草入れ（anatomical snuff box）：古く外国ではこの凹みに嗅ぎ煙草をのせて，その香りを楽しんだので，この名がある．

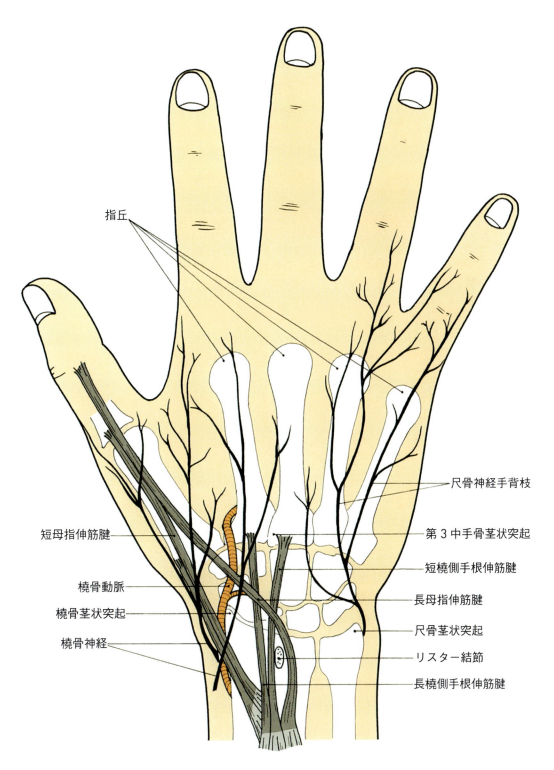

指丘

尺骨神経手背枝

第3中手骨茎状突起

短橈側手根伸筋腱

長母指伸筋腱

尺骨茎状突起

リスター結節

長橈側手根伸筋腱

短母指伸筋腱

橈骨動脈

橈骨茎状突起

橈骨神経

図 41　手背における表面解剖と深部組織との関係

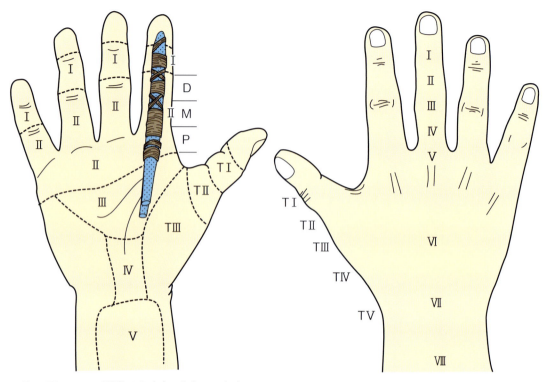

ZoneⅡについては遠位 1/3（D），中央 1/3（M），
近位 1/3（P）の３者に区分する．

図 42　手の Zone
（手の機能評価表　第 4 版：1〜2，日本手の外科学会，2008 よりの改修図）

たがって，ここでは Zone 記載順はⅠ〜Ⅴであるが，深部組織の解剖学的記載は通常どおり近位から遠位方向へ記載するので注意してほしい（☞p. 163 図 91，p. 214 図 132）．

　Zone Ⅰ は指中節遠位 2/3 と末節近位 1/3 であり，浅指屈筋腱停止部から深指屈筋腱停止部までの範囲である．言い換えれば，中節骨頚部から末節骨中央部までの範囲である．ここには腱鞘に包まれた深指屈筋腱 1 本のみが走っている．Zone Ⅱ は手掌の母指球皮線橈側端と遠位手掌皮線尺側端とを結ぶ直線から，指基節全部と中節の基部までを含む範囲である．この部位では深指屈筋腱と浅指屈筋腱の両者が走ると共にそれを取り囲む滑膜鞘と線維鞘とがある．近位 1/3（P）部では 2 本の腱が並んで走るが，中央 1/3（M）部では浅指屈筋腱が分かれて 2 本の薄い腱となるので 3 本の腱と腱鞘とが存在し，遠位 1/3（D）部では浅指屈筋腱は腱交叉（chiasma tendinum）を形成しながら中節骨に停止するものの深指屈筋腱はその中を通り抜ける．この Zone 内における屈筋腱断裂の治療は極めて難しく，1960 年頃までは no man's land ともよばれていた．Zone Ⅲ は中手部に相当する部位であり，横手根靱帯遠位縁から中手骨頚部近位に至る範囲である．2 本の指屈筋腱の周囲には腱鞘が無く（ただし，小指への指屈筋腱を除く），指屈筋腱断裂に対する術後成績は比較的良好である．ただし，手術では正中神経，とりわけ母指球筋

枝の損傷の有無を確かめ，虫様筋起始部の処置を誤らぬよう注意すべきである．ZoneⅣは手根管に相当する部位であり，狭い管腔の中に9本の腱と正中神経が通っている．この部で腱が切断された時には，腱と神経を十分に確認してから修復すべきである．手根管内の指屈筋腱は横手根靱帯により掌側への移動が制限され，2層の滑膜に取り巻かれている．腱修復後には，腱と腱，腱と神経，あるいは腱と周囲組織とが癒着しやすいので，手術時にその予防策が必要である．Zone Vは前腕遠位の筋・腱接合部から横手根靱帯に至るまでの範囲である．この部位での腱縫合は比較的容易であるが，正中神経や尺骨神経の損傷を伴うことが多く，手の機能は大きく低下することが少なくない．

　母指には中節骨が無いので他指とは異なり，PIP関節が無い．母指MP関節運動には母指球筋の短母指屈筋が主に働き，前腕筋である長母指屈筋腱のみが腱鞘に囲まれて手根管を通り，母指末節骨に停止する．Zone TⅠは基節骨頚部から末節骨基部の長母指屈筋腱停止部までの範囲である．ここには滑膜腱鞘に囲まれた長母指屈筋腱が通っている．Zone TⅡは第1中手骨頚部から基節骨頚部までの範囲であり，母指MP関節の掌側部位を含む．ここの両側には種子骨があり，掌側には線維性腱鞘があって長母指屈筋腱を覆うので断裂した腱の修復後には癒着やbow-stringing がしばしば起こる．また，長母指屈筋腱腱鞘炎により弾発現象を起こすのもこの部位である．Zone TⅢは母指球筋に覆われた部位であり，長母指屈筋腱は短母指屈筋の中を通り抜けているので，その腱の展開がむずかしい．他指の屈筋腱は Zone Ⅲ では腱鞘が無いが，長母指屈筋腱は Zone TⅢ 部位でも滑膜腱鞘に包まれている．他指に比べて比較的簡単な屈曲運動構造をもつ母指は，長母指屈筋腱が切断されたり，障害された場合でも，比較的容易に良好な機能回復を得ることができる．

　手の背側は8つの Zone に分けられる．Zone Ⅰ は遠位指節間関節背側に相当する部分であり，細い終末伸腱が存在する．この細い腱が断裂すると槌指変形をもたらすが，腱が細いため修復はなかなか困難である．Zone Ⅱ は中節の背側にあり，側索が両側から背側へ上がってきて三角靱帯によって結合されている．Zone Ⅲ は近位指節間関節の背側に相当する部分で，中央索が断裂してしばしばボタン孔変形をきたす．Zone Ⅳ は基節の背側面で指伸筋腱および骨間筋からの腱線維によって腱帽を形成する部分である．Zone Ⅴ は MP 関節の背側面に相当する部分で指伸筋腱は両側からの矢状索によって支えられている．喧嘩してこぶしを握って他人の顔をなぐると，歯がこの部分に当たって指伸筋腱が断裂することが少なくない．Zone Ⅵ は中手の背側にあり，腱修復は比較的簡単である．Zone Ⅶ は手根部の背側にあり，伸筋支帯によっておおわれていて腱修復後癒着を起こすことがある．リウマチ性腱鞘炎で小指や環指へ行く指伸筋腱が断裂するのはほとんどこの部位である．Zone Ⅷ は前腕の背側面であり手術は比較的容易である．

　母指背側は Zone TⅠ 〜 TV に分けられる．Zone TⅠ は母指指節関節の背側に相当する部分であり，薄い終末伸腱が存在する．Zone TⅡ は母指基節の背側にあり，長母指伸筋腱と短母指伸筋腱を中心にして短母指外転筋や母指内転筋からの腱線維が両側から加わり，腱帽を形成する．Zone TⅢ は中手指節関節の背側にあり，ここで2本の母指伸筋腱が合流して1本の薄い腱とな

る．Zone ⅣⅣ は手根・中手部に相当する部位であり，長母指伸筋腱と短母指伸筋腱とは少し離れて走行し，解剖学的嗅ぎタバコ窩の両側壁を形成する．この部には橈骨神経浅枝や橈骨動脈背側手根枝があるので腱損傷と同時にこれらの神経や動脈も切断される可能性が高い．Zone Ⅴ は橈骨遠位端部に相当する部分であり伸筋支帯がある．短母指伸筋腱は長母指外転筋腱と同じ腱鞘に包まれ，伸筋支帯第１区画を通り抜け，遠位背側へと方向転換する．長母指伸筋腱は第３区画を通り，リスター結節の尺側から遠位橈側へと大きく方向転換をする．Zone Ⅴ では伸筋支帯があるので，切断腱縫合後に癒着が起こりやすいが，その他の部位で母指伸筋腱が切断された場合でもその治療成績は比較的良好である．

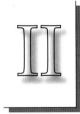

表面運動解剖

A.　前腕運動

　前腕の回内・回外運動は近位および遠位橈尺関節（proximal and distal radio-ulnar joint）で行われる.

　回内運動を行う主要筋は円回内筋（pronator teres）および方形回内筋（pronator quadratus）である. 上腕骨内側上顆より起始し，前腕掌側を斜走する橈側手根屈筋（flexor carpi radialis）および長掌筋（palmaris longus）も回内運動を補助する.

　回外運動を行う主要筋は上腕二頭筋（biceps brachii）および回外筋（supinator）である. 上腕骨外側上顆の近位部より起始し，前腕背側を斜走する長橈側手根伸筋（extensor carpi radialis longus）も回外運動に参与する.

　回内・回外運動を行う総合力を比較すると，大きな筋腹をもつ上腕二頭筋が関与する回外力の方が回内力よりも強い. したがって，日常よく用いられるドアの把手を回すとか，ネジ釘を強くねじ込むなどの強い回転力を要する場合には回外運動が多く用いられる.

B.　手関節運動

　手関節運動には背屈，掌屈，橈屈，尺屈およびそれらの合成運動である回転運動がある. これらの運動は単一の筋による運動ではなく，2つ以上の筋の合同運動である（図43）.

1.　手関節背屈運動　extension, dorsiflexion
　手関節背屈運動に関与する主要筋は長橈側手根伸筋（extensor carpi radialis longus），短橈側手根伸筋（extensor carpi radialis brevis）および尺側手根伸筋（extensor carpi ulnaris）である. これらの手根伸筋は上腕骨遠位部外側から起始し，長橈側手根伸筋腱は第2中手骨骨底背面，短橈側手根伸筋腱は第3中手骨骨底背面，尺側手根伸筋腱は第5中手骨骨底背面に停止する. これらの停止部から想像できるように，長橈側手根伸筋を単独に刺激すると手は橈側背側に動き，短橈側手根伸筋の単独刺激によって手はほぼ単純背屈し，尺側手根伸筋の単独作用によって手は尺

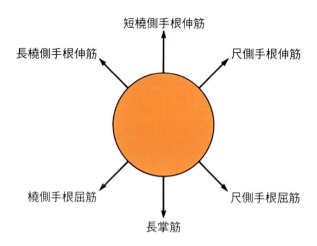

図 43　手関節運動に関与する主要筋

側背屈する．しかし，日常に行っている手の背屈には，これらの3手根伸筋が同時に収縮して，3筋の合力でもって手関節の強い背屈運動を行うのである．これらの筋の収縮は上腕骨外側上顆のすぐ末梢で触れることができるが，3つの筋腹を明確に区別することは困難である．手関節の背側では，これらの筋腱を別々に触知することができる．指を強く屈曲したまま，手を背屈すると，リスター結節の末梢橈側に太い腱が緊張するのを触れることができる．これは短橈側手根伸筋腱（extensor carpi radialis brevis tendon）である．短橈側手根伸筋腱の上を斜めに走るのは長母指伸筋腱である．長母指伸筋腱を押しのけて，短橈側手根伸筋腱の橈側をさぐると，短橈側手根伸筋腱と並んで走るもう1本の太い腱を触知することができる．これが長橈側手根伸筋腱（extensor carpi radialis longus tendon）である．手を橈側背屈させると，最も強く緊張することがわかる．

　尺側手根伸筋腱（extensor carpi ulnaris tendon）は尺骨茎状突起のすぐ末梢背側に触れることができる．指を強く屈曲したままで，手を尺側背屈すると，この腱は最も強く緊張する．

　手の背屈には上記の3手根伸筋のほかに，指伸筋（extensor digitorum），長母指伸筋（extensor pollicis longus），示指伸筋（extensor indicis）および小指伸筋（extensor digiti minimi）などが関与するが，その力はわずかである．

2.　手関節掌屈運動　flexion, palmar flexion

　手関節の掌屈運動を行う主要筋は橈側手根屈筋（flexor carpi radialis），長掌筋（palmaris longus）および尺側手根屈筋（flexor carpi ulnaris）である．これらの筋は上腕骨内側上顆より起始し，橈側手根屈筋腱は第2中手骨骨底掌面，長掌筋腱は手掌腱膜，尺側手根屈筋腱は豆状骨から豆中手靱帯（pisometacarpal ligament）を介して第5中手骨骨底掌面に停止する．停止部から推測されるように，橈側手根屈筋の単独収縮では手関節の橈側掌屈運動が起こり，尺側手根屈

筋単独収縮では尺側掌屈運動が起こる．長掌筋が単独に収縮するとほぼ純粋な掌屈運動が起こる．日常の手関節掌屈運動にはこれらの3筋が同時に働き，その合力として強い掌屈運動が得られる．

　これら3筋の筋腹は前腕近位部の掌側尺側で触れることができるが，1つ1つの筋腹を明確に区別することは困難である．しかし，手関節の掌側部ではこれらの筋腱は比較的表在しているので別々に触知することができる．手関節を軽く掌屈し，母指と小指とを対立させると，遠位前腕掌面のほぼ中央部に浮き上がってみえるのが長掌筋腱（palmaris longus tendon）である．この腱はしばしば欠如する場合がある．母指と小指を対立させても，腱が浮き上がってこない場合には，一応先天性長掌筋腱欠如を考慮する必要がある．

　手関節に力を入れて掌屈させると，長掌筋腱のすぐ橈側にこの腱と並行する腱を触れることができる．これが橈側手根屈筋腱（flexor carpi radialis tendon）である．手関節を橈側屈曲させると，この腱はさらに強く緊張するのがわかる．長掌筋腱が欠損している場合でも，橈側手根屈筋腱は舟状骨結節の中枢で明確に触れることができる．尺側手根屈筋腱（flexor carpi ulnaris tendon）は，手関節を掌屈させた時に豆状骨の中枢部でよく触れる．この腱は手を尺側掌屈した時に，最も強く緊張する．

　手関節の掌屈には，深指屈筋（flexor digitorum profundus），浅指屈筋（flexor digitorum superficialis），長母指屈筋（flexor pollicis longus）などもわずかながら関与する．

　手関節の背屈・掌屈運動は橈骨と手根骨近位列との間にある橈骨手根関節，および手根骨近位列と遠位列との間にある中央手根間関節とではほぼ半分ずつの運動が行われる．

3. 手関節橈屈運動　radial deviation

　手関節橈屈運動を行う主要筋は第2中手骨骨底に停止する長橈側手根伸筋（extensor carpi radialis longus）と橈側手根屈筋（flexor carpi radialis）とである．手の橈屈運動はこれら2筋の合力として得られる．これらの主要橈屈筋の他に，長母指外転筋（abductor pollicis longus）および短母指伸筋（extensor pollicis brevis）も手関節橈屈運動に関与する．

4. 手関節尺屈運動　ulnar deviation

　手関節尺屈運動を行うのは，第5中手骨骨底に停止する尺側手根伸筋（extensor carpi ulnaris）および尺側手根屈筋（flexor carpi ulnaris）である．これら2筋の合力が手の尺屈運動を行う．

　手関節の橈屈・尺屈運動は橈骨手根関節と中央手根間関節でほぼ半分ずつの運動が行われるが，その際には手根骨近位列の回転運動を伴う．

5. 手関節回転運動　rotation

　以上述べたごとく，長橈側手根伸筋，短橈側手根伸筋，尺側手根伸筋，橈側手根屈筋，長掌筋，尺側手根屈筋の6筋が主要な手関節運動に関与する筋である．手関節回転運動はこれらの6つの

筋が順次に収縮，弛緩することにより行われる運動である．

　手関節運動を行う主要6筋のうち，長掌筋を除けばすべての筋が中手骨骨底に停止する．長母指外転筋（abductor pollici longus）は第1中手骨骨底に停止するので，この筋をも手関節運動主要筋の1つと考える人もいるが，やはり母指外転運動を行う筋と考えるべきであろう．

C.　指の運動

　指には側屈運動と屈曲・伸展運動とがある．指の側屈運動は中手指節関節（以下 MP 関節と略す）で行われ，屈曲・伸展運動は MP 関節および近位ならびに遠位指節間関節（以下 PIP ならびに DIP 関節と略す）で行われる．

中手指節関節 = MP 関節[*1]（metacarpophalangeal joint）
近位指節間関節 = PIP 関節（proximal interphalangeal joint）
遠位指節間関節 = DIP 関節（distal interphalangeal joint）

1.　指の側屈運動

　MP 関節で行われる側屈運動は MP 関節が伸展しているときにのみ行われ，MP 関節が屈曲しているときにはみられない．指の側屈運動には橈屈および尺屈があるが，中指の長軸を中心とし，この中心軸から指が離れる運動を外転（abduction）とよび，中心軸へ指が近づく運動を内転（adduction）とよぶ．このよび方では中指の橈屈，尺屈は共に外転であったり，示指の内転と環指の内転とは全く逆方向の運動であるので誤解を招くことがある．ただし，運動解剖学上では，この"外転"および"内転"という言葉は非常に便利である．すなわち，指の外転を行う筋は背側骨間筋（dorsal interossei[*2]）であり，指の内転を行う筋は掌側骨間筋（palmar interossei）である．示指の外転には第1背側骨間筋（first dorsal interosseus[*2]）が働き，内転には第1掌側骨間筋（first palmar interosseus）が働く．中指には背側骨間筋のみが作用し，第2および第3背側骨間筋（second and third dorsal interosseus）が橈側外転および尺側外転を行う．環指の内転には第2掌側骨間筋（second palmar interosseus）が働き，外転には第4背側骨間筋（fourth dorsal interosseus）が働く．小指の場合には，内転には第3掌側骨間筋（third palmar interosseus）が働くが，外転は骨間筋ではなくて小指外転筋（abductor digiti minimi）による作用である（図44）．指の外転・内転に際して，中手骨間の骨間筋を手背よりわずかに触れること

[*1]　手指 MP 関節と足指の MP 関節とを区別するために，手指 MP 関節を MCP 関節（metacarpophalangeal joint）とよび，足指 MP 関節を MTP 関節（metatarsophalangeal joint）とよぶこともある．

[*2]　**interosseus と interosseous**：interosseus は骨間筋を意味する名詞であり，複数形は interossei である．interosseous は"骨間の"を意味する形容詞であり，interosseous muscle, interosseous ligament などと使う．

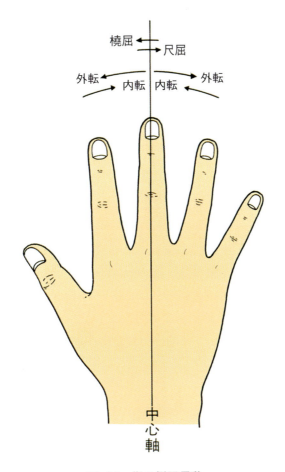

図 44　指の側屈運動

指の内転は掌側骨間筋によって行われ，外転は背側骨間筋によって行われる．

ができる．ただ第1背側骨間筋（first dorsal interosseus）のみは，示指の外転に際して，第1
〜2中手骨間に明確な筋腹を触れることができる．

2. 指の屈曲運動

　指の屈曲運動に関与するものは，深指屈筋（flexor digitorum profundus），浅指屈筋（flexor
digitorum superficialis）および虫様筋（lumbricalis），骨間筋（interosseus）である．MP関節の
屈曲には深指屈筋，浅指屈筋も作用するが，最も強い屈曲力を有するのは虫様筋（lumbricalis）
と骨間筋（interosseus）である．後者2筋はMP関節の主屈曲筋であると同時に，後述するごと
くPIPおよびDIP関節の伸展筋でもある（図45）．すなわち，MP関節を屈曲し，PIPおよび
DIP関節を伸展した場合（例えば，パソコンやピアノの鍵盤をたたく場合）に虫様筋は最も強く働
いている．PIP関節の屈曲には深指屈筋も作用するが，最も強い作用をもつのは浅指屈筋（flex-
or digitorum superficialis）である．指のDIP関節を屈曲できるのは，末節骨掌面に停止する深

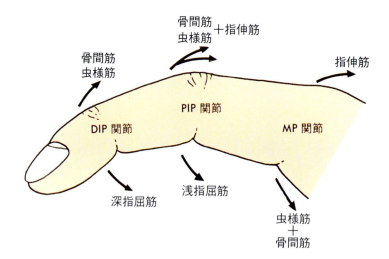

図 45　指関節屈曲・伸展運動に関与する主要筋

指屈筋（flexor digitorum profundus）のみである（図 46）.

　指の屈曲力に異常がある場合には，深指屈筋および浅指屈筋を別々にテストする必要がある.
DIP 関節を屈曲する唯一の筋である深指屈筋は，DIP 関節屈曲力の強さによってテストされる.
浅指屈筋力をテストするには，隣接する 2 本の指を過伸展させたままで，テストする指を屈曲さ
せると PIP 関節が屈曲する. この屈曲力の強さでもって浅指屈筋力を知ることができる. この
テストは，深指屈筋では各指に行く筋腹，腱の分離が悪く，個々の指を単独に運動させえないの
に反し，浅指屈筋では各指に行く筋腹や腱の分離がよく，指を単独に屈曲させうる能力をもつこ
とを利用している.

　ただし，小指に行く浅枝屈筋腱は非常にしばしば環指の浅枝屈筋腱と癒合しており，小指 PIP
関節を単独に屈曲させることができない場合がある. その場合には示指，中指を伸展位に保ち，
環指と小指を同時に屈曲させて環指 PIP 関節と共に小指 PIP 関節が屈曲することを確かめる.

3. 指の伸展運動

　指の伸展に関与するのは，指伸筋（extensor digitorum），示指伸筋（extensor indicis），小指伸
筋（extensor digiti minimi）および骨間筋（interosseus），虫様筋（lumbricalis）である. MP 関
節の伸展に関与するのは，指伸筋である. 指伸筋は 4 本の指の MP 関節を同時に伸展させる（図
45）. これに対して，示指伸筋や小指伸筋は示指や小指を単独に伸展することができる（図 47）.
PIP および DIP 関節の伸展を行うのは，主として骨間筋と虫様筋とである. ただし，MP 関節が
屈曲しているときには，指伸筋が PIP 関節伸展運動に強く関与する.

　以上，指の伸展運動をできるだけ簡明に述べてみたが，支靱帯（retinacular ligament）などの
作用もあり，なかなか複雑な問題を含む. さらに詳しくは，"指の伸展機構"の項で言及する
（☞ p. 191）.

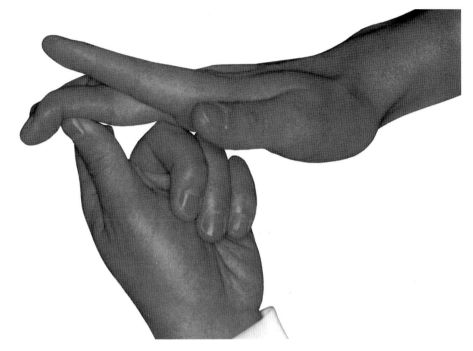

a.　**深指屈筋**：DIP 関節を屈曲させる.

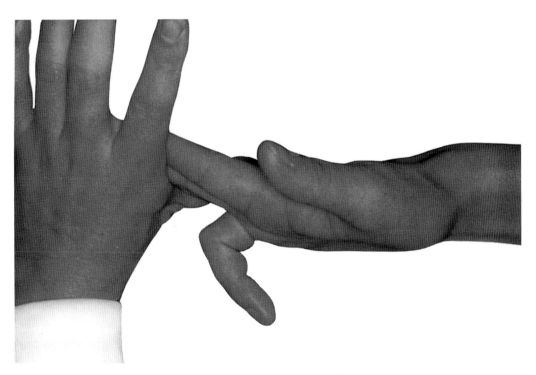

b.　**浅指屈筋**：他の指を伸展位に保ち，PIP 関節を屈曲させる.

図 46　指屈筋のテスト法

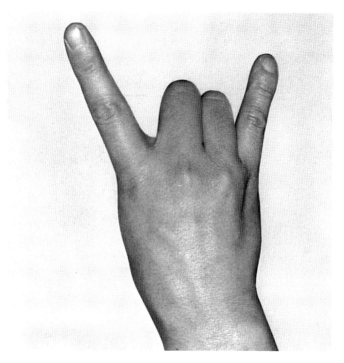

図 47 固有指伸筋
示指と小指は指伸筋の他に固有の示指伸筋および小指
伸筋を有するので独自の伸展ができる.

D. 母指の運動

1. 母指運動の概念

　母指は手の中で最も重要な働きをもち，また最も複雑な運動を行う．母指の運動は屈曲，伸展，
外転，内転および対立の5運動よりなる．母指の屈曲・伸展運動とは母指指節間関節（以下 IP
関節と略す）で行われる運動方向に一致した母指運動である．屈曲・伸展運動は単に IP 関節の
みで行われるのでなく，MP 関節や手根中手関節（carpometacarpal joint：以下 CM 関節と略す）
でも行われる．次に母指の外転・内転運動とは第1中手骨骨頭を1つの点と考え，第2中手骨を
1本の線と仮定し，その点と線によって規定される概念上の平面において行われる運動である．
しかし実際には母指外転運動は示指から橈側あるいは掌側へ離れる運動をさし，橈側外転あるい
は掌側外転とよぶ．母指内転運動は母指が示指へ接近する運動である．母指の外転・内転運動は
主に CM 関節で行われるが，MP 関節でもわずかに行われる．

　　　　　母指指節間関節 = IP 関節（interphalangeal joint）
　　　　　中手指節関節 = MP 関節（metacarpophalangeal joint）
　　　　　手根中手関節 = CM 関節（carpometacarpal joint）

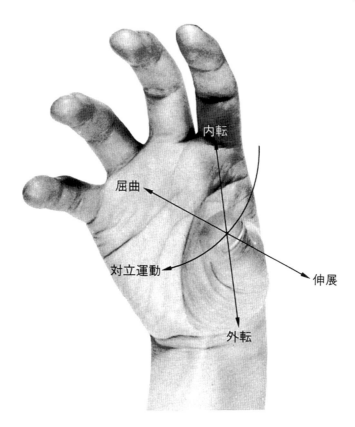

内転

屈曲

対立運動

伸展

外転

図 48　母指の運動

　母指を示指の橈側より，屈曲・伸展運動面と直角の方向すなわち IP 関節の関節軸に一致して橈側掌側にわずかに動かすと，母指は単に橈側掌側に動くのみならず，長軸を中心とした回転を行う．この位置より IP 関節軸に一致してさらに橈側掌側に母指を動かすと，橈側掌側への位置移動と同時に，長軸回転を行う，このような微視的運動を繰り返し行うと，母指の先端はほぼ半円形の軌跡を描いて動く．この運動の最終位では，母指は他の指と対立する位置にまでくる．それ故に，この軌跡上での母指の運動を対立運動とよぶ．母指の対立運動は大部分は CM 関節で起こり，一部は MP 関節で行われる．

　解剖学的には，母指が示指の橈側に並んでいる位置を中間位とよんでいる．しかし母指の機能から考えるとこの位置は中間位ではなく，伸展・内転位である．

　母指が半円形の軌跡を描いて対立運動を行うときに，その軌上のある 1 点において屈曲・伸展運動面と内転・外転運動面とが直角に交叉する位置に至る．この位置を母指の機能的中間位（functional neutral position）とよぶのが適当であろう（図 48）．

2.　母指屈曲運動

　母指の屈曲運動では，長母指屈筋（flexor pollicis longus）および短母指屈筋（flexor pollicis brevis）が主要筋となる．長母指屈筋は IP 関節での屈曲を行い，MP 関節での屈曲を補助している．短母指屈筋は MP 関節での屈曲運動を行う．長母指屈筋の強さは，母指 IP 関節の屈曲力により測定できる．短母指屈筋の強さを測定するのは困難であるが，母指 MP 関節を屈曲させるときに，母指球尺側にこの筋の収縮を触れることができる．

3. 母指伸展運動

　母指の伸展を行う主要筋は，長母指伸筋（extensor pollicis longus）と短母指伸筋（extensor pollicis brevis）とである．長母指伸筋は主として母指 IP 関節の伸展を行い，短母指伸筋は母指 MP 関節の伸展を行う．長母指伸筋腱は，母指を強く伸展したときに，リスター結節から母指背側に向かって斜走する腱である．解剖学的嗅ぎ煙草入れの尺側壁を形成しているので，明確に触れることができる．短母指伸筋腱は解剖学的嗅ぎ煙草入れの橈側壁であり，この部で触知することができる（☞ p. 79 図 41）．長母指伸筋，短母指伸筋のほかに，母指内転筋（adductor pollicis）および短母指外転筋（abductor pollicis brevis）が母指 IP 関節の伸展に関与している．これらの筋の一部は母指背側の腱膜に停止するので，力は弱いが，母指 IP 関節を伸展する能力がある（☞ p. 208 図 130）．

4. 母指外転運動

　母指の外転に関与するのは，長母指外転筋（abductor pollicis longus）と短母指外転筋（abductor pollicis brevis）とである．長母指外転筋による橈側への運動を橈側外転（radial abduction），短母指外転筋による掌側への運動を掌側外転（palmar abduction）と区別してよぶこともしばしばあるが，多くの場合は 2 つの筋の合力による運動を単に外転（abduction）とよんでいる．長母指外転筋は第 1 中手骨骨底橈側に停止し，母指を強く外転させると短母指伸筋腱のすぐ掌側で，その停止部の腱緊張を触知しうる．短母指外転筋は母指球筋の中でも最も表在しているので，母指を強く外転させると母指球の橈側で，この筋の緊張をよく触れることができる．

5. 母指内転運動

　母指の外転運動が 2 つの筋の合力によって行われるように，母指の内転運動は母指内転筋（adductor pollicis）と第 1 背側骨間筋（first dorsal interosseus）との合力によって行われる．第 1 背側骨間筋の筋腹は母指を示指の橈側に引きよせた際に，第 1～2 中手骨間の背面に盛り上がった筋としてよく触れることができる．母指内転筋は表面からなかなか触れにくい筋であるが，母指と示指とで強くピンチを行うと，母指 MP 関節の尺側に強く緊張する筋として触れる．

6. 母指対立運動

　母指の対立運動は掌側外転と軸回転とが同時に行われる複雑な運動である．霊長類とよばれる猿の中でも母指対立運動ができるのは最も進化している狭鼻猿のオナガザルと類人猿のテナガザ

ルやオランウータンだけである．新世界ザルともよばれる広鼻猿のマーモセットやオマキザルでは不十分な対立運動しかできない．最も原始的な霊長類である原猿亜目のツバイやメガネザルでは対立運動はできない．従来この運動に関与する筋については種々の意見が述べられてきたが，母指の対立運動はもちろん母指対立筋の単独運動ではない．最も一般に述べられている母指対立運動に関与する筋は長母指外転筋（abductor pollicis longus），短母指外転筋（abductor pollicis brevis），母指対立筋（opponens pollicis），短母指屈筋（flexor pollicis brevis）などである．

E. 関節運動と可動域表示

日本整形外科学会身体障害委員会および日本リハビリテーション医学会評価基準委員会は手の関節可動域表示ならびに測定法を表2のごとく規定している．

ただし，正常な関節可動域は年齢，性別によって平均値は異なる．また測定には正確な技術と精密な器具を要する．ことに母指の関節では緻密な測定法が要求される[20]．

表 2 　関節可動域表示ならびに測定法

（日本整形外科学会，日本リハビリテーション医学会：
リハビリテーション医学 32：210〜212, 1995.）

I　上肢計測

部位名	運動方向	参考可動域角度	基本軸	移動軸	測定肢位および注意点	参考図
肘[*1] elbow	屈曲 flexion	145	上腕骨	橈骨	前腕は回外位とする．	
	伸展 extension	5				
前腕 forearm	回内 pronation	90	上腕骨	手指を伸展した手掌面	肩の回旋が入らないように肘を90°に屈曲する．	
	回外 supination	90				
手 wrist	屈曲（掌屈） flexion（palmarflexion）	90	橈骨	第2中手骨	前腕は中間位とする．	
	伸展（背屈） extension（dorsiflexion）	70				
	橈屈 radial deviation	25	前腕の中央線	第3中手骨	前腕を回内位で行う．	
	尺屈 ulnar deviation	55				

II 手指計測

部位名	運動方向	参考可動域角度	基本軸	移動軸	測定肢位および注意点	参考図
母指[*1] thumb	橈側外転 radial abduction	60	元指 (橈骨の 延長上)	第1中手骨	運動は手掌面とする.[*2] 以下の手指の運動は, 原則 として手指の背側に角度計 をあてる.	橈側外転 0° 尺側内転
	尺側内転 ulnar adduction	0				
	掌側外転 palmar abduction	90			運動は手掌面に直角な面と する.	掌側外転 0° 掌側内転
	掌側内転 palmar adduction	0				
	屈曲（MCP） flexion	60	第1中手骨	第1基節骨		伸展 0° 屈曲
	伸展（MCP） extension	10				
	屈曲（IP） flexion	80	第1基節骨	第1末節骨		伸展 0° 屈曲
	伸展（IP） extension	10				
指[*1] fingers	屈曲（MCP） flexion	90	第2−5中 手骨	第2−5基 節骨	⇨ [VI. その他の検査法] 参照	伸展 0° 屈曲
	伸展（MCP） extension	45				
	屈曲（PIP） flexion	100	第2−5基 節骨	第2−5中 節骨		伸展 0° 屈曲
	伸展（PIP） extension	0				
	屈曲（DIP） flexion	80	第2−5中 節骨	第2−5末 節骨		伸展 屈曲 0°
	伸展（DIP） extension	0			DIP は10°の過伸展をとりうる.	
	外転 abduction		第3中手骨 延長線	第2, 4, 5指軸	中指の運動は橈側外転, 尺 側外転とする. ⇨ [VI. その他の検査法] 参照	0° ← 外転 ⇦ 内転
	内転 adduction					

注：表示について

[*1] 過伸展(hyperextension)という言葉は, 一般に膝, 肘, 指に使用されているが基本肢位を0°としたので必ずしも必要がない.
しかし肘と指は正常でもいわゆる過伸展をとりうるので, 習慣上過伸展という言葉を使うことが多い.
[*2] 母指尺側内転において, 示指をこえて掌面で尺側に行く運動を transpalmar adduction という.

対立運動の反対の運動を復位運動(retroposition)とする.
母指最大橈側外転位から1〜2中手骨間の最大角度を保ちながら, CM関節で第1中手骨を手の尺側線に近づける運動を分廻し運動(circumduction)ともいい, その角度は掌面と第1中手骨のなす角度とする.

文　献

1) *Aegerter, Kirkpatrick JA Jr.*：Orthopedic Diseases, W. B. Saunders Co., 1958.

2) *Allan EV, Baker NW, Hines EA Jr.*：Peripheral Vascular Disease, (3rd ed.). W. B. Saunders Co., 1962.

3) *Berry TJ*：The Hand as a Mirror of Systemic Disease. F. A. Davis Co., 1963.

4) *Blauvelt, CT, Nelson, FRT*：A Manual of Orthopedic Terminology：189, C. V. Mosby Co., 1981.

5) *Boyes JH*：Bunnell's Surgery of the Hand (4th ed.). J. B. Lippincott Co., 1964.

6) *Bunnell S*：Opposition of the thumb. J Bone and Joint Surg **20**：269〜284, 1958.

7) *Chase R*：Muscle tendon kinetics. Amer J Surg **109**：277, 1965.

8) *Converse JM*, et al：Reconstructive Plastic Surgery vol. 3. W. B. Saunders Co., 1964.

9) *Cummins H, Millo C*：Fingerprins, Palm and Soles. McGraw-Hill Book Co. Inc., 1943.

10) *Daniel JB*：Role of hand physical diagnosis. J Bowman Gray School Med **2**：23, 1944.

11) *Duchenne GB* (trans. by *EB Kaplan*)：Physiology of Motion. J. B. Lippincott Co., 1949.

12) *Duran RJ, Houser RG*：Controlled passive motion following flexor tendon repair in zone 2 and 3. AAOS Symposium on Tendon Surgery in the Hand：105〜114, CV Mosby, St Louis, 1975.

13) *Entin MA*：Restoration of function of paralyzed hand. Surg Clin N Amer **44**：1049, 1964.

14) *Eyler DL*：The anatomy and function of the intrinsic musculature of the fingers. J Bone and Joint Surg **36-A**：1, 1954.

15) *Forrest WJ, Basmajiam JV*：Functions of human thenar and hypothenar muscles. An electromyographic study of twenty-five hands. J Bone Joint Surg **47-A**：1585〜1594, 1965.

16) *Goldner JL, Ferlic DC*：Sensory status of the hand as related to reconstructive surgery of the upper extremity. Clin Orthop **46**：87, 1966.

17) 星野一正：臨床に役立つ生体の観察—体表解剖と局所解剖：51〜53, 医歯薬出版, 1980.

18) 石井清一：付録　指屈筋腱機能評価表. 石井清一編　図説手の臨床：296, Medical View Co., 東京, 2003.

19) イズラン・マルク：図解 手の外科手術手技（七川歓次, 江川常一訳）. 永井書店, 1967.

20) *Jenkins M, Bamberger HR, Black L*, et al：Thumb joint flexion-What is normal？. J Hand Surg **23B**：796〜797, 1998.

21) *Kaplan EB*：Functional and Surgical Anatomy of the Hand (2nd ed.). J. B. Lippincott Co., 1965.

22) *Kaplan EB*：Guide lines to deep structures and dynamics of intrinsic muscles of the hand. Surg Clin N Amer **48**：993〜1002, 1968.

23) *Kaplan EB*：Anatomy and kinesiology of the hand. Flynn's Hand Surgery：11〜28, Williams & Wilkins Co., 1966.

24) 小平英太郎：爪半月の構造. 解剖誌 **38**：120〜123, 1963.

25) 久保田　競：手と脳. 脳の働きを高める手：19〜22, 紀伊国屋書店, 1982.

26) *Landsmeer JMF*：Anatomical and functional investigations on the articulation of the human fingers. Acta Anat (Suppl. 24) **25**：1〜69, 1955.

27) *Lisser H, Escamilla RF*：Atlas of Clinical Endocrinology (2nd ed.). C. V. Mosby Co., 1962.

28) *Littler JW*：Principles of reconstructive surgery of the hand. Amer J Surg **92**：88, 1954.

29) *Long C, Brown ME*：Electromyographic kinesiology of the hand；Muscles moving the long finger. J Bone Joint Surg **46-A**：1683〜1706, 1964.

30) *Marble HC*：The Hand. A Manual and Atlas for the General Surgeon. W. B. Saunders Co., 1960.

31) 丸毛英二, 他：手の外科と解剖. 手の外科−整形外科の進歩（第4集）：175〜192, 南江堂, 1959.

32) 丸毛英二, 他：手の外科治療に必要な解剖. 災害医学 **12**：1057〜1062, 1969.

33) 松井一郎, 他：皮膚紋理の分析. 日本臨床 **37**：1671〜1676, 1979.

34) *McKusick VA*：Heritable Disorders of Connective Tissue (2nd ed.). C. V. Mosby Co., 1960.

35) *Milford L*：Hand Surgery. in Campbell's Operative Orthopedics (4th ed.). C. V. Mosby Co., 1960.

36) 仲村　威, 他：2現象同時撮影法による手関節運動の筋電図学的研究. 整形外科 **16**：835〜836, 1965.

37) *Patric J*：A study of supination and pronation with special reference to the treatment of forearm fractures. J Bone Joint Surg **28**：737〜748, 1946.

38) *Penrose LS*：皮膚紋理の命名規約（岡島道夫訳）. 人類遺伝学雑誌 **14**：57〜75, 1969.

39) *Rubin P*：Dynamic Classification of Bone Dysplasias. Year Book Medical Publishers, 1964.

40) *Schneider LH, Hunter JM*：Flexor tendons-late reconstruction. Green DP ed. Operative Hand Surgery

3rd ed. ：1855, Churchill–Livingstone, New York, 1993.

41）　七川歓次，他：母指運動の筋電図学的研究．整形外科 **15**：816〜817，1964.

42）　*Stack HG*：Muscle function in the fingers．J Bone and Joint Surg **49-A**：31〜47，1967.

43）　*Steindler A*：Kinesiology of the Human Body under Normal and Pathological Conditions. Charles C. Thomas Publisher, 1955.

44）　*Sunderland S*：Nerves and Nerve Injuries, E. & S. Livingstone Ltd., 1968.

45）　鈴木　峻：手奇形の皮膚紋理学的研究．日整会誌 **53**：139〜153，1979.

46）　田島達也，他：爪の発生と再生に関する実験的ならびに臨床的研究．整形外科 **20**：1381〜1382，1969.

47）　藤　哲，今枝利彦，他：書式 I-1 指屈筋腱機能評価表＆書式 I-2 指伸筋腱機能評価表．日本手の外科学会 手の機能評価表　第 4 版：1〜2，日本手の外科学会，2006.

48）　津下健哉：手の外科の実際．南江堂，1965.

49）　*Trueta J*：Studies of the Development and Decay of the Human Frame, William Heinemann Medical Book Ltd., 1968.

50）　*Tubiana R*：Anatomic and physiologic basis for the surgical treatment of paralysis of the hand. J Bone Joint Surg **51-A**：643〜660，1969.

51）　*Tubiana R*, et al：Opposition of the thumb. Surg Clin N Amer **48**：967〜977，1968.

52）　上田文雄，他：手関節機能について．整形外科 **15**：816〜817，1964.

53）　*Verdan C*：Primary and secondary repair of flexor and extensor tendon injuries. Flynn JE ed. Hand Surgery 2nd ed. ：144, Williams & Wilkinsons, Baltimore, 1975.

54）　*Walshe FMR*：The anatomy and physiology of cutaneous sensibility. Critical Study in Neurology. E. & S. Livingstone Led., 1948.

55）　*Williams RH*：Textbook of Endocrinology (3rd ed.). W. B. Saunders Co., 1962.

56）　*Wolff C*：The Hand in Psycological Diagnosis. Methuen & Co. Ltd., 1951.

57）　安田利顕，西山茂夫：全身病における爪の病変．Spectrum **1**：14〜20，メディカル・ジャーナル社，1970.

58）　*Zancolli E*：Structural and Dynamic Bases of Hand Surgery. J. B. Lippincott Co., 1968.

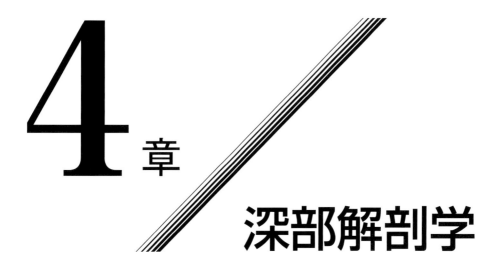

4章

章 深部解剖学

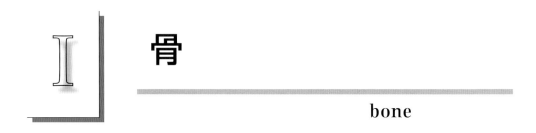

I 骨

bone

A. 前腕骨

　前腕には橈骨（radius）と尺骨（ulna）とがある．両骨は近位橈尺関節（proximal radio-ulnar joint）および遠位橈尺関節（distal radio-ulnar joint）により関節し，回内（pronation），回外（supination）運動を行う．尺骨はほぼ一直線であるが，橈骨は橈側後方に凸な曲線を描く．回外位では2本の骨はほぼ平行するが，回内位では橈骨遠位端は尺骨遠位端の前方から内側に動くので2本の骨はほぼ中央部で交叉する（図49）．

1. 橈　骨 radius

　橈骨骨頭は円板状を呈し，近位面および全周は軟骨によっておおわれる．これらの軟骨面はそれぞれ肘関節および近位橈尺関節の一部を形成する．骨頭のすぐ末梢部は細くなり橈骨頚とよばれる．橈骨頚の末梢に前方尺側にとび出した隆起がある．これが橈骨粗面（radial tuberosity）であり，上腕二頭筋腱が停止する．橈骨体の近位部は丸みをおびているが，末梢に行くに従って三角形を呈し，3つの面（前面，後面，外側面）と3つの縁（骨間縁，後縁，前縁）を形成する．3つの縁のうち骨間縁（interosseous border）が最も明確である．尺骨と橈骨との間を結ぶ骨間膜（interosseous membrane）はこの骨間縁に付着している．橈骨のほぼ中央の外側面には，円回内筋（pronator teres）の停止部があり，回内筋粗面（pronator tuberosity）とよばれる．橈骨近位1/3部と中央部1/3部の接合部の前面には，栄養動脈が橈骨に入る栄養腔が認められる．橈骨遠位部は太く拡がって，末端部ではほぼ四角形をなしている．その尺側には尺骨骨頭と関節する尺骨切痕（ulnar notch）がある．外側面は短母指伸筋腱および長母指外転筋腱が通る2条の溝（groove）が認められる．背側面のほぼ中央部に長軸に一致した細長い隆起がある．これがリスター結節（*Lister*'s tubercle）である．橈骨遠位端の前方外側から太く短い橈骨茎状突起（radial styloid process）がとび出している（図49，50）．

　橈骨の遠位端面は尺側へ傾斜すると共に，前方へも少し傾斜している．橈骨遠位端がもつ尺側への傾斜は橈骨端尺側傾斜（radial inclination）とよばれ，平均約23°の角度をもつ[20]．前方への傾斜は橈骨端掌側傾斜（radial tilt）とよばれ，平均約15°の角度をもつ（図51）[12,20]．

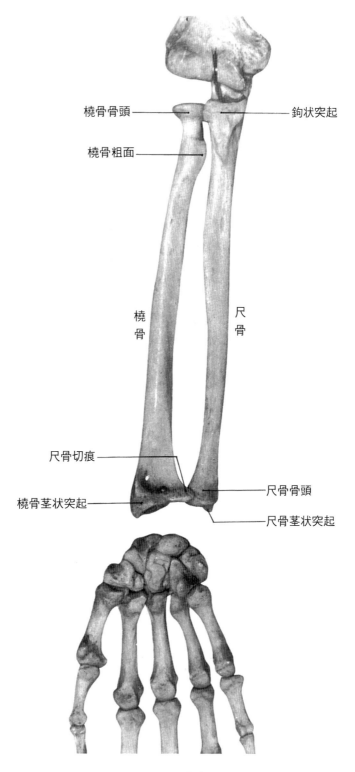

橈骨骨頭 ——

橈骨粗面 ——

—— 鈎状突起

橈骨

尺骨

尺骨切痕 ——

橈骨茎状突起 ——

—— 尺骨骨頭

—— 尺骨茎状突起

図 49 前腕骨
橈骨と尺骨（掌側面）

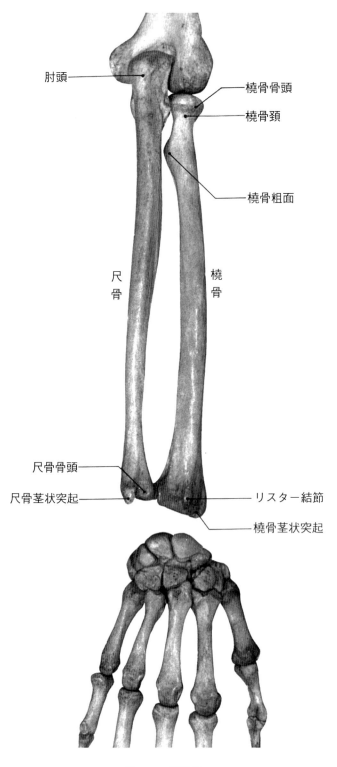

肘頭

橈骨骨頭

橈骨頚

橈骨粗面

尺骨

橈骨

尺骨骨頭

尺骨茎状突起

リスター結節

橈骨茎状突起

図 50 前腕骨

尺骨と橈骨（背側面）

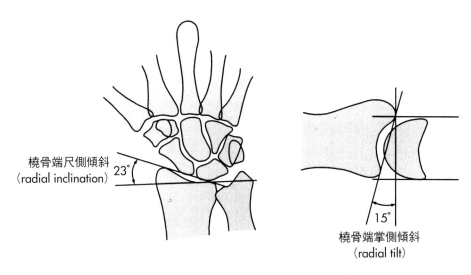

図 51　橈骨端尺側傾斜と橈骨端掌側傾斜

2. 尺 骨[*] ulna

尺骨近位端は上腕骨に関節する半月切痕（semilunar notch）があり，その上縁・後縁は肘頭（olecranon）によって形成され，下縁は鉤状突起（coronoid process）を形成している．鉤状突起の橈側には橈骨切痕（radial notch）があり橈骨骨頭と接している．尺骨は中枢から末梢に行くに従って徐々に細くなっている．尺骨骨体（ulnar shaft）は橈骨と同様に三角形を呈し，3面（前面，後面，内側面）と3縁（骨間縁，後縁，前縁）を有する．3縁のうちで最も明瞭なのは骨間縁であり，骨間膜が付着している．尺骨の遠位部は少し太い円板形をなし，尺骨骨頭（head of the ulna）とよばれている．この骨頭の前方外側は軟骨によりおおわれており，遠位橈尺関節をつくっている．骨端面も軟骨でおおわれているが，関節は形成していない．尺骨骨頭の後方尺側部から尺骨茎状突起（ulnar styloid process）が出ている．尺骨遠位端背面で茎状突起基部の橈側にみられる溝は尺側手根伸筋腱を入れるものである（図49, 50）.

前腕骨には多くの筋が起始および停止している（☞ p. 158 図88, p. 169 図95）.

1）前腕骨異常および骨折

橈骨および尺骨の両方が先天性に欠如しているのはアザラシ症（phocomelia）などで認められる．橈骨の部分欠損または完全欠損は尺骨のものよりもしばしばみられる．橈骨欠損のある場合には，それに伴って舟状骨，大菱形骨などの手根骨欠損および母指欠損を伴うことが多い．

橈骨と尺骨との先天性癒合は近位橈尺関節部に最も多くみうけられる．先天性に上腕骨と尺

＊尺骨の由来：尺骨は古くは布などの長さを測る物差しとしての役目を果たしていた．以前に用いられていた日本伝来の長さの単位"尺"はこれに由来する．すなわち1尺（約30.3 cm）は手を握って肘を曲げ台の上に手を置いたときの長さ，いいかえれば第5中手骨骨頭から尺骨肘頭までの長さを基準にしたものである．イギリスでは王様の足の長さを単位として1フィート（1 foot）と定められたように，生活に密接した長さの単位には身体の部分の長さがしばしば用いられた．

骨または橈骨が癒合することもある.

2）マーデルング変形　*Madelung's deformity*

遠位骨端線の発育異常により橈骨遠位端が掌側に屈曲し，橈骨端は強く尺側に傾き，遠位橈尺関節の脱臼が起こる．10〜15歳くらいの女子に最も多くみられる.

3）短尺骨症　"minus variant" ulna

尺骨が橈骨に比べて少し短く，橈骨の遠位端よりも中枢に尺骨遠位端があるものをいう．*Kienböck*病（＝malacia of the lunate）に伴ってよくみられるので，これが*Kienböck*病の素因であると考える人もいる．短尺骨症は欧米人に比べて正常日本人では少なく，1〜6％程度にしか認められないが，*Kienböck*病患者では18〜25％に認められる[1,32].

骨折は外力の当たった部分および方向により，前腕骨のどの部分にも起こりうるが，最も多くみられるのは橈骨遠位部の骨折である．橈骨遠位端より2.5cm以内に骨折があり，遠位骨片が背側に転位しているのをコレス骨折（*Colles' fracture*）とよぶ.

3. 前腕骨間膜　interosseous membrene of the forearm

尺骨と橈骨との間にある薄い靱帯性線維膜は前腕骨間膜（interosseous membrane of the forearm）とよばれる．前腕の所在位置によって，おおまかに前腕近位部，中央部，遠位部の3つに分けられ，それらの各部位には厚さの異なる膜様部（membranous portion），腱状束部（tendinous bundle），あるいは線維欠如部（foramen）が混在する．前腕骨間膜は尺骨骨間縁から橈骨骨間縁へと伸びる膜であるが，背側からみた時には認識できる所見と掌側からの所見とが少し異なる．近位部骨間膜は背側の膜様部と掌側の腱状束の二つ層により形成されるからである．したがって，骨間膜に関する過去の論文では同一の組織でも異なる名称で記載されていることが少なくない．過去の文献に用いられた名称を参考にしながら，ここでは解剖学的部位と形状を表現した名称を用いて前腕骨間膜の各組織について述べる.

1）骨間膜膜様部の役割

膜様部は骨間膜の広い部分を占める厚さ0.2〜0.3mmの薄い軟部組織膜である．主な役割は前腕筋に起始部を提供し，前腕背側・掌側を区分している．近位部の膜様部は背側からのみ観察し得て，dorsal accessory cordとも記載される．中央部の膜様部内には中央腱状束と走行方向が同じである線維が多く含まれる部分があり，accessory bandとよばれることもある．骨間膜からは多くの筋が起始する．前腕近位部骨間膜の背側面には長母指外転筋が起始し，中央部には長母指伸筋が起始し，遠位部には短母指伸筋と示指伸筋が起始する．前腕骨間膜掌側面からは母指屈筋と深指屈筋の一部のみが起始する.

2）骨間膜内の束（bundle）の所在と役割

骨間膜の中に多数の腱状線維が集合し，厚くて強い腱状組織を呈する部分がある．その部分を腱状束（tendinous bundle）とよぶ．それらの腱状束は強靱で，力学的に橈骨・尺骨の相対

的位置の保持する役目を果たしている．両骨の位置関係を変化させようとする外力が働く時，これらの腱状束が働き，両骨の位置変動を制御する．特に前腕の回内・回外運動時や前腕骨骨折時に起こる両骨の縦軸・横軸方向の変化を最小限とする重要な役目をもつ[25]．骨間膜の近位部には近位斜束（proximal oblique bundle）があり，中央部には中央腱状束（central tendinous bundle）があり，遠位部には遠位斜束（distal oblique bundle）がある．

a. 近位斜束 proximal oblique bundle（Weitbrecht ligament）

前腕近位部にある近位斜束は尺骨鉤状突起の前方橈側部から遠位橈側方向にのびて橈骨の橈骨粗面の直ぐ遠位部に停止する腱状束であり，上腕二頭筋腱の表層を走る幅は約 3.7 mm，厚さ約 1.1 mm の組織である．近位斜束は橈骨頭を肘関節方向に引き寄せる機能をもつと考えられ，サル類まではその機能を果たしていたが，人類ではその機能は失われている．

b. 中央腱状束 central tendinous bundle

骨間膜中央部にある中央腱状束は骨間膜の中で最も太く強靱な組織である．この腱状束は橈骨頭関節面より約 7.7 cm 遠位の橈骨中央部骨間縁（幅約 3.4 cm）に起始し，遠位尺側方向へ扇状に少し拡がりつつ，尺骨長軸に対して約 21 度の角度を保ちながら尺骨肘頭尖端より約 13.7 cm 遠位の尺骨中央 1/3 部と遠位 1/3 部の移行部の尺骨骨間縁（幅約 4.2 cm）に停止する．最大の厚さは約 0.9 mm である[28]．この腱状束は 3〜10 本ほどの線維集団が集まって構成され，前腕の回内・回外運動に伴って束内に移動する襞（ひだ）が生じる．すなわち，前腕中間位では腱状束の全体が緊張して襞はみられないが，回内位では中央腱状索の近位部に襞が生じ，回外位では遠位部に襞が生じる[19]．

腱状束の主なる機能は，前腕の回内・回外運動に伴う橈骨・尺骨の相対関係をできるだけ変化させない保持力である．正常な前腕回内・回外では，両者を引き寄せて近距離内に保つことである[25]．また，尺骨に対して橈骨が中枢方向にずり上がらぬよう保持することである．例えば，橈骨頭が骨折や手術で切除されると，上腕骨小頭と橈骨頭の接触で正常な相対位置を保っていたものが，橈骨頭が失われると上腕骨小頭からの抑制が無くなり，橈骨全体が近位方向に移動する．その時に橈骨の中枢移動を抑制するのは骨間膜全体であるが，その 71％の抑止力は中央靱帯様束が負うと考えられる[11]．

c. 遠位斜束 distal oblique bundle

遠位斜束は常在はしないが，正常人の約 40％にみられる，骨間膜内の腱状束である．この腱状束は尺骨頭より約 54 mm 近位部の骨間縁より起始し，遠位橈側方向に走り，遠位橈尺関節包の背側に癒合する幅は約 4.4 mm の小さな紐様組織である．その中の一部の線維はさらに遠位に伸び，掌側・背側橈尺靱帯にまで至る．この腱状束の役割は，重力などにより橈骨が遠位方向に引っ張られる時，その力に抗して橈骨を引き上げ，遠位橈尺関節における橈・尺骨の相対的位置関節を保全する機能である．言い換えれば，前述の中央腱状束は尺骨に対して橈骨が近位方向に移動しないよう保持し，遠位斜束は逆に橈骨が遠位方向に移動しないよう保持している．臨床では尺骨短縮術を行う場合に遠位斜束の起始部より近位で骨片

を切除すると遠位斜束の抵抗によって遠位尺骨が近位に移動することはできず尺骨の骨接合が難しくなる．逆に遠位斜束起始部より末梢で尺骨骨片を短縮すれば，遠位橈尺関節や三角線維軟骨への影響は大きい[17,23]．

3）骨間膜を貫通する後骨間動脈と前骨間動脈背側終枝

前腕近位掌側の後骨間動脈は総骨間動脈と分かれた後，通常は橈骨粗面に停止する骨間膜近位斜束より遠位で骨間膜を貫通して，前腕背側の回外筋遠位縁と長母指外転筋起始部との間に至る．一方，総骨間動脈と分かれた前骨間動脈は骨間膜の掌側をそのまま遠位方向に走り，正中動脈や多くの筋枝を送り出した後に方形回内筋の近位縁にて最終枝の掌側終枝と背側終枝とに分かれ，背側終枝が遠位橈尺関節のすぐ近位にて骨間膜を貫き前腕遠位背側に至る（図52）．

骨間膜の損傷：骨間膜のみが単独で損傷されるのは少ないが，前腕骨骨折に随伴して損傷されることは少なくない．とりわけ，骨間膜損傷，橈骨骨頭骨折，遠位橈尺関節損傷が同時に起こる

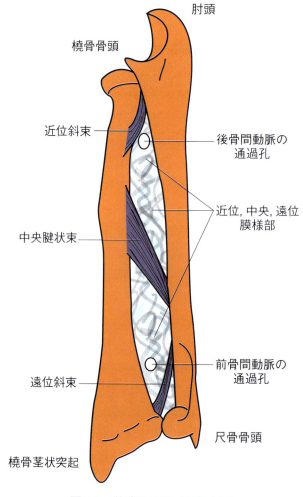

図 52 前腕骨間膜（掌側より）

Essex–Lopresti 障害では，骨間膜損傷が見逃されてはならない[2]．

B．手の骨

手の骨の構成

　手における骨の基本的な構成は，8 個の手根骨（carpus），5 個の中手骨（metacarpals）および 14 個の指骨（phalanges）である．正常な手においては，これらの骨は靱帯によりそれぞれ連絡されており，縦アーチ（longitudinal arch）と横アーチ（transverse arch）を形成している（図 53，54）．

　正常な手では安静時において，手根骨，中手骨およびそれに接続する 3 つの指骨の長軸は掌側に軽い凹を呈するほぼ円弧に近い曲線を描く．これを縦アーチ（longitudinal arch）とよんでいる．この縦アーチは指の屈筋と伸筋との緊張バランスによって保たれているのである．もし，筋腱断裂や神経損傷によって屈筋と伸筋とのバランスがくずれると，縦アーチは 1 つの円弧でなくて，2 つ以上の曲線がかみ合う形となる．

　正常な手の安静時においては，5 本の指列の横断面は掌側に凹な円弧に近い曲線上に並ぶ．これを横アーチ（transverse arch）とよぶ．このアーチでは中指指列が曲線の頂点となり，両側に行くに従ってしだいに低くなっている．横アーチは手筋群（intrinsic muscles），特に母指球筋および小指球筋によってその弯曲が保たれている．それ故に尺骨神経麻痺などによる手筋麻痺では，横アーチの弯曲は減少する．

1．手根骨　carpus

　8 個の手根骨は 2 つの列に分かれ，近位列（proximal row）と遠位列（distal row）を形成している．近位列には舟状骨（scaphoid），月状骨（lunate），三角骨（triquetral）および豆状骨（pisiform）が属し，遠位列には大菱形骨（trapezium），小菱形骨（trapezoid），有頭骨（capitate）および有鉤骨（hamate）が属す（図 55）．これらの手根骨は互いに掌側および背側手根間靱帯によって結合されている（☞ p. 133 図 72，図 73）．

1）舟状骨　scaphoid, os naviculare

　近位列の最も橈側に位置する手根骨であり，全体として舟形をしているので，この名がつけられている．舟底にあたる部分は，近位尺側より遠位橈側背面にのびる軟骨におおわれた関節面である．この関節面は，橈骨遠位端と関節している．舟状骨の尺側面が舟の甲板にあたる部分であり，軽い凹面を呈して月状骨および有頭骨と関節している．舟状骨の遠位端は大菱形骨と関節している．舟状骨結節は遠位橈側部から掌側に向かってとび出し，この結節先端には横手根靱帯（transverse carpal ligament）の橈側近位縁が付着している．舟状骨は手関節の屈伸運動では遠位列と近位列との連結役を果たしており，橈屈・尺屈運動に際しては前後面で回転運動を行う．すなわち，舟状骨遠位端は橈屈時に掌側に押し出され，尺屈時には背側に押し上げら

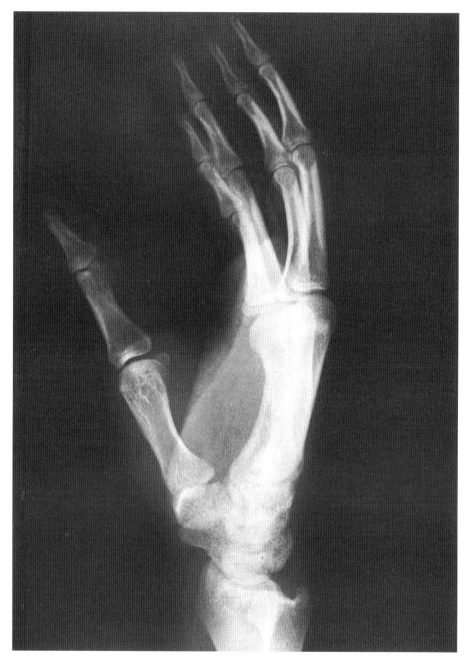

図 53 手の骨の配列（縦アーチ）

手の側面 X 線像

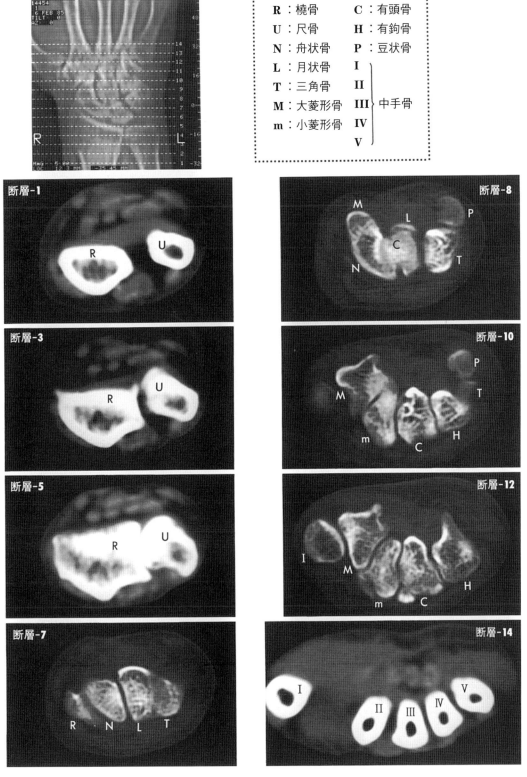

R：橈骨　　　　**C**：有頭骨
U：尺骨　　　　**H**：有鈎骨
N：舟状骨　　　**P**：豆状骨
L：月状骨　　　**I**
T：三角骨　　　**II**
M：大菱形骨　　**III**　〉中手骨
m：小菱形骨　　**IV**
　　　　　　　　　V

図 54　手の骨の配列（横アーチ）

手の CT 像

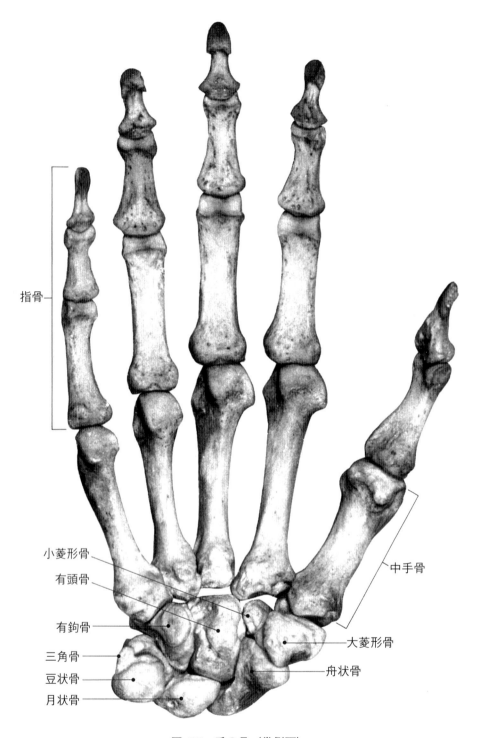

指骨

小菱形骨

有頭骨

有鉤骨

三角骨

豆状骨

月状骨

中手骨

大菱形骨

舟状骨

図 55 手の骨（掌側面）

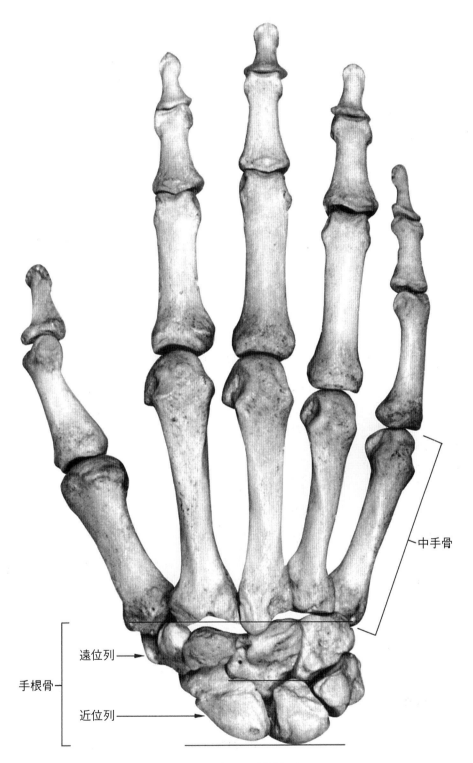

中手骨

遠位列

手根骨

近位列

図 56 手の骨（背側面）

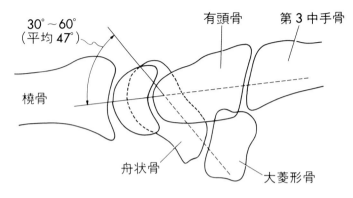

図 57　舟状骨の傾き
(*Linscheid R*, et al : J Bone Joint Surg 54–A : 1614, 1972 より)

れる.

　手関節中間位の側面像では橈骨，月状骨，有頭骨および第3中手骨の長軸はそれぞれ同じ直線上にある．この直線に対して舟状骨の長軸は30〜60°，平均47°の傾斜角をもつ[7]（図57）．この角度が70°以上の時には手根骨の配列に異常，すなわち手根不安定症（carpal instability）があると考えられる[7,14].

　手根骨骨折の中で，舟状骨骨折が最も多く，かつ治癒が最も困難である．これは，舟状骨の近位部は関節軟骨におおわれており，血流は遠位部から進入した血管に頼っているが，舟状骨中央部に骨折が起こると遠位部から近位部にくる血流は遮断されて骨折の治癒が遅れ，時には近位骨片は壊死に陥るからである．

2) 月状骨　lunate, os lunatum

　この骨の中枢面は軟骨におおわれた凸面で橈骨末端と関節し，末梢面は凹面で有頭骨および有鉤骨と関節している．それ故に，この骨を側面からながめると三日月形であり，この骨の名もこれに基づくのである．この骨の橈側面は舟状骨と関節し，尺側面は三角骨と関節している．骨の表面はほとんど軟骨によっておおわれているため，進入する血管の数も少なく，しばしば壊死（avascular necrosis）に陥り，*Kienböck*病（*Kienböck*'s disease）とよばれる．月状骨は手根骨のうちでも最も近位にあって橈骨との直達衝撃を最も受けやすく，他の手根骨との靱帯結合も比較的弱いので，手根骨のうちで最もよく脱臼をおこす．

　舟状骨骨折あるいは月状骨周囲の靱帯断裂がおこると，月状骨は掌側あるいは背側に異状回転する．月状骨が背側に回転する場合を背側不安定型（dorsal instability, dorsiflexed intercalated segment instability：DISI）とよばれる．この背側回転型がよくみられる．これに対して月状骨が掌側へ回転する場合には掌側不安定型（palmar instability, volarflexed intercalated segment instability：VISI）とよばれる．この不安定型は比較的まれである[14,34].

3) 三角骨　triquetral, os triquetrum（図58）

　この骨は月状骨の尺側面と有鉤骨の近位面に挟まれて楔形をしている．さらに，尺側面は中

枢橈側から末梢尺側に走るので，この骨はほぼ三角形をなしている．この骨の近位部のほんの一部のみが手関節に関与しているが，その関節面も手関節中間位では尺側側副靱帯（ulnar collateral ligament）に接し，手関節尺屈位では手関節の関節円板（articular disc）と接する．手根骨間での先天的骨癒合は稀にみられるが，そのうち最も多くみられるのは三角骨と月状骨との癒合である．特に，南アフリカのバンツー族では多くみられると報告されている．

4）豆状骨 pisiform, os pisiforme

楕円形の小さな骨で，三角骨の前方尺側に位置し，関節面でもって三角骨と関節する．この骨はほとんど尺側手根屈筋腱（flexor carpi ulnaris tendon）に埋もれており，その腱の中にある種子骨（sesamoid bone）とも考えられる．その運動も他の手根骨とは全く異なっている．この骨の掌側面には横手根靱帯（transverse carpal ligament）の近位縁が付着している．この骨の骨化は手根骨のうちでも最も遅く，11歳頃に骨化が始まるのが普通である．

5）大菱形骨 trapezium, os trapezium[*]

この骨は大多角骨（greater multangular bone）ともよばれる．手根骨遠位列の最も橈側に位置する五角柱形の骨である．前後面は関節とは関係しないが，五角柱の4辺はそれぞれ舟状骨，小菱形骨，第2中手骨および第1中手骨骨底と関節している．橈側の1辺のみはどの骨とも関節しない．このうち特に重要なのは第1中手骨骨底と関節している遠位面で，前後方向には凹曲線を描き，橈尺方向には凸曲線を描く鞍状をなし鞍状関節（saddle joint）を形成する．この関節が母指の屈伸運動と共に外転・内転運動の方向を決定し，母指に他の指とは異なった運動軸をもたせている．

大菱形骨の掌側面には縦に走る長さ1 cmの隆起があるが，この隆起の先端には横手根靱帯（transverse carpal ligament）の橈側遠位縁が付着している．この隆起基部のすぐ尺側には橈側手根屈筋腱が通る溝を認める．

6）小菱形骨 trapezoid, os trapezoideum

この骨は小多角骨（lesser multangular bone）ともよばれる．この骨は手根骨の中で豆状骨に次いで小さな骨であり，背側に広い底面をもち掌側に行くに従って狭くなる不規則な円錐形をなす．この骨は大菱形骨，舟状骨，有頭骨および第2中手骨骨底にとり囲まれ，それらの骨と関節しているが，いずれの骨とも靱帯によりしっかりと結合され運動性はない．

7）有頭骨 capitate, os capitatum

この骨は手根骨の中心の座にあり，最も大きく，かつ手根骨運動の中心である．この骨の骨化は手根骨の中では最も早く，生後5ヵ月目までには骨化が始まるのが普通であるが，時には生下時すでに有頭骨の骨化がみられる場合がある．有頭骨は頭部，頚部，体部の3部に区別さ

---

*trapezium と菱形骨：trapezium はもともとギリシァ語に由来し，英語としても一般に用いられている用語であるが，trapezium は梯形または台形を意味し，菱形（rhomb）を意味するものではない．さらに大菱形骨そのものは四角形ではなくて，五角形を呈するものである．J.N.A.解剖学ラテン名では os multangulum majus（大多角骨）とよばれていた．

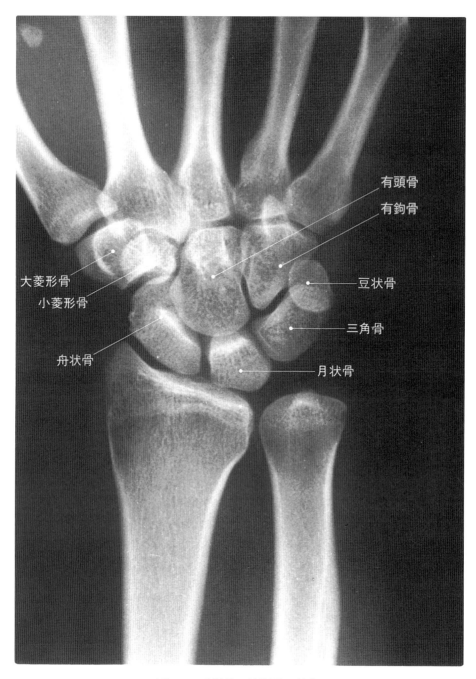

有頭骨

有鉤骨

大菱形骨

小菱形骨

豆状骨

三角骨

舟状骨

月状骨

図 58 手根骨の前後面 X 線像

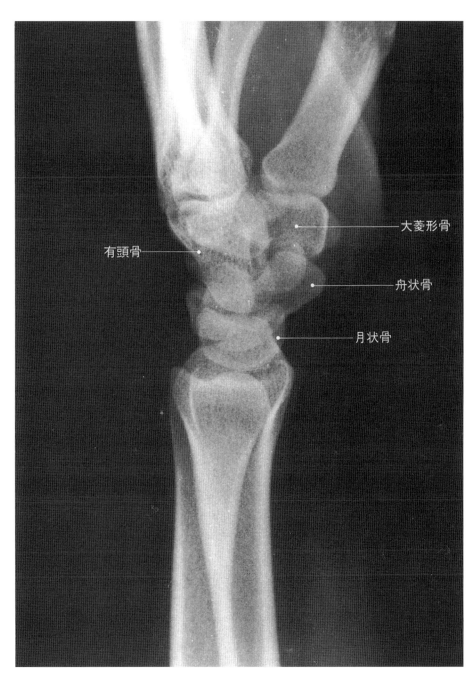

大菱形骨

有頭骨

舟状骨

月状骨

図 59 手根骨の側面 X 線像

れる．中枢にある頭部はよく発達して大きく，この骨の特徴となっている．頭部は舟状骨，月状骨および有鉤骨と関節している．頚部は頭部と体部に挟まれた細い部分であり，背面，掌面および橈側面には多くの血管が進入している．体部は末梢に行くほど拡がっており，その遠位面は第2，第3および第4中手骨近位端と関節している．3つの中手骨と関節する手根骨は，この有頭骨だけである（図58，59）．

8）有鉤骨　hamate, os hamatum

　この骨は天狗の鼻を思わせる長い鉤状の突起をもち独特な形をしているので，他の骨とは一見して区別できる．前後面でみると，この骨はほぼ三角形をしており，底辺は末梢にあって第4および第5中手骨骨底と関節し，頂点は中枢橈側に向かっており月状骨と関節している．鉤状突起はこの骨の遠位尺側掌面から手掌に向かってとび出す約1 cmの突起である．鉤状突起の先端には横手根靱帯の尺側遠位端が付着している．また，この突起からは短小指屈筋（flexor digiti minimi brevis）および小指対立筋（opponens digiti minimi）が起始している．この突起は手根管（carpal tunnel）の尺側壁を形成している．尺骨神経は手根部で知覚枝の浅枝と運動枝の深枝に分かれるが，浅枝は鉤状突起の橈側を，深枝は尺側を通っている．

　有鉤骨は，有頭骨に次いで2番目に早く骨化する手根骨である．骨化は通常生後3ヵ月から1年の間に始まる．したがって生後1年目の子どもでは，普通，有頭骨および有鉤骨の2つの骨化した手根骨がX線で認められる（図60）．

　有鉤骨の鉤は野球のバット，テニスのラケット，ゴルフクラブなどを強く振ったとき，その柄が直接強く当たり骨折を起こすことがある[8]．

　手根骨の骨化：手根骨は生下時には骨化していないが，子どもの発育に伴って順次骨化が起こる．その骨化順序はほぼ一定であり有頭骨，有鉤骨，三角骨，月状骨，舟状骨，大菱形骨，小菱形骨，豆状骨の順である．1歳から6歳頃までは，骨化した手根骨＋骨化した橈骨骨端骨をあわせた数が，その子どもの暦年齢とほぼ同じになる．X線像で認められる手根骨の骨成熟状態は子どもの暦年齢よりも正確に身体の発達程度を反映していると考えられている[18,31]（図60，61）．

　先天性変異：いくつかの手根骨が先天的に癒合している場合がある．最も多くみられるのは月状骨と三角骨との癒合である．高度な場合には手根骨すべてが癒合する．手関節の運動はその程度に応じて制限されるが，月状骨と三角骨のみの癒合ではほとんど運動障害を認めない．

　外傷性脱臼：手関節の脱臼には種々の型がみられるが，骨折を伴うものと伴わないものとがある．最も多くみられる型は月状骨前方脱臼（anterior dislocation of the lunate）と舟状骨骨折を伴う月状骨周囲脱臼（transscapho-perilunar dislocation）である．前者は月状骨のみが掌側に脱臼する型であり，後者は月状骨と舟状骨の近位部が正常な位置にとどまり，他の手根骨はすべて背側へ脱臼する型である．

2. 中手骨　metacarpal〔複数形 metacarpals〕

中手骨は手根骨と指骨との間に存在する細長い5個の管骨である．最も橈側にあり母指に対応

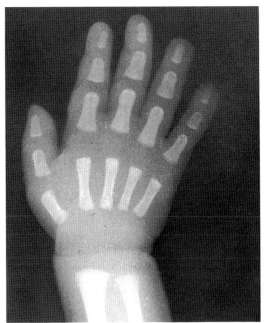

〔**生後 10 日**〕
手根骨および骨端核の骨化は認められない.

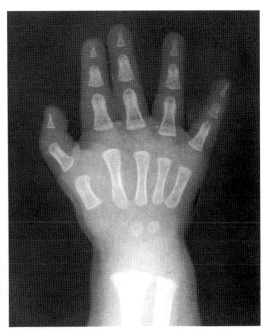

〔**7 ヵ月**〕
有頭骨および有鉤骨の骨化が認められる.

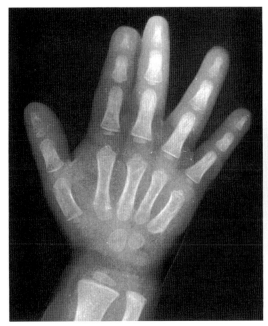

〔**2 歳**〕
3 個の手根骨と共に,橈骨遠位骨端核の骨
化あり,中手骨,指骨の骨端核もあらわれる.

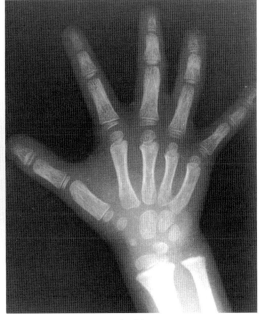

〔**5 歳**〕
6 個の手根骨ならびにすべての長管骨の骨端核
があらわれる.第 1 中手骨の骨端核は近位端に,
他の中手骨は遠位端に認められる.

図 60 手根骨骨化

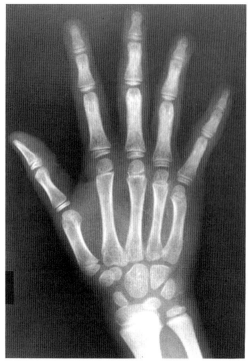

〔**10歳**〕豆状骨の骨化は認められないが，他のすべての手根骨および骨端核は出そろう．

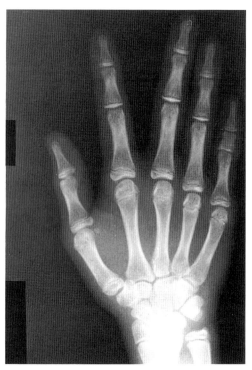

〔**14歳**〕豆状骨の骨化あり，母指 MP 関節部の種子骨も認められる．骨端線は次第に狭くなる．

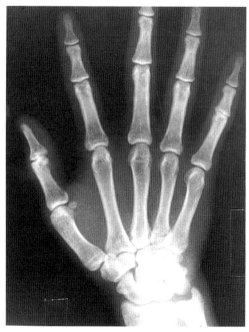

〔**18歳**〕すべての骨端核は閉鎖され，成人の手を示す．

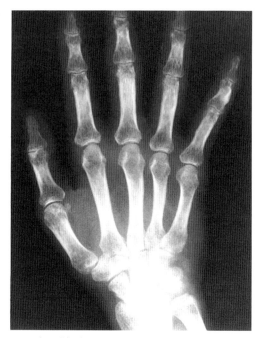

〔**70歳**〕老化による強い骨萎縮を認める．

図 61　手根骨骨化

するものを第1中手骨とよび，尺側に向かって第2，第3および第4中手骨とよび，小指に対応する最も尺側のものを第5中手骨とよんでいる．各中手骨は底部，体部，頚部，頭部に区分される．底部は手根骨に接して中枢側にあり，頭部は指骨に接して末梢側にある．

　第1中手骨は太く，短く，可動性に富んでいる．母指の運動は，第1中手骨の可動性に依存するところが大きい．5個の中手骨のうち第1中手骨のみが底部に骨端線を有している．他の中手骨では頭部に骨端線がある．第1中手骨骨底に関節内骨折が起こると，この骨底の橈側に停止する長母指外転筋（abductor pollicis longus）の作用によって，第1中手骨は橈側へ脱臼する．この脱臼骨折は *Bennett* 骨折とよばれ，治療がなかなか困難である．

　第2中手骨は底部で2つに分かれ，橈側底部では小菱形骨と，尺側底部では第3中手骨骨底から出る茎状突起と密に結合しており，可動性をほとんど有しない．また，この中手骨骨底背面には長橈側手根伸筋腱（extensor carpi radialis longus）が停止し，骨底掌面には橈側手根屈筋腱（flexor carpi radialis）が停止している．他の中手骨と同様に体部から骨間筋（interossei）が起始している．

　第3中手骨は最も中心をなす中手骨で，横アーチ（transverse arch）の頂点をなす．この中手骨骨底橈側には茎状突起があり，第2中手骨骨底および有頭骨と強く結合しており，第2中手骨と同じくほとんど可動性を有しない．

　第4中手骨の底部は橈側では有頭骨と，尺側では有鉤骨と関節し，わずかではあるが可動性をもつ．

　第5中手骨は中手骨のうちでは最も小さく，底部では有鉤骨と関節し，第1中手骨についで大きな可動性をもっている．この関節ではわずかながら回転もしうるので，母指と小指の対立が可能となる．

　中手骨骨頭は中手指節関節の近位壁を形成するが，その形は背側で幅狭く，掌側で幅広い卵形を呈する．中手骨骨頭の形はそれぞれの中手骨により少しずつ異なり，第1および第3中手骨は左右対称的な骨頭を有するが，第2中手骨骨頭では掌側橈側に骨隆起があり，第4・第5中手骨骨頭では掌側尺側に骨隆起をもつ（図62）．指を強く屈曲させた時にはこれらの骨隆起が基節骨を手の中央部に押しやり，すべての指が自然に収斂する．

3. 指 骨　phalanx〔複数形 phalanges〕

　母指には2個，他の指にはそれぞれ3個の指骨が存在する．母指のものは基節骨（proximal phalanx）および末節骨（distal phalanx）とよばれ，他指では基節骨（proximal phalanx），中節骨（middle phalanx）および末節骨（distal phalanx）とよばれる．

　それぞれの指骨は中枢の底部，比較的細長い中央の体部，末梢で丸みをおびた頭部の3部に分かれる．指骨の骨端線は底部にある．母指では末節骨骨端核は基節骨骨端核よりも早く骨化するが，他の指ではそれぞれの指の基節骨，中節骨，末節骨の順序で骨端核の骨化が起こる．それぞれの指骨骨端核の骨化は1歳6ヵ月〜3歳の間に始まる[31]．

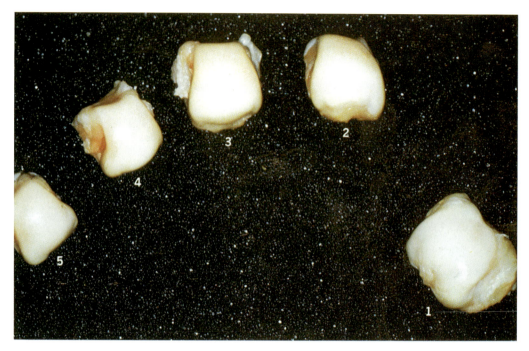

図 62 中手骨骨頭

骨頭の右端は第1中手骨骨頭，左端は第5中手骨骨頭である．

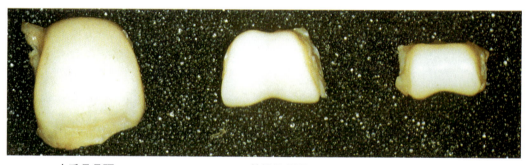

中手骨骨頭   基節骨骨頭   中節骨骨頭

図 63 中手骨骨頭，基節骨骨頭，中節骨骨頭の形状比較

1）基節骨 proximal phalanx

　長く大きい指骨である．全体としてはほぼ円柱状を呈しているが，掌側面には屈筋腱が通る長軸に沿った溝がある．基節骨の掌側面に接して屈筋腱が通るために，基節骨骨折後に屈筋腱と基節骨の癒着がしばしば起こる．基節骨の近位端には円形の関節面があり中手骨骨頭と関節しているが，遠位端の骨頭では中央を走る溝により，軟骨におおわれた2つの顆に分かれる．底部の掌側側面には中手骨と基節骨とを結ぶ側副靱帯（collateral ligament）が付着する陥没があり，頭部の背側側面には基節骨と中節骨とを結ぶ側副靱帯の起始部によりつくられる陥没を

認める.

　基節骨骨頭は近位指節間関節の近位壁を形成しているが，各指によってわずかではあるがその形に差がある．例えば中指の基節骨骨頭では橈側顆と尺側顆との大きさはほぼ同じであり，顆間溝もほぼ垂直に走るが，示指では橈側顆が尺側顆よりも小さく，顆間溝は尺側背側から橈側掌側へやや斜めに走るため示指の PIP 関節が屈曲すると中節骨はわずかであるが回外運動を行い，示指指腹は母指指腹と向かいあい，示指と母指とで物が摘みやすくなる（図63）.

2）中節骨　middle phalanx

　基節骨より小さく，末節骨よりは大きい中間の骨である．全体の形は基節骨とほぼ同じであるが，前後径の厚さは基節骨よりも薄く，掌側面にある溝も浅くなっている．中枢の近位関節面は2つに分かれており，2個の楕円形の関節面をつくっている．それぞれの関節面は基節骨骨頭の2つの顆と関節している．中節骨骨頭部は関節面におおわれた2つの顆に分かれている．底部および頭部の側面に側副靱帯の付着する陥没がみられるのも基節骨と同じである．しかし中節骨骨底背側面には指伸筋腱の一部である中央索（central slip）が停止し，掌側面には浅指屈筋腱が停止する.

3）末節骨　distal phalanx

　基節骨，中節骨とは形をいささか異にしている．骨底の関節面は中節骨の近位関節面と同様に2つの楕円形関節面を有するが，頭部には関節面は全くなく，全体が粗面となっている．末節骨骨底掌側面には深指屈筋腱（flexor digitorum profundus tendon）が停止し，背側面には指背側腱膜の終止伸腱（terminal extensor tendon）が停止している．末節骨の遠位背側面には爪床が存在し，爪によっておおわれている（☞ p. 74 図38）．爪母床の近位縁は終止伸腱停止部と極めて接近しており，その距離は約1.2 mm である[28]．母指の末節骨も同じ形態をしているが，骨底に停止する腱は長母指屈筋腱（flexor pollicis longus tendon）と長母指伸筋腱（extensor pollicis longus tendon）である.

4．その他の手の骨

　以上述べた手根骨，中手骨，指骨の27個の骨は正常の手には常に存在するが，この他に多くの種子骨（sesamoid bone），過剰骨（supernumerary bone），副骨（accessory bone）がしばしばみられる（図64，65）.

1）種子骨　sesamoid bone

　手根骨の1つである豆状骨（pisiform bone）も尺側手根屈筋腱の中にうもれた種子骨と考えられるが，ここでは豆状骨を除外して，より小さい種子骨について述べる．これらの小種子骨は指の関節の前方にある線維軟骨状（fibrocartilaginous）の掌側板（volar plate）の中に存在している．そのうち，母指 MP 関節の掌側にあるものはほとんど常に認められ，関節掌面の両側に各1個ずつ存在し，通常橈側種子骨が尺側のものより大きい．次によくみられるのは小指 MP 関節の掌面尺側であり，さらに母指 IP 関節の掌面橈側である．示指 MP 関節橈側の種子

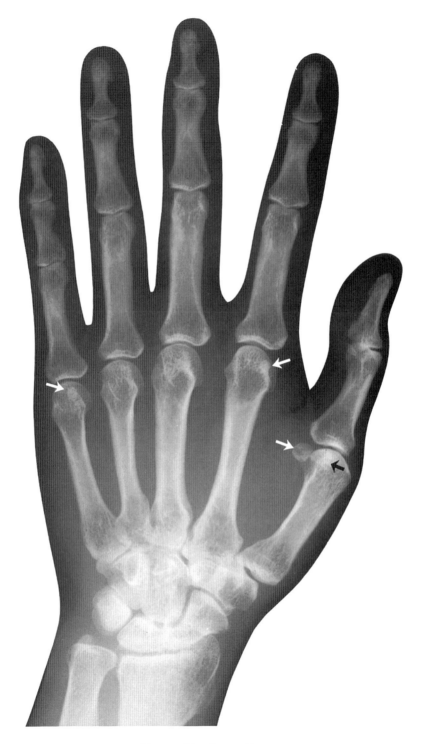

図 64 種子骨の X 線像

母指 MP 関節の掌側には，ほぼ常に 2 個の種子骨がみられるが，他の指では種
子骨は常在しない．小指や示指の MP 関節には，しばしば種子骨が存在する．

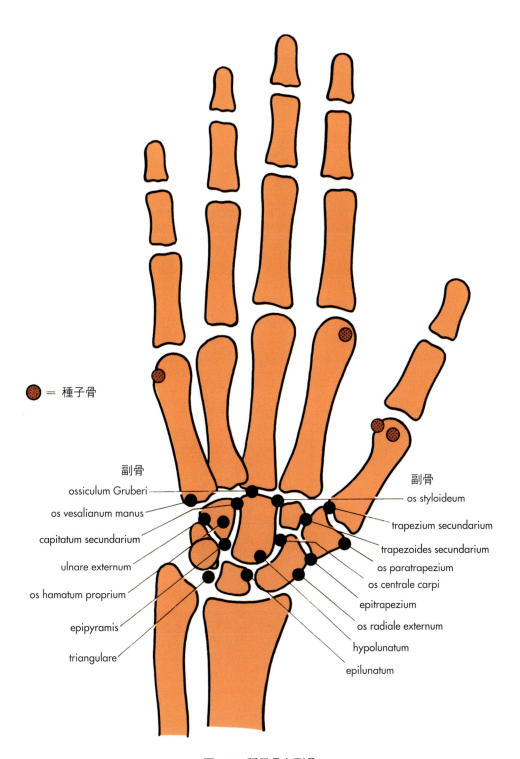

= 種子骨

副骨
ossiculum Gruberi
os vesalianum manus
capitatum secundarium
ulnare externum
os hamatum proprium
epipyramis
triangulare

副骨
os styloideum
trapezium secundarium
trapezoides secundarium
os paratrapezium
os centrale carpi
epitrapezium
os radiale externum
hypolunatum
epilunatum

図 65 種子骨と副骨

骨は約50％の頻度で認められる．その他の MP 関節掌面にも種子骨が時にみられるが，その頻度は極めて低い．

2）過剰骨　supernumerary bone

　手根骨の多くは1つの骨核（ossification center）から成長するが，舟状骨，有頭骨および有鉤骨のごとく2つまたは3つの骨核から骨化する骨では，それらの融合が不完全で2つ以上の骨であるかのようにみうけられる．最もよくみられるのは舟状骨の2つの骨核が融合しなくて生ずる二裂舟状骨（bipartite scaphoid bone）である．この場合，分割線が生じるのは最も細く，骨折が最も起こりやすい中央部にみられるので，分割線が骨折と間違われることがある．有鉤骨の骨核もしばしば融合せずに存在し，骨折と間違えられる．しかし，この場合には融合不全が両手にみられるのが普通である．

3）副　骨　accessory bone

　手には足部と同様に数多くの副骨が報告されているが，最も多くみられるのは中心骨（os centrale）である．この骨は手根の舟状骨，小菱形骨および有頭骨が相接する部の中心に出現する．多くの動物では，この骨はよく発達し，独立した1個の骨として存在する．

文　献

1）　阿部　績，他：東大整形外科最近10年間における月状骨軟化症の検討．整形外科 **18**：326〜329，1967.
2）　*Adams JE, Culp RW, Osterman AL*：Interosseous membrane reconstruction for the Essex-Lopresti injury. J Hand Surg **35-A**：129〜136，2010.
3）　American College of Surgeons：The Management of Fractures and Soft Tissue Injuries. W. B. Saunders Co., 1955.
4）　*Blount WP*：Fractures in Children. Williams and Wilkins Co., 1955.
5）　*Brailsford*：The Radiology of Bones and Joints (5th ed.). J. A. Churchill Ltd., 1953.
6）　*Christensen JB, Adams JP, Miller L*：A Study of the interosseous distance between the radius and ulna during rotation of the forearm. Anat Rec **160**：261〜271，1968.
7）　*Dobyns JH, Linscheid RL, Chao EYS,* et al：Traumatic instability of the wrist. AAOS Instruct. Course Lecture：182〜199，1975.
8）　*Egawa M, Asai T*：Fracture of the hook of the hamate：Report of six cases and the suitability of computerized tomography. J Hand Surg **8**：393〜398，1983.
9）　榎　謙一郎：虫様筋の機能構成の定量分析．日手会誌 **10**：1048〜1055，1994.
10）　平尾尚徳：橈骨遠位関節面のレ線学的計測．整形外科 **16**：887〜888，1965.
11）　*Hotchikiss RN, An KN, Sowa DT,* et al：An anatomic and mechanical study of the interosseous membrane of the forearm：pathomechanics of proximal migration of the radius. J Hand Surg **14-A**：256〜261，1989.
12）　*Keats TK,* et al：Normal axial relation ships of the major joints. Radiology **87**：904〜907，1966.
13）　*Lichtenstein L*：Diseases of Bone and Joint. C. V. Mosby Co., 1970.
14）　*Linscheid RL, Dobyns JH, Beabout JW,* et al：Traumatic instability of the wrist. J Bone Joint Surg **54-A**：1612〜1632，1972.
15）　*McLean FC, Urist MR*：Bone. An Introduction to the Physiology Skeletal of Tissue, Univ. of Chicago Press, 1955.
16）　宮城成圭，井上　博：手の舟状骨骨折の治療．災害外科 **12**：1219〜1231，1969.
17）　*Moritomo H*：The distal oblique bandle of the distal interosseous membrane of the forearm. J Wrist Surg **2**：93〜94，2013.
18）　村田光範，他：日本人標準骨成熟アトラス．金原出版，1994.

19) *Nakamura T, Yabe Y, Horiuchi Y*：Functional anatomy of the interosseous membrane of the forearm–Dynamic changes during rotation. Hand Surg **1**：67〜73, 1999.

20) 中村蓼吾：手関節の X 線計測値とその意義. 日手会誌 **4**：801〜804, 1988.

21) *Nakigian S*, et al：The dorsal flap arthroplasty in treatment of Kienböck's disease. J Bone Joint Surg **25-A**：245〜252, 1970.

22) *Neuman WF, Neuman MW*：骨の生化学（東京医歯大歯学部生化学教室訳）. 医歯薬出版, 1958.

23) *Noda K, Goto A, Murase T*, et al：Interosseous membrane of the forearm：An anatomical study on ligament attachment locations. J Hand Surg **34-A**：415〜422, 2009.

24) *Patric J*：A Study of supination and pronation with special reference of the treatment of forearm fractures. J Bone Joint Surg **28**：737〜748, 1946.

25) *Plaeffle HJ, Stabile KJ, Li ZM*, et al：Reconstruction of the interosseous ligament restores normal forearm compressive load transfer in cadavers. J Hand Surg **30-A**：319〜325, 2005.

26) *Riordan DC*：Congenital absence of the radius. J Bone Joint Surg **37-A**：1129〜1140, 1955.

27) 酒井英資：手関節のレ線学的研究（主として骨柱に関して）. 金沢医理学叢書 **28**：129〜170, 1955.

28) *Shum C, Bruno RJ, Ristic S*, et al：Examination of the Anatomic relationship of the proximal germinal nail matrix to the extensor tendon insertion. J Hand Surg 26A：1114-1117, 2000.

29) *Skahen JR III, Palmer A, Werner FW*, et al：The interosseous membrane of the forearm：anatomy and function. J Hand Surg **22-A**：981〜985, 1997.

30) *Stein F, Siegel M*：Naviculocapitate fracture syndrome. J Bone Joint Surg **51-A**：391〜395, 1969.

31) 杉浦保夫, 中沢　修：骨年令－骨格発育の X 線診断. 中外医学社, 1968.

32) 田島達也, 他：橈骨に対する尺骨遠位端相対長 "Variant" の統計的観察. 整形外科 **20**：1472〜1473, 1969.

33) *Taleisnik J, Kelly PJ*：The extraosseous and intraosseous blood supply of the scaphoid bone. J Bone Joint Surg **48-A**：1125〜1137, 1966.

34) *Taleisnik J*：The Wrist：25, Churchill-Livingston, 1985.

35) 寺田春永, 高橋　彬, *JB Hamilton*：日本人と米国白人における Metacarpal Sign について. 解剖誌 **40**：274〜280, 1965.

36) *Trueta J*：Studies of the Development and Decay of the Human Frame. William Heinemann Medical Book Ltd., 1968.

37) 上羽康夫：手根不安定症（Carpal instability）の診断と治療. 整形外科 **33**：1901〜1906, 1982.

38) 植竹　稔, 鎌田真彦：日本人の手指骨形態に関する X 線学的研究（第 2 編）, 小児（発育期）について. 日整会誌 **60**：307〜322, 1986.

39) 内西兼一郎：遠位橈・尺関節の外傷性傷害について. その X 線的観察. 整形外科 **16**：888〜890, 1965.

40) *Verdan C*, et al：Fractures and pseudoarthrosis of the scaphoid. Surg Clin N Amer **48**：1085〜1095, 1968.

41) *Wagner CJ*：Fracture dislocation of the wrist. Clin Orthop **15**：181〜196, 1959.

42) *Watson-Jones R Sir*：Fractures and Joint Injuries (4th ed.). Williams and Wilkins Co., 1957.

43) *Witt AN, Cotta H, Jäger M*：Die angeborennen Fehlbildungen der Hand und ihre Operative Behandlung. Georg Thieme Verlag：1966.

44) 横倉誠次郎：骨之レ線診断指針（第 7 版）. 南山堂, 1960.

45) 横倉誠次郎：骨疾患のレ線診断（第 5 版）. 南山堂, 1960.

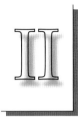

関　節

joint

A. 前腕の関節

　前腕の橈骨と尺骨は近位橈尺関節（proximal radio-ulnar joint）と遠位橈尺関節（distal radio-ulnar joint）によって関節し，回内および回外運動を行う[2,6,30,49].

1. 近位橈尺関節　proximal radio-ulnar joint

　これは肘関節の一部であり，腕尺関節（humeroulnar joint）および腕橈関節（humeroradial joint）と共に同じ関節包および滑液包によって包まれている．しかし，ここでは回内・回外運動には関与しない腕尺関節および腕橈関節とは特に区別して，近位橈尺関節のみについて記載する（図 66）.

　円板状の橈骨骨頭は尺骨近位部橈側にある橈骨切痕（radial notch）と関節している．橈骨骨頭が橈骨切痕から離れないように保持しているのが橈骨輪状靱帯（radial annular ligament）である．輪状靱帯は尺骨の橈骨切痕前縁から起始し，橈骨頭の周囲を回って同じ切痕の後縁に付着し橈骨骨頭および橈骨頚部をとり巻く．中枢に広く，末梢に狭い漏斗状の靱帯環を形成している．輪状靱帯の中では，橈骨骨頭は自由に回転できるが，末梢方向には移動できない．輪状靱帯の橈側には上腕骨外側上顆からくる外側側副靱帯（radial collateral ligament）が付着し，輪状靱帯が末梢へ動かぬように固定している．外側側副靱帯は上腕骨外側上顆から起こる三角形の靱帯で前後 2 部に分けられる．前方部は橈骨骨頭の前方をおおったのち輪状靱帯と癒合して尺骨の橈骨切痕前縁から鉤状突起下縁に付着する．後方部は尺骨の橈骨切痕後縁と回外筋稜に付着する．この靱帯は肘の肢位にかかわらず常に緊張し，肘関節の内側への動揺性を防いでいる．また，輪状靱帯の橈側表面からは回外筋の一部が起始している．尺骨の橈骨切痕（radial notch）の遠位縁より橈骨頚の尺側へは方形靱帯（quadrate ligament）が張っている．この靱帯が橈骨・尺骨間における肘関節の遠位壁を形成しているのであり，肘関節滑液膜はこの部で反転している．尺骨近位部と橈骨頚部間では輪状靱帯の内壁をおおっている滑液包は袋状となり囊状陥凹（sacciform recess）とよばれる（図 66，67）.

　前述したように橈骨と尺骨との先天性癒合は近位橈尺関節部に最も多く，この関節が全く存在

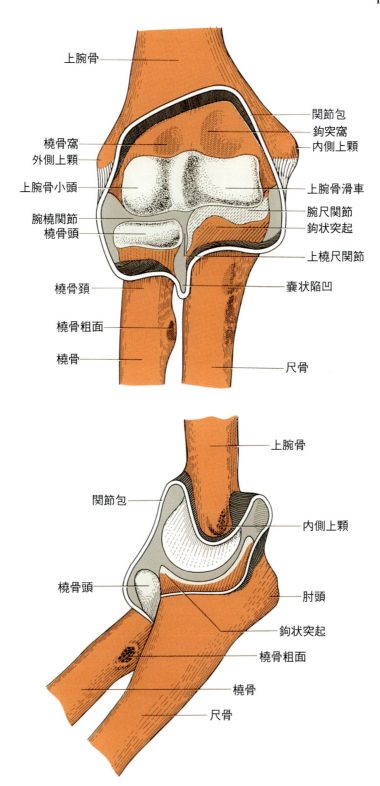

上腕骨
関節包
鉤突窩
内側上顆
橈骨窩
外側上顆
上腕骨小頭
上腕骨滑車
腕橈関節
腕尺関節
橈骨頭
鉤状突起
上橈尺関節
橈骨頚
嚢状陥凹
橈骨粗面
橈骨
尺骨

上腕骨
関節包
内側上顆
橈骨頭
肘頭
鉤状突起
橈骨粗面
橈骨
尺骨

図 66　肘関節の構成

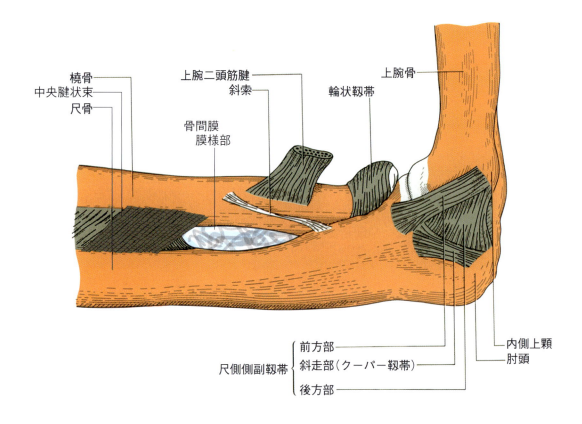

橈骨
中央腱状束
尺骨
上腕二頭筋腱
斜索
骨間膜
膜様部
輪状靱帯
上腕骨

尺側側副靱帯 { 前方部
斜走部(クーパー靱帯)
後方部

内側上顆
肘頭

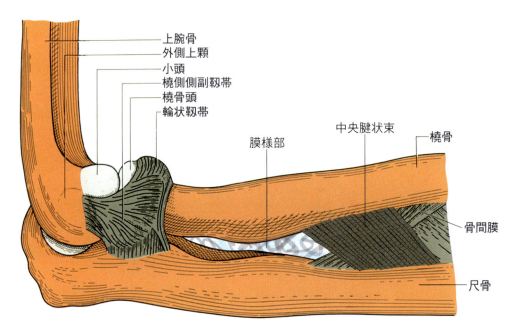

上腕骨
外側上顆
小頭
橈側側副靱帯
橈骨頭
輪状靱帯
膜様部
中央腱状束
橈骨
骨間膜
尺骨

図 67 肘関節靱帯

しないこともある．近位橈尺関節脱臼では橈骨骨頭が前方へ移動する前方脱臼が多く，後方脱臼は稀である[13,37]．2〜4歳の幼児に突然おこる肘内障（dérangement interne, pulled elbow）はこの関節の亜脱臼で，橈骨骨頭が環状靱帯の末梢へはみ出すものと考えられている．

2. 遠位橈尺関節　distal radio-ulnar joint

　橈骨の遠位尺側にある尺骨切痕（ulnar notch/sigmoid notch* of the radius）と尺骨骨頭により形成される関節である．近位橈尺関節と共に前腕の回内・回外運動に関与する．関節腔は単に橈骨と尺骨間にとどまるのではなく，さらに末梢へのびて尺骨の遠位端をおおう．この関節腔は尺骨茎状突起の基部から橈骨の尺骨切痕遠位端へのびる三角線維軟骨によって橈骨手根関節（radiocarpal joint）と隔離されている[58]．したがって遠位橈尺関節は橈骨・尺骨遠位部により形成される縦部と，尺骨遠位端と三角線維軟骨により形成される横部をもつL字型の関節である．関節包は柔らかく，関節軟骨の周囲と三角線維軟骨の縁に付着する．関節包は橈骨と尺骨の間では関節軟骨面よりもさらに中枢へとのびて袋状となる．これは嚢状陥凹（sacciform recess）とよばれる．関節包の内面はこの関節固有の滑液膜によっておおわれている（図68）．下等霊長類では尺骨茎状突起が発達していて手根骨と関節を形成しているが，人類においては尺骨茎状突起の発達は悪く，尺骨茎状突起と手根骨との間には三角線維軟骨があり両者を遮断している．

　この関節は外傷によって脱臼するし，また長期にわたる慢性関節リウマチによって尺骨遠位端

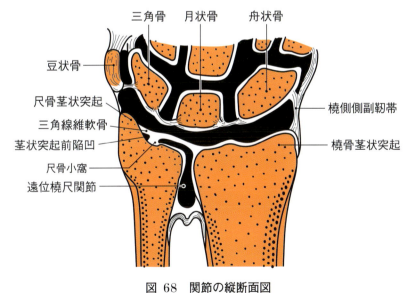

図 68　関節の縦断面図

*sigmoid notch：尺骨切痕の同義語であり，手外科関連の英語論文にはしばしば使用されている．しかし，正式な解剖学用語ではない．sigmoid は通常S字形を意味するが，ここではC字型を意味すると考えられる[57]．

が背側脱臼を起こす．脱臼に伴って強い運動制限や疼痛がある場合には尺骨遠位部の切除などにより機能回復を図る[33]．

3. 三角線維軟骨 triangular fibrocartilage（TFC）と三角線維軟骨複合体 triangular fibrocartilage complex（TFCC）

三角線維軟骨と三角線維軟骨複合体は遠位橈尺関節の遠位壁をなし，尺骨と手根骨を隔てる重要な構造である．この構造によって，遠位橈尺関節の安定性と回内・回外運動が円滑に行われ，かつ前腕と手根骨との関係を保持して前腕肢位変化に応じた手根骨運動を可能にする．

a. 三角線維軟骨 triangular fibrocartilage（TFC）

三角線維軟骨（TFC）は橈骨の尺骨切痕遠位縁に付着する線維軟骨と周辺の靱帯線維からな

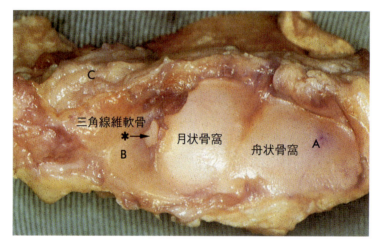

図 69 三角線維軟骨

＊この例では三角線維軟骨の始部に断裂があり，その部から尺骨がみえている．

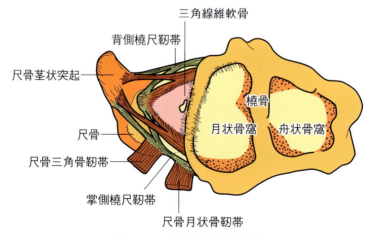

図 70 三角線維軟骨断面図

る．線維軟骨は橈骨の尺骨切痕遠位縁に広く付着し，しだいに収斂しながら尺側へのび，三角形を呈する．その線維軟骨の近位面には軟骨を裏打ちする靱帯線維があり，その線維の多くはほぼ垂直に尺骨小窩（fovea）に入り，Sharpey 線維を介して尺骨頭に強く付着する（図 68）[42]．残りの線維はさらに尺側へ走り，尺骨茎状突起の基部に付着する．2 つの付着部間に茎状突起前陥凹（prestyloid recess）があり，通常その内腔は毛細血管に富んだ疎な結合組織や滑膜細胞によって占められている[41,61]．三角線維軟骨は尺骨と橈骨とを強固に結合し，前腕回内・回外運動の基盤をなすばかりでなく，尺骨・手根骨間の衝撃を緩和するクッション役を果たしている[36]．尺骨切痕が形つくる半円周の中心点と尺骨小窩の位置が一致するので前腕回旋運動時には三角線維軟骨は変形することなく橈骨と共に尺骨頭の周囲を回転移動できる[42]．ただし，尺骨茎状突起に付着する線維には捩れや歪みが生ずる（図 69）[33]．

b．三角線維軟骨複合体（以後 TFCC と記載する）は遠位橈尺関節の遠位壁を形成する三角線維軟骨，橈尺靱帯，尺側手根伸筋腱鞘床および周辺靱帯やメニスクス（meniscus）*を総括した呼称である[16,45]．遠位橈骨端と尺骨頭との強固な連結に加えて，前腕骨と手根骨との連結と安定性を確保する極めて重要な機構である[40]．橈骨と尺骨とを連絡する最重要組織は三角線維軟骨（TFC）であるが，遠位橈尺関節の運動制御と前腕骨・手根骨との連結に最重要組織は掌側—および背側—橈尺靱帯である．手根骨の掌背屈・橈尺屈運動を円滑に行うには，橈尺靱帯とそこから手根骨へ拡がる靱帯群が必須である．

橈尺靱帯（radioulnar ligament）は i.掌側橈尺靱帯と ii.背側橈尺靱帯とに分けられる．

i．掌側橈尺靱帯 palmar radioulnar ligament：この靱帯は橈骨の尺側切痕の最掌側部に起始し，三角線維軟骨の掌側縁と並走しながら，ほぼ水平尺側に走り，大部分の線維は尺骨小窩に停止する[51]．残りの線維は尺骨茎状突起基部に停止する．この靱帯は橈骨遠位端と尺骨頭をしっかりと結合し，遠位橈尺関節を安定化する．この靱帯から尺骨月状骨靱帯や尺骨三角骨靱帯が起始する．その起始部は他の部より太い．この靱帯線維の一部が尺骨小窩から尺骨月状骨靱帯や尺骨三角骨靱帯に加わり，月状骨や三角骨へ送り込まれている．この靱帯の介在により，弾性のある結合力が得られ，尺骨と手根骨とを強く連結する．

ii．背側橈尺靱帯 dorsal radioulnar ligament：橈骨の尺骨切痕最背側縁に付着する靱帯線維はほぼ水平尺側方向に向かい，尺骨茎状突起に近づくと最掌側の線維がしだいに拡がり尺骨小窩に停止する．残りの線維群はさらに尺側に走り，尺骨茎状突起に停止する．最も背側を走る線維の一部は尺側手根伸筋腱の鞘床（floor of the subsheath）と融合しながら

---

*手関節の関節円板 disc と関節半月 meniscus：手関節円板（disc）とは三角線維軟骨（TFC）のことである[32]．関節円板とよばれるには程遠い三角形であるが，他関節の関節円板の相同組織と考えられる．手関節半月 meniscus は尺骨茎状突起と手根骨の間に時々みられる組織で，三角線維軟骨の背側から三角骨の尺側掌側へのびる周縁明確，かつ凹面をもつ軟骨または骨様組織である[12,61]．下等霊長類では長い尺骨茎状突起と三角骨との間にほぼ常に存在する．一般的にメニスクスは関節半月と訳され，関節円板 disc と混同されやすいが，手関節部の disc は三角線維軟骨 TFC であり，メニスクスとは別物である．

方向転換してさらに末梢へと走り，尺側手根伸筋腱鞘床の一部となる（図70）.

B. 手の関節[*]

手には橈骨手根関節（radiocarpal joint），手根間関節（intercarpal joint），豆状三角骨関節（pisotriquetral joint），手根中手関節（carpometacarpal joint），母指手根中手関節（carpometacarpal joint of the thumb），中手間関節（intermetacarpal joint），中手指節関節（metacarpophalangeal joint）および指節間関節（interphalangeal joint）がある[*]. それぞれ多様な運動形式や形態を有している. 手の関節はそれぞれ形態を異にするが，いずれも関節軟骨および滑膜を有する可動関節（diarthrosis）である. これらの関節運動の組み合わせによって手の複雑な運動が営まれる[24,28,29,48,56].

1. 手関節[*]　wrist joint

いわゆる手関節（wrist joint）とよばれるものは橈骨手根関節，手根間関節，豆状三角骨関節の3つを総称したものである[23,59,60]. 尺骨と手根骨は三角線維軟骨で遮断され，この間には関節は形成されていない[21]. 手関節に関与する数多くの骨を結合するのは，多数の靱帯と関節包である[3]. それらの靱帯の中でも2つの手根骨間を結合する手根間靱帯（intrinsic ligament）と手根骨と前腕骨または中手骨を結合するもの（extrinsic ligament）とがある. 手関節の背側に存在する靱帯は薄く弱いが，掌側のものはよく発達して太い[8].

1）橈骨手根関節　radiocarpal joint

橈骨手根関節は前腕骨の橈骨と手根骨近位列に存在する3つの手根骨により形成される楕円関節である. すなわち，関節窩は橈骨遠位端およびそこから尺骨遠位端を被う三角線維軟骨によって形成されている. 関節頭は舟状骨，月状骨，三角骨およびそれらの骨を結合する骨間靱帯，すなわち舟状月状骨靱帯と月状三角骨靱帯によって形成される.

三角線維軟骨複合体が正常なときには，手関節にかかる長軸圧力の82％が橈骨に荷重され，18％が尺骨に荷重される[16]. ただし，前腕が回内位である時，手関節が屈曲位や尺屈位である時には橈骨への荷重は減少する[19].

橈骨手根関節は手の掌屈，背屈，橈屈，尺屈とそれらを総合した回転運動に関与しているが，橈骨遠位関節面はわずかに掌側，尺側に傾斜しているので掌屈および尺屈運動域は背屈，橈屈運動域よりもわずかに大きい. 前腕の回内・回外運動に際して手は前腕と共に回転する. 回内運動の際には橈骨手根関節背側の背側橈骨手根靱帯が緊張し，回外運動時には掌側の橈骨と手

＊**手の関節と手関節**："手の関節"（joints of the hand）とは手の中にあるすべての関節の総称であるが，"手関節"（wrist joint）とはそのうち橈骨手根関節，手根間関節，豆状三角骨関節の3つを一括した名称である. したがってこの両者は異なった概念をもつものである.

根骨とを連結する靱帯が緊張する.

　橈骨手根関節は三角線維軟骨により通常は遠位橈尺関節と遮断され[46]，手根間関節とは手根間靱帯によって遮断されている．しかし三角線維軟骨や手根間靱帯の一部が欠損あるいは損傷をうければ，それらの関節と交通する.

　外傷によって橈骨手根関節の全体が脱臼することは珍しく，たいていは月状骨はもとの位置に残って他の手根骨が背側に脱臼する月状骨周囲脱臼（perilunate dislocation）か，あるいは月状骨のみが前方脱臼（dislocation of the lunate）する場合が多い.

2）手根間関節　intercarpal joint

　手根間関節は2種類に分けられている．1つは，各手根骨の間にある可動性の小さい狭義の手根間関節であり，他は手根骨近位列と手根骨遠位列の間に存在し，比較的大きな可動性を有する手根中央関節（midcarpal joint）である[17,55].

　狭義の手根間関節は近位列の舟状骨，月状骨，三角骨の間や，遠位列の大・小菱形骨，有頭骨，有鉤骨の間に存在する関節の総称である．関節腔内には骨間靱帯があり，手根骨相互の運動は強く制限される．それらの関節腔はすべて手根中央関節腔と交通する．手根中央関節は手根骨の近位列と遠位列の間にあるS字状の関節腔をもつ複合楕円関節である．掌屈・背屈・橈屈・尺屈運動のいずれにも関与し，手関節運動の約半分はこの関節で起こる.

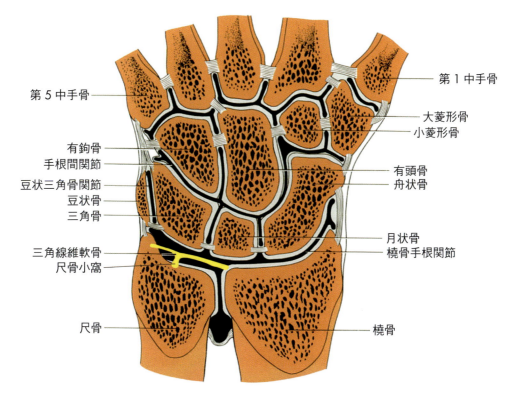

図 71　手関節の構成

　　手根骨遠位列では大菱形骨，小菱形骨，有頭骨，有鉤骨の間にそれぞれ手根間関節があり，それらの手根骨を結合する骨間靱帯はそれぞれの骨の中腹部を結合しているので，これらの関節腔を近位部と遠位部とに二分している．近位部は手根中央関節に続いており，遠位部は後述する手根中手関節に連続している（図71）．

　　上述したごとく，手根中央関節は近位手根間および遠位手根間関節と常に連続していて広義の手根間関節を形成している．さらに稀ではあるが近位手根骨間靱帯が欠損していて橈骨手根関節と連続したり，遠位手根骨間靱帯が欠如していて手根中手関節と連絡することもある．

3）豆状三角骨関節　pisotriquetral joint : joint of the pisiform bone

　　近位手根骨列にある三角骨と豆状骨との間に存在する平面関節である．独立した関節を形成し，関節包はゆるく，他の手根間関節とは機能的にも異なる．手関節運動時には尺側手根屈筋腱に伴って動く．

〔手関節の靱帯〕

　　手関節は関節包によっておおわれ，その中に関節腔が形成される．関節包の中にある靱帯は関節包靱帯（capsular ligament）である[51]．その基本構造は3層であり，①中核の密なコラーゲン束（fascicle），②その周辺をとり巻く靱帯周囲疎部（perifascicular space），③さらにそれらの表面を囲む靱帯上膜（epiligamentous sheath）である[10]．

　　①コラーゲン束は靱帯の中心部を同方向へ密集して走るコラーゲン線維の集合組織であり，力学的に最も強く，靱帯の主要組織である．②靱帯周囲疎部は疎な結合組織部であり，その中を通る神経・動・静脈の3合体（neurovascular triad）が走る．3合体の主軸はコラーゲン束の走行と同方向であるが，そこからの分枝はほぼ直角に分岐する．③靱帯上膜は靱帯の最も表層にあり，靱帯周囲疎部が密集した層である．その最表層は変化し，関節包靱帯が腱や軟骨などと接触する場合は薄いコラーゲン線維層（fibrous stratum of the epiligamentous sheath）をつくり，関節内に面する場合は立方形の滑液細胞が1〜2層並ぶ滑膜層（synovial stratum of the epiligamentous sheath）をつくる．手関節の関節腔内靱帯（intra-articular ligament）では靱帯上膜の全周囲は滑液層によっておおわれる[7,9,47]．基本構造と異なる構造をもつのは舟状月状骨靱帯などの骨間靱帯であり，靱帯の一部が軟骨化している[9]．

　　手関節の靱帯は数多く，構成線維は相互にいりくみ，関節包とも密着するので関節の表面からの靱帯識別は必ずしも容易ではない（図72）．個々の靱帯を識別するには関節腔からの観察と組織標本検索がむしろ優れている．

　　命名法：明確な靱帯はそれぞれに命名されている．原則としては，靱帯が付着する骨名を近位から遠位の順に列挙し，それに靱帯を付けて命名する．ただし，手根骨のみが記載される場合に日本語名は前の手根骨の骨を省き，後の手根骨のみに骨を付す．例えば，三角骨と有頭骨を連結する靱帯は三角有頭骨靱帯と命名される．原則から離れて，靱帯の形状や作用に基づく命名，人名を付した命名，あるいは同一靱帯に別々の記載者が別々の命名をする等々の混乱は

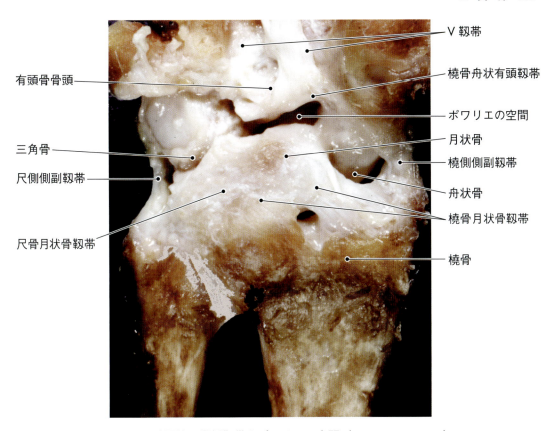

V 靭帯

橈骨舟状有頭靭帯

ポワリエの空間

月状骨

橈側側副靭帯

舟状骨

橈骨月状骨靭帯

橈骨

有頭骨骨頭

三角骨

尺側側副靭帯

尺骨月状骨靭帯

図 72　手関節の掌側靭帯とポワリエの空間（space of *Poirier*）
個々の掌側靭帯を関節外から鑑別するのは難しい.

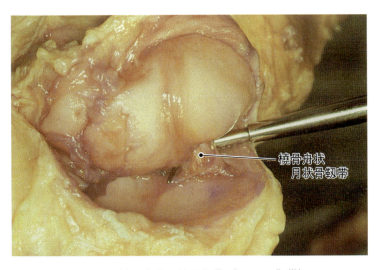

橈骨舟状
月状骨靭帯

図 73　橈骨舟状月状骨靭帯（Testut 靭帯）

多々あり，まだ完全には解決されていない．

　分　類：手関節の靱帯を所在部位に基づき，⑴手関節掌側靱帯群，⑵手関節背側靱帯群，⑶骨間靱帯群，⑷手根中手骨靱帯群の4群に大別し，それらを形態の特徴および分担機能の観点から分類する．

⑴　手関節掌側靱帯群　wrist palmar ligaments

　手関節掌側靱帯は手関節背側靱帯よりも一般的に明確で強靱である．手関節掌側靱帯は手根骨の掌側面のみを連絡する靱帯であり，それらを a.前腕骨と手根骨を連結する靱帯，b.手根骨近位列と遠位列間を連結する靱帯とに分ける（☞ p. 135 図74）．

　a.　手関節掌側で前腕骨と手根骨とを連結する靱帯（＝palmar extrinsic ligaments）：前腕骨と手根骨とを連結する靱帯は8個あり，5個は橈骨と手根骨，3個は尺骨と手根骨とを連結する．i.橈側側副靱帯，ii.橈骨舟状有頭骨靱帯，iii.長橈骨月状骨靱帯，iv.橈骨舟状月状骨靱帯，v.短橈骨月状骨靱帯の5個が前者に属し，vi.尺骨月状骨靱帯，vii.尺骨三角骨靱帯，viii.尺骨有頭骨靱帯の3つが後者に属す．

　　i.　橈側側副靱帯　radial collateral ligament：橈骨茎状突起の掌側から背側部へと連続する比較的広い部位から起始し，遠位掌側へ走りながらしだいに収斂し，舟状骨の橈側遠位端に停止する．この靱帯の背側縁は明瞭であるが，掌側縁は次の橈骨舟状有頭骨靱帯と密着していて不明瞭である[38]．この靱帯は橈骨手根関節の橈側壁をなし，舟状骨遠位部の過度な尺側移動を制限する．

　　ii.　橈骨舟状有頭骨靱帯　radioscaphocapitate ligament：橈骨遠位端の舟状骨陥凹の掌側縁橈側部から末梢尺側へ走り，線維の一部は舟状骨腰部の橈側部に停止するが，大部分の線維は腰部の前方を通り抜け，さらに手根中央関節をこえて有頭骨に至る．有頭骨体部に約10％の靱帯線維が付着するが，残り線維は有頭骨頭部の掌側をおおう月状骨掌側角（palmar horn of the lunate）の遠位部を回り，尺側からくる尺骨有頭骨靱帯の線維と交差し合って掌側弓状靱帯（palmer arcuate ligament）を形成する．

　　iii.　長橈骨月状骨靱帯　long radiolunate ligament：橈骨遠位端の舟状骨陥凹の掌側縁から起始し，舟状骨の近位軟骨部掌側を末梢尺側に向かって走り，月状骨の掌側橈側縁に付着する．付着部は舟状月状骨靱帯の付着部よりも掌側である．この靱帯の橈側縁は橈骨舟状有頭骨靱帯と接するが，両者間には深い切れ込み：靱帯間溝（interligamentous sulcus）があり，関節鏡検査で両者を識別するよい指標となる．時に，橈骨月状三角骨靱帯（radiolunotriquetral ligament）とよばれたりするが，この靱帯線維の一部が三角骨までのびるのではなく，関節包線維層の線維のみが三角骨に続くのである．

　　iv.　橈骨舟状月状骨靱帯　radioscapholunate ligament（Testut ligament）：靱帯とよばれるものの，実際は神経と血管をとり巻く滑膜紐である．この靱帯様組織は橈骨遠位端掌側に起始し，長橈骨月状骨靱帯と短橈骨月状骨靱帯の間から関節包を貫いて関節腔内に入り，関節内を背側へ走り，舟状月状骨関節の掌側 1/3 部から近位端に至り，舟状骨および月状

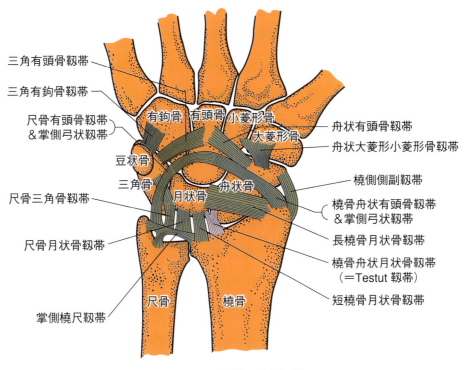

三角有頭骨靱帯

三角有鉤骨靱帯

尺骨有頭骨靱帯
&掌側弓状靱帯

有鉤骨　有頭骨　小菱形骨

豆状骨

三角骨　　月状骨　　舟状骨

尺骨三角骨靱帯

尺骨月状骨靱帯

掌側橈尺靱帯

尺骨　　　　橈骨

大菱形骨

舟状有頭骨靱帯

舟状大菱形小菱形骨靱帯

橈側側副靱帯

橈骨舟状有頭骨靱帯
&掌側弓状靱帯

長橈骨月状骨靱帯

橈骨舟状月状骨靱帯
（＝Testut 靱帯）

短橈骨月状骨靱帯

図 74　手関節の掌側靱帯

骨に付着する．靱帯滑膜は骨間靱帯の舟状月状骨靱帯の近位部線維軟骨や掌側―および背側―部靱帯をおおう．靱帯内にはほとんどコラーゲン束は認められない．靱帯強度は弱い．靱帯内の血管は橈側手根弓（radial carpal arch）からの由来であり，神経は前骨間神経の終枝である．靱帯滑膜は関節リウマチ病変に陥りやすい．この靱帯の力学的貢献は少ないが，力学的受容器（mechanoreceptor）や関節内滑液代謝，手根骨への血流支援組織として貢献すると考えられる（図 73）．

v. 短橈骨月状骨靱帯 short radiolunate ligament：橈骨遠位端の月状骨陥凹掌側縁から月状骨の掌側橈側部へのびる強い靱帯である．月状骨の付着部は関節軟骨面のすぐ遠位部から月状骨掌側角の近位 2/3 部におよび，その遠位にある長橈骨月状骨靱帯付着部と接する．この靱帯は強靱なばかりでなく線維が層状に配列し，激しい手関節の屈伸運動にも適切に対応できるので月状骨周囲脱臼時でも断裂しない．

vi. 尺骨月状骨靱帯 ulnolunate ligament：遠位橈尺関節の掌側橈尺靱帯から起始し，月状骨の掌側尺側縁に停止する．起始部は短橈骨月状骨靱帯のすぐ尺側にあり，尺骨から直接に起始しないが，掌側橈尺靱帯を介して間接的に尺骨小窩につながる．この靱帯も層状構造をもち強靱である．強度は 170 N[44]であり，短橈骨月状骨靱帯と共に月状骨と前腕骨を強固に連結する．

vii. 尺骨三角骨靱帯 ulnotriquetral ligament：正常成人の約 90 ％では尺骨茎状突起前陥

凹の掌側部に豆状三角骨関節へ通じる入口があり，開口部の両側を走る靱帯が尺骨三角骨靱帯である．すなわち，開口部の橈側を走るのが外側索であり，尺側を走るのが内側索である．外側索は尺骨小窩の掌側橈側にて掌側橈尺靱帯より起始し，末梢へ走り，月状三角骨靱帯付着部のすぐ尺側で三角骨掌側尺側縁に沿って停止する．他方，内側索は尺骨茎状突起の橈側背側部にて背側橈尺靱帯より起始し，末梢へ走り，三角骨の橈掌側突出部に停止する．これら2つの索からなる尺骨三角骨靱帯は手関節尺側部の関節包を強化し，三角骨と尺骨とを堅固に連結する．さらに，内側索は尺側手根伸筋腱鞘床の深側底として貢献している．尺骨茎状突起から三角骨へのびるといわれた尺側手根側副靱帯（ulnar collateral ligament of the wrist）の存在は現在では否定的である[26]．

viii.　尺骨有頭骨靱帯 ulnocapitate ligament：尺骨小窩より起始し，尺骨月状骨靱帯や尺骨三角骨靱帯より掌側を遠位橈側に向かって走り，線維の一部は月状三角骨靱帯から縦に出る線維と融合し，残りは月状骨遠位掌側部をさらに遠位橈側へと走り，有頭骨頭の掌側にて橈骨舟状有頭骨靱帯の線維と癒合して掌側弓状靱帯を形成する．この靱帯の機能は手掌底にある月状三角骨靱帯や手根中央関節包を強化して，尺骨と近位手根列との結合をさらに強固にする．

b.　手関節掌側で手根骨近位列と遠位列とを連結する靱帯（＝palmar intrinsic ligaments）手根骨近位列と遠位列の間には手根中央関節があり，手関節運動では大きな役割を果たす．両列を連結する靱帯には4個の関節包靱帯が挙げられる．すなわち，i. 舟状大菱形小菱形骨靱帯，ii. 舟状有頭骨靱帯，iii. 三角有頭骨靱帯，iv. 三角有鉤骨靱帯である．

i.　舟状大菱形小菱形骨靱帯 scaphotrapeziotrapezoid ligament：舟状骨粗面の遠位1/2部より起始する靱帯線維は二分して，大菱形骨の近位縁に停止する線維と小菱形骨掌側に停止する線維とに分かれる．この靱帯の役割は舟状骨の掌側回転位を保つことである．この靱帯が断裂すれば，舟状骨は背側回転位を取る．靱帯強度は約150 N[44]である．

ii.　舟状有頭骨靱帯 scaphocapitate ligament：強靱な靱帯線維は舟状骨遠位尺側半分の掌側部から起始し，遠位尺側方向に斜走し，手根中央関節をこえて有頭骨体部の近位掌側橈側1/2部に停止する．この靱帯は舟状骨遠位端を安定位に保持する．強度は約100 N[44]である．

iii.　三角有頭骨靱帯 triquetrocapitate ligament：三角骨の掌側橈側部の最遠位端より起始し，遠位橈側方向に斜走し，手根中央関節をこえて有頭骨体部の近位掌側尺側1/2部に停止する．この靱帯は手根中央関節の回外運動域を制約する．

三角有頭骨靱帯と舟状有頭骨靱帯は有頭骨を挟んで対称的な位置関係にあり，手根中央関節の安定性に極めて大きな役目をもつ．両靱帯を併せて放線状靱帯（radiate ligament）とかV-靱帯（V-ligament）とよばれる．舟状有頭骨靱帯と三角有頭骨靱帯により有頭骨を中核とした舟状骨・三角骨への連帯は強いが，有頭骨と月状骨の間には強い靱帯がなく力学的強度は弱い．その部をポワリエの空間（space of Poirier）とよぶ．ここに月状骨掌

側脱臼が起こりやすくなる．

iv. 三角有鉤骨靱帯 triquetrohamate ligament：三角骨の尺側遠位端から起始し，末梢へ走って手根中央関節をこえ，有鉤骨鉤基部の橈側において有鉤骨体部に停止する．この靱帯が手根中央関節掌側面の最尺側壁をつくる．機能は手根中央関節の回外運動の制約である（図74）．

（2） 手関節背側靱帯群 wrist dorsal ligaments

手関節背側靱帯群は手根骨の背側面に存在する靱帯の総称である．それらは手関節掌側靱帯群に比べて薄弱である．手関節背側靱帯群の中で，a. 前腕骨と手根骨を連結する靱帯は1個，b. 手根列間を連結する靱帯は2個ある（図75）．

a. 手関節背側で前腕骨と手根骨とを結合する靱帯（＝dorsal extrinsic ligaments）：前腕骨と手根骨とを結合する明確な靱帯は背側橈骨月状三角骨靱帯のみである．この靱帯により橈骨と手根骨近位列の月状骨や三角骨との結合は確保されるものの，橈骨手根関節の背側橈側部は関節包のみでおおわれ，前腕骨と月状骨とを連絡する靱帯がない．

・背側橈骨月状三角骨靱帯 dorsal radiolunotriquetral ligament：橈骨遠位背側部のリスター結節から遠位背側縁尺側端に及ぶ比較的広い範囲より起始し，収斂しながら遠位尺側に向かい，月状骨の背側角に一部線維は停止し，残りの大部分は三角骨の背側隆起に停止する．

b. 手関節背側で手根骨近位列と手根骨遠位列とを連結する靱帯（＝dorsal intrinsic ligaments）：これにはi.背側手根連結靱帯，ii.背側舟状三角骨靱帯の2つの靱帯が属し，いずれも数個の

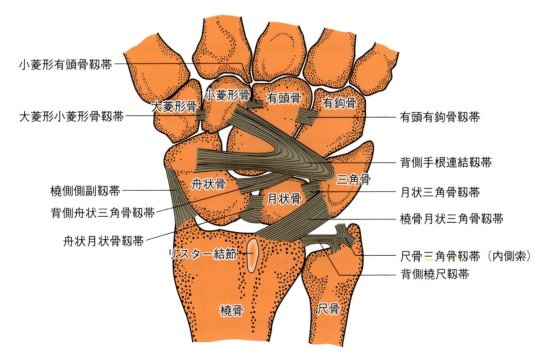

図 75　手関節の背側靱帯群と骨間靱帯群

手根骨の背側を通り抜ける長い関節包靱帯である.

i. 背側手根連結靱帯 dorsal intercarpal ligament:三角骨背側隆起の遠位部より起始し,ほぼ水平に橈側へと走り,手根中央関節をこえて舟状骨腰部背側面と小菱形骨背面に停止する.一部の線維はさらに橈側縁から掌側へ向かい嗅タバコ窩に至り,橈骨動脈を包む.この靱帯は薄いが明確であり,その存在は常に確認できる[38].ただし,この靱帯には,舟状三角骨靱帯(scaphotriquetral ligament),背側手根弓状靱帯(dorsal carpal arcuate ligament, transverse dorsal ligament),背側手根靱帯(dorsal carpal ligament)など種々な名称が付されているので注意を要する.

ii. 背側舟状三角骨靱帯 dorsal scaphotriquetral ligament:舟状骨中央背側部から手根中央関節とほぼ並走して尺側に走り,三角骨遠位背側に停止する.この靱帯は,軟骨におおわれる有頭骨頭や有鈎骨近位部の背側面をおおい,それらが背側へ転位するのを制限し,かつ舟状月状骨靱帯や月状三角骨靱帯の力学的補強を司る.

(3) 骨間靱帯群 interosseous ligaments

骨間靱帯群とは近位―あるいは遠位―手根骨列内で隣接する手根骨が形成する関節腔の掌・背側壁のみならず近位壁や中間壁を連続的に構成する靱帯の総称である.骨間靱帯は a. 手根骨近位列骨間靱帯,b. 手根骨遠位列骨間靱帯に区分される.いずれも骨間靱帯ではあるが,両者の構造は大いに異なる.手根骨近位列骨間靱帯には i. 舟状月状骨靱帯,ii. 月状三角骨靱帯の2個が属し,それぞれの関節腔の掌側~近位側~背側の壁を連続的に構成し,隣接する手根骨を連結している.手根骨遠位列骨間靱帯には iii. 大菱形小菱形骨靱帯,iv. 小菱形有頭骨靱帯,v. 有頭有鈎骨靱帯の3個の骨間靱帯が属し,遠位列内で隣接するそれぞれの手根骨が形成する関節腔のほぼ中央部で4個の遠位列手根骨を互いに結合する.(手根間関節の項☞ p. 131 図71).

i. 舟状月状骨靱帯 scapholunate ligament:平面的な舟状月状骨関節腔の掌側・近位側・背側の3壁を連続的に構成するC字形の靱帯である.橈骨遠位端の関節面と接する近位部は線維軟骨膜であり,神経も血管もなく,コラーゲン線維もほとんどなく,力学的には弱い.掌側部と背側部は靱帯組織であるが,背側部がより厚くて3~4 mm あり,掌側部は1 mm 以下の薄い靱帯である.強度は背側部が約300 N,掌側部は約150 N[44]である.近位部の強度は約25~50 N である[10].

ii. 月状三角骨靱帯 lunotriquetral ligament:平面的な月状三角骨関節の掌側・近位側・背側の3壁を連続的に形成するC字型の靱帯である[47].近位部は線維軟骨であり,最も薄く,厚さは平均1 mm であり,強度は約65 N[44]である.掌側部と背側部は横走する線維靱帯であり,関節包より深部にある.掌側部には関節包からの線維が入り込み,厚さは平均2.3 mm であり,強度も約300 N と最も強い.背側部の厚さは平均1.4 mm,強度約120 N である.

iii. 大菱形小菱形骨靱帯 trapeziotrapezoid ligament:大菱形小菱形骨関節の掌側と背側と

を横走する2層からなる靱帯である．両層とも1〜2mmの厚さで，幅は5mm近くある．2層とも背側へ傾斜している．背側層は長橈側手根伸筋腱や橈骨動脈深枝の床としての役目も果たしている．

iv. 小菱形有頭骨靱帯 trapezocapitate ligament：掌側層，背側層，深層の3層からなる靱帯である．掌側層と背側層は平らな関節包靱帯であり，厚さ1〜2mm，幅3〜5mmである．深層は関節腔内で円柱形を呈す層であり，小菱形骨尺側関節軟骨と有頭骨橈側関節軟骨の切れ目に付着し，両骨を結合する．

v. 有頭有鉤骨靱帯 capitohamate ligament：この靱帯も掌側層，背側層，深層の3層からなる．掌側層は有頭骨と有鉤骨の掌側面を結ぶ厚さ1〜2mmで幅広く，関節包線維とのいりくみも強い．背側層は両骨の体部背側面を結ぶ厚さ1〜2mmの幅広い横走靱帯であるが，有鉤骨近位端，有頭骨頚部と頭部にはない．深層は有頭有鉤関節腔の遠位掌側部にあり，断面積は平均25mm^2，強度約250Nをもつ強い靱帯である．手根骨の横アーチを支える重要な靱帯の一つであろう．

（4） 手根骨と中手骨とを連結する靱帯

手根中手骨靱帯については手根中手関節の項で述べる．

手関節運動：橈骨手根関節と手根間関節とで行われる．手関節伸展運動では橈骨手根関節で66.5％，手根中央関節で33.5％の運動があり，手関節屈曲運動では橈骨手根関節で40％，手根中央関節で60％の動きがある[53]．舟状骨は月状骨と有頭骨との間を橋渡しする架橋（link）の役目を果たし，2つの手根列運動に同時性をもたせ，またその運動を規制している（図76）．

手関節の橈尺屈運動では遠位手根列は中手骨と共に移動するが近位手根列はそれとは全く逆の方向に移動する．しかし，その移動距離は遠位列の移動距離よりもはるかに少なく，この差を調節しているのは手根骨の回転運動である[52]．すなわち，手根近位列は側方の運動を行うのみでなく，前後面においての回転運動を行っており，橈屈時には近位列は掌側へ回転し，尺屈時には背側へ回転する（図77）．このような回転運動は近位手根列の中でも舟状骨において最も著明に認められ，前後X線像では橈屈時には舟状骨は短く，尺屈時には長く撮影される．三角骨も同様な回転運動を行い，橈屈時には三角骨遠位部が有鉤骨近位部の背側へせり上がり，高位（high position）をとる．尺屈運動では逆に三角骨は背側へ回転しながら有鉤骨の掌側へはいり込み，低位（low position）をとる．この回転運動のため手関節橈屈時のX線前後像では舟状骨は短く，三角骨は有鉤骨近位部と重なってみえる．また手関節尺屈位では舟状骨は長くみえ，三角骨は有鉤骨遠位部と重なってみえる（図78，79）．

2. 手根中手関節 carpometacarpal joint

遠位手根骨列と第2〜第5中手骨近位端との間に存在し，尺側4指の手根中手関節は連続している．第2中手骨は大菱形骨，小菱形骨および有頭骨の一部と関節し，第3中手骨は有頭骨と，

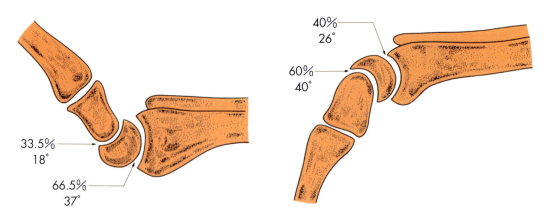

図 76　手の屈伸運動
(*Volz*, et al：Clin Orthop Relat Res 149：112〜117, 1980 より)

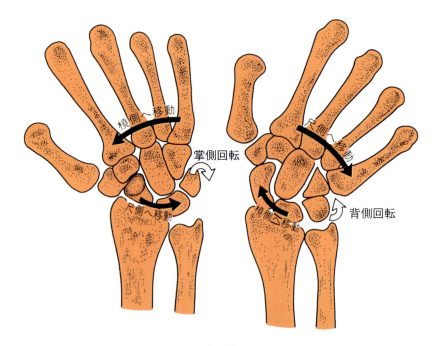

図 77　手の橈尺屈運動
(*Volz*, et al：Clin Orthop Relat Res 149：112〜117, 1980 より)

　第4中手骨は有頭骨の一部と有鉤骨とに関節し，第5中手骨は有鉤骨と関節している．この関節
腔は中枢では遠位手根間関節の遠位部に連続し，末梢では尺側4本の中手骨骨底間に存在する中
手間関節（intermetacarpal joint）に連続している．
　手根中手関節の掌側には多数の掌側手根中手靱帯（palmar carpometacarpal ligament）があり，
背側にも多数の背側手根中手靱帯（dorsal carpometacarpal ligament）が存在する．特に，第3中
手骨の掌側には4個，背側には3個の靱帯が付着し，この中手骨を強固に固定している[39]．これ

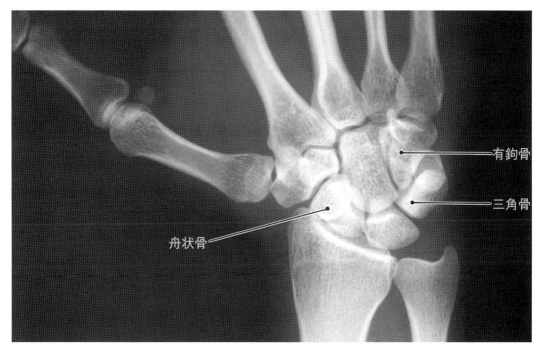

図 78　手関節橈屈時における手根骨の配列
舟状骨全体は短く，舟状骨結節が円くみえる．有鉤骨近位部と三角骨とが重なりあう．

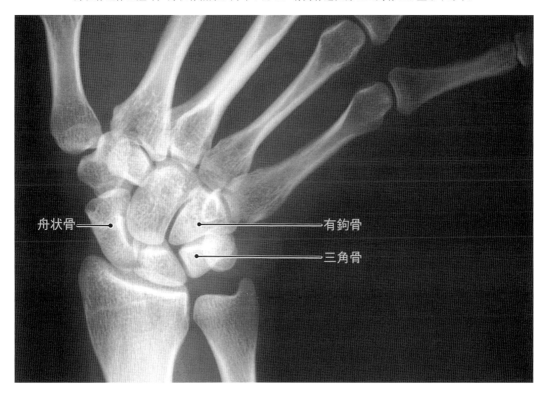

図 79　手関節尺屈時における手根骨の配列
舟状骨は長くみえ，有鉤骨遠位部と三角骨とが重なりあう．

らの靱帯のほとんどは中手骨骨底と隣接する遠位手根骨を結ぶ極めて短い靱帯であるが，豆状骨と第5中手骨骨底を結合する豆中手靱帯（pisometacarpal ligament）のみは比較的長い靱帯である．

　第2および第3中手骨の手根中手関節はほとんど可動性をもたないが，第4中手骨の手根中手関節は平均18°とかなりの可動性を有する．第5中手骨骨底の手根中手関節は平均47°とよく動き，母指と小指の対立を行うには不可欠な役割を果たしている[20]．

　第2および第3手根中手関節の背側には変形性関節症が生じることがあり，有頭骨遠位端および第2・第3中手骨骨底の背側部に大きな骨棘が形成され，痛みを起こすことがある．これを手根ボス（carpal boss）または手根中手ボス（carpal–metacarpal boss）とよぶ．30～40歳代の女性に最もよくみられる[4,15]．

3. 母指手根中手関節　carpometacarpal joint of the thumb，大菱形中手骨関節　trapeziometa-carpal joint

　母指の手根中手関節は独立した1個の関節であり，他指の手根中手関節とは全く別に扱われている．母指の手根中手関節は大菱形骨と第1中手骨骨底とによって形成される鞍関節（saddle joint）である．この関節は母指の屈曲・伸展および外転・内転運動の2方向とその組み合わせによる回転運動を行う[18,43]．

　母指の運動軸は，他の指の運動軸とはかなり異なる．母指運動の基盤をなすのは大菱形骨であるが，大菱形骨のなす角度は第3中手骨長軸の方向に対して，屈曲48°，外転38°，回内81°である（図80）．また第3中手骨の長軸に対してこの手根中手関節の運動域は，屈伸運動53°，外転内転運動42°，回内・回外運動17°である[14]．

　母指の運動には，長母指屈筋，長母指伸筋，短母指伸筋，長母指外転筋の他に，短母指外転筋，

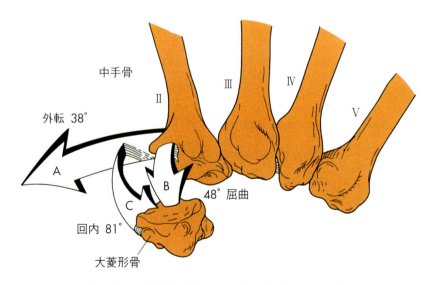

図 80　大菱形骨が第2，3中手骨に対してなす角
（*Cooney WP,* et al：J Bone Joint Surg 63–A：1371～1381, 1981 参照）

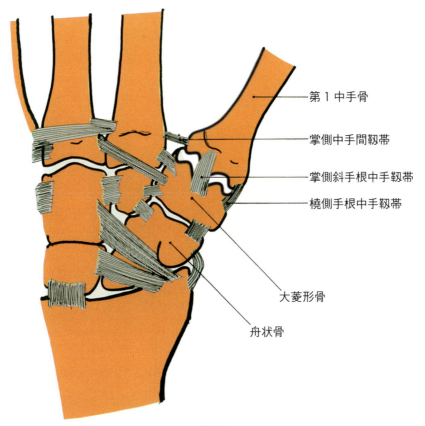

a. 掌側面

第 1 中手骨

掌側中手間靱帯

掌側斜手根中手靱帯

橈側手根中手靱帯

大菱形骨

舟状骨

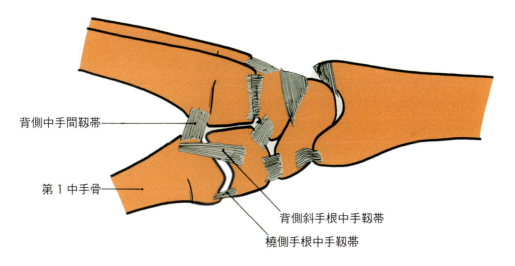

背側中手間靱帯

第 1 中手骨

背側斜手根中手靱帯

橈側手根中手靱帯

b. 背側面

図 81　母指手根中手関節の靱帯

短母指屈筋，母指対立筋，母指内転筋などの母指球筋が関与している．それらのすべての筋力が集中するので，母指の力は他の指に比して大きい．そして，それらの筋力が集中する手根中手関節では，関節面に過度の力がかかりやすく，変形性関節症が起こりやすい[5]．

この関節の関節包は5個の靱帯により補強されており，それぞれ橈側手根中手靱帯（radial carpometacarpal ligament），掌側斜手根中手靱帯（palmar oblique carpometacarpal ligament），背側斜手根中手靱帯（dorsal oblique carpometacarpal ligament），掌側中手間靱帯（palmar intermetacarpal ligament），背側中手間靱帯（dorsal intermetacarpal ligament）とよばれている（図81）．

その中でも掌側斜手根中手靱帯は力学的に強く，大菱形中手骨関節の安定性には最も重要である[1,27]．

第1中手骨骨底での骨折で，骨折線がこの関節の中に入り，第1中手骨が橈側に脱臼した脱臼骨折は *Bennett* 骨折とよばれている．この脱臼骨折では，長母指外転筋腱（abductor pollicis longus tendon）が第1中手骨骨底の橈側に停止し，脱臼骨折を整復しても容易に再脱臼を起こすので整復後の固定が非常に困難である．したがって，この脱臼骨折は臨床で特に興味がもたれている．

4. 中手指節関節　metacarpophalangeal joint = **MP 関節**[*]

MP 関節は中手骨骨頭と基節骨骨底との間に存在する顆状関節（condyloid joint）である．MP 関節は指の関節の中では最も大きな関節であり，屈曲伸展運動，内転・外転運動，わずかな回転運動を行う[31]．ただし，母指の MP 関節は他の指の MP 関節と比べると屈曲度の少ないことが多く，20〜30°の屈曲しかできなく，橈屈尺屈運動や回転運動も制限されていることも珍しくない．中手指節関節の近位壁は半球形の中手骨骨頭であり，遠位壁は凹面を呈した基節骨骨底である．関節包は中手骨骨頭の骨軟骨移行部から起始し，基節骨骨底に停止する．背側の関節包は薄いが指伸筋腱腱膜により補強されている．関節の掌側には掌側板（palmar plate, volar plate）とよばれる線維性軟骨がある．掌側板の遠位部は厚い線維性軟骨で屈曲性に乏しく，基節骨骨底に付着している．近位部は屈曲性に富む薄く柔らかい膜であり，中手骨骨頭の骨軟骨移行部にゆるく付着している．MP 関節が伸展されると掌側板は1枚の板のようにのびて関節掌側の全体をおおうが，関節が屈曲されると掌側板近位部は折れ込み，袋を形成する（図82）．関節の両側面には側副靱帯（collateral ligament）がある．側副靱帯は中手骨骨頭の背側側面に起始するがその線維は2つに分かれ，遠位部のものは基節骨骨底の掌側側面に停止し，近位部のものは掌側板の両側に停止する（図83）．前者が本来の側副靱帯であり，後者は正式には副側副靱帯（accessory collateral ligament）とよばれるべきであるが一般には副靱帯（accessory ligament）とよばれている．掌側板は中手骨骨頭側面からのびてくるこの副靱帯（accessory ligament）によって両側から支持されている．側副靱帯の太さは関節の両側で異なり，一般に橈側の側副靱帯が太く，尺側のもの

---

　[*]**MP 関節と MCP 関節**：足の中足指節関節（metatorsophalangeal joint = MTP joint）と区別するために手の MP 関節を MCP joint（metacarpophalangeal joint）とよぶこともある．

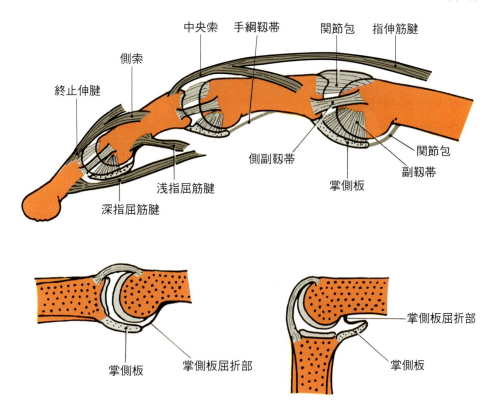

終止伸腱　側索　中央索　手綱靱帯　関節包　指伸筋腱
側副靱帯　関節包　副靱帯　掌側板　浅指屈筋腱　深指屈筋腱

掌側板　掌側板屈折部　掌側板屈折部　掌側板

図 82　中手指節関節（MP 関節），近位指節間関節（PIP 関節）
と遠位指節間関節（DIP 関節）

が細い（図 84）．また関節の両側の側副靱帯は必ずしも平行しているのではない．例えば示指の MP 関節では橈側の側副靱帯は尺側のものに比べて少し短く，かつ強く傾いており，MP 関節が屈曲するにつれて基節骨は回転し，回内運動を起こす．中手骨骨頭は背側では細く，掌側で幅広い卵型をしているので，指伸展位では側副靱帯は弛緩し指の側方運動が可能となるが，MP 関節を強く屈曲させると両側の側副靱帯は中手骨骨頭顆（condyle）に押し上げられて緊張し，側方運動はできなくなる（☞ p. 118 図 62）．MP 関節を長期間固定する場合には MP 関節を強く屈曲し，側副靱帯を緊張させた位置で固定するのがよい．MP 関節伸展位で長期間固定した場合には側副靱帯が収縮して，MP 関節の屈曲ができなくなり，伸展拘縮をきたす．

　第 2 〜 5 MP 関節の間には深横中手靱帯（deep transverse metacarpal ligament）とよばれる強い靱帯がある．この靱帯は MP 関節掌側板の側縁から隣接する MP 関節の掌側板へのびる幅 9 〜 12 mm の靱帯である．靱帯の近位縁は次第に薄くなり，骨間筋の前方をおおう筋膜と融合する．遠位縁は明確であり，指間みずかき端から約 1 cm 中枢を横走する．これより末梢にある指間みずかきの中はほぼ脂肪組織で占められている．

　深横中手靱帯の掌側には虫様筋腱や神経血管束が走り[50]，背側には骨間筋腱が走っている．この靱帯は中手骨頭間の距離を保つと共に MP 関節の正常な構造を保持するのに極めて重要な役目

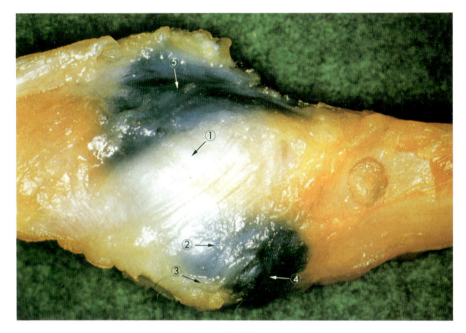

a. 伸展位

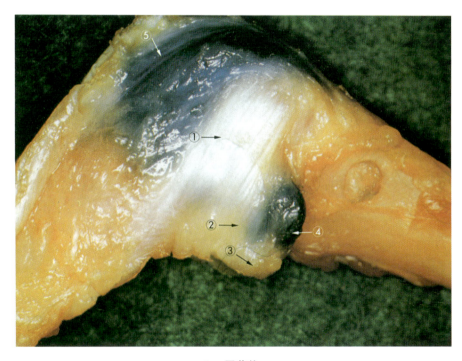

b. 屈曲位

図 83 MP関節の側面

（関節内にメチレンブルーが注入してある）
①側副靱帯，②副靱帯，③掌側板，④掌側関節包，⑤背側関節包

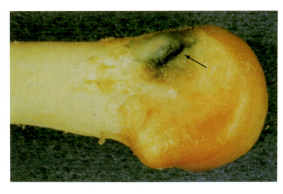 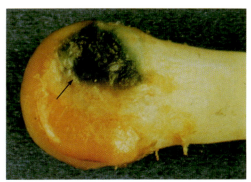

a. 尺 側　　　　　　　　　　　　　b. 橈 側

図 84　示指 MP 関節の側副靱帯が第 2 中手骨骨頭に付着する部分
（→は側副靱帯付着部）

を果たし，他の靱帯と合体して力核（force nucleus）を構成する（☞ p. 193 図 117）．

　指を牽引しながら MP 関節を急速に屈曲させると，ボキボキという音を出す．これは指牽引と屈曲により，MP 関節腔内に陰圧を生じ，滑液が低圧下にて急速に気化し，ガス泡を生じ，その泡が 0.01 秒以内に再び潰れ，消失する際に出る音であると考えられている[54]．

　MP 関節は関節リウマチによって最もおかされやすい関節の 1 つである．関節リウマチによって MP 関節が不安定になると掌側に脱臼し，尺側に偏位することが多い[22]．

5. 指節間関節　interphalangeal joint

　指節骨間の関節を総称して指節間関節とよぶ．基節骨と中節骨との間に存在するものは近位指節間関節であり，中節骨と末節骨との間に存在するものが遠位指節間関節である[34.35]．

1）近位指節間関節　proximal interphalangeal joint ＝ PIP 関節

　MP 関節と同様に側副靱帯や掌側板をもち，構造上は非常に似た関節である．しかし，PIP 関節は伸展・屈曲運動のみの 1 軸方向性しかもたず，側方運動ができない蝶番関節である．PIP 関節をつくっている基節骨骨頭は DIP 関節を形成している中節骨骨頭と同様に横径が長く，前後径が短く，掌側に拡がる台形をしている（☞ p. 121 図 65）．PIP 関節を 10° から 15° に屈曲した位置において側副靱帯は基節骨骨頭の最も拡がった部分に押し上げられ，最も強く緊張する．この位置で PIP 関節を長期間固定しても関節拘縮は起こりにくい．PIP 関節の背側は薄い関節包により，両側面は側副靱帯と副靱帯により，掌側は掌側板によっておおわれている．大きな屈曲可動域をもつ PIP 関節では掌側に大きな関節腔があり，関節包は基節骨の遠位 1/3 部をほぼおおう（図 85-a・b）．掌側板は個人や指によってその厚さは異なるが，ほぼ 0.5〜2.5 mm であり，平均 1.5 mm の厚さを有する．この厚さは基節骨骨頭の回転半径と緊密な比例関係をもち，回転半径の約 1/3 の厚さを有する．そして中節骨に対する浅指屈筋腱の回転モーメントを約 25 ％増加させている．掌側板は一様な厚さを有するものではなく，中央部は

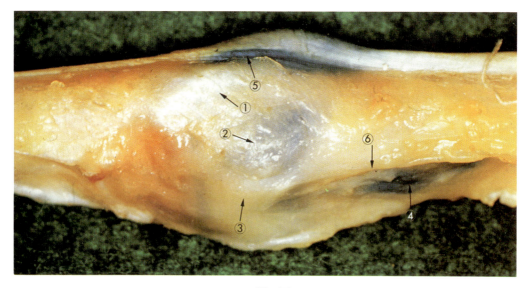

a. 側　面

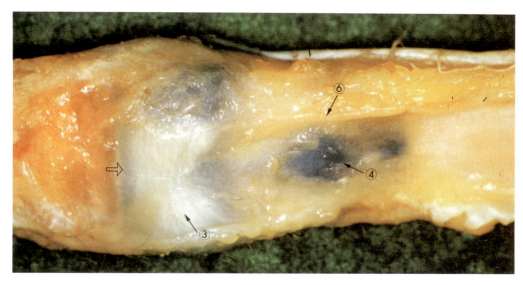

b. 掌　側

図 85　PIP 関節

（関節内にメチレンブルーが注入してある）

①側副靱帯，②副靱帯，③掌側板，④掌側関節包，⑤背側関節包，⑥手綱靱帯

⇨は掌側板末梢の中央部がうすくなっていることを示す.

薄く，両端部は厚くなっている．また中枢へ行くほど薄くなり膜様となっている（図86）．掌側板近位端の両側には手綱靭帯（check ligament, check-rein ligament）とよばれる2本の小さな靭帯が付着している（図87）．この靭帯は指屈筋腱をとりかこむ線維性腱鞘のA2滑車（A2 pulley）のすぐ内側の基節骨掌側面から起始している．そして，その起始部にはC1滑車の近位部の線維も密に癒合している．したがって，C1滑車が緊張すると手綱靭帯は引っ張られ，掌側板は中枢の方へ引き寄せられる．掌側板の遠位端は中節骨骨底に付着するが，強い付着部は両側部に限局され，中央部80％では薄い膜によって中節骨の骨膜と結合しているにとどまる（図87）．この中央部において掌側板と中節骨骨底との間には小さな陥凹（recess）が形成される（図86）．滑液膜が陥凹の表面をおおっているのが普通であるが，稀にはこの陥凹部は粗性結合組織によって充満されていることがある．掌側板と中節骨骨底がその両側のみで強く結合しており，中央部にはこのような陥凹があるので，掌側板は可動性に富む．PIP関節が屈曲するに従って掌側板は前方にずり落ち，関節を曲げやすくする．基節骨とは手綱靭帯で固定され，中節骨とも強固に結合している掌側板はPIP関節の過伸展を抑制している[11]．掌側板の両側にあるこの強固な付着部を中節骨から切離するとPIP関節は25〜35°過伸展されるようになる．PIP関節を無理にゆっくりと過伸展させると手綱靭帯が徐々に断裂するが，急速にPIP関節を過伸展させる場合には掌側板と中節骨との強い結合部の方が断裂する．手綱靭帯は掌側板の近位端両側と基節骨を結ぶツバメの尾のような形をしており，指動静脈から腱紐（vincula）へ行く血管はこの靭帯の背側，すなわち靭帯と骨との間を通っている．それ故，この部位での外力による血管損傷は少ない．

2）遠位指節間関節　distal interphalangeal joint ＝ **DIP関節**

この関節はPIP関節とほぼ同様な構造を有するが，PIP関節よりも小さく前後面で平たくなっている．関節の近位壁を形成する中節骨骨頭には2つの顆があるが尺側顆と橈側顆の大きさは一般に異なり，DIP関節を屈曲させると末節骨は回転し，わずかながら回外運動を示す[25]．関節包は中節骨骨頭の骨軟骨移行部から起始し，末節骨骨底に停止している．関節包の背側は終止伸腱（terminal extensor tendon）によって補強されている．掌側板の構造はPIP関節のそれとほぼ同じであるが手綱靭帯に相当するものはなく，関節はわずかながら過伸展できる．側副靭帯は中節骨骨頭の背側側面から起始し末節骨骨底の側粗面（lateral tubercle）に付着する．副靭帯は扇状に拡がって掌側板の両側に停止する．この関節の掌側板には手綱靭帯がないため外力によりしばしば背側脱臼を起こす．DIP関節の関節面積は小さいにもかかわらず大きな外力と筋力が頻繁に加わるため指の関節の中では変形性関節症が最も早く発現し，ヘベルデン結節（*Heberden*'s node）の形成がみられる．

3）母指指節間関節　interphalangeal joint of the thumb ＝ **IP関節**

本質的にはDIP関節と同じであるが，DIP関節よりは大きく，関節の掌側・背側に走る腱も長母指屈筋腱および長母指伸筋腱である．変形性関節症がこの関節に現れることは比較的稀である．

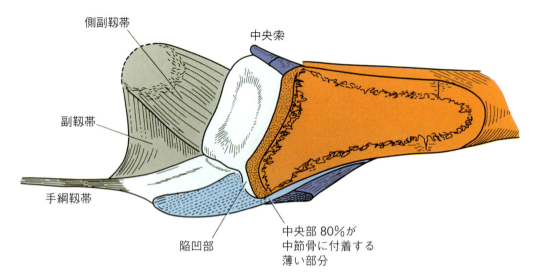

側副靱帯

中央索

副靱帯

手綱靱帯

陥凹部

中央部 80％が
中節骨に付着する
薄い部分

図 86　PIP 関節の構成
(*Bowers WH*：J Hand Surg 5：79〜88, 1980 より)

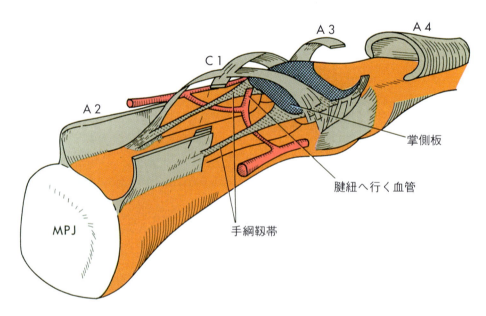

A 3

A 4

C 1

A 2

掌側板

腱紐へ行く血管

MPJ

手綱靱帯

図 87　手綱靱帯
(*Bowers WH*：J Hand Surg 5：79〜88, 1980 より)

文 献

1) *Adams JE, Berger RA, Steinmann SP*：Arthroscopic partial trapeziectomy and intraposition arthroplasty of the thumb carpometacarpal joint. J Hand Surg Am **5**：115～122, 2005.

2) American Academy of Orthopedic Surgeons：Measuring and Recording of Joint Motion. Glenwood Press, 1965.

3) *An KN, Berger RA, Cooney WP III* (Eds)：Biomechanics of the Wrist Joint：1～174, Springer-Verlag, New York, 1991.

4) *Artg TD, Posch JL*：The carpometacarpal Boss. J Bone Joint Surg **55-A**：747～752, 1973.

5) *Aune S*：Osteoarthritis of the first carpometacarpal joint, An investigation of 22 cases. Acta Chir Scand **109**：449～456, 1965.

6) *Beetham WP Jr.*, et al：Physical Examination of the Joints. W. B. Saunders Co., 1965.

7) *Berger RA, Landsmeer JMF*：The Palmar radiocarpal ligaments. A study of adult and fetal human wrist joints. J Hand Surgery **15-A**：847～954, 1990.

8) *Berger RA, Linscheid RL, Berquist TH*：Magnetic resonance imaging of the radiocarpal ligaments. J Hand Surg **19-A**：296～294, 1994.

9) *Berger RA*：The gross and histologic anatomy of the scapholunate interosseous ligament. J Hand Surg **21-A**：170～178, 1996.

10) *Berger RA*：The ligaments of the wrist. Hand Clinics **13**：63～82, 1997.

11) *Bowers WH*, et al：The proximal interphalangeal joint volar plate. An Anatomical and biomechanical study. J Hand Surg **5**：79～88, 1980.

12) *Bowers WH*：The distal radioulnar joint. Operative Hand Surgery 3rd ed. Ed. Green DP：982, 1993.

13) *Conwell EH*：Injuries to the elbow. Clinical Symposia, CIBA **21**：35～62, 1969.

14) *Cooney WP, Lucca MJ, Chao EYS*, et al：The kinesiology of the thumb trapeziometacarpal joint. J Bone Joint Surg **63A**：1372～1381, 1981.

15) *Cuono CB, Watson HK*：The carpal boss. Surgical treatment and etiologic considerations, Plast. Reconstr Surg **63**：88～93, 1979.

16) *Dell PC*：Distal radioulnar joint dysfunction. Hand Clinics **3**：563～582, 1987.

17) *Dobyns JH, Linscheid RL, Chao EYS*, et al：Traumatic instability of the wrist. AAOS Instruct. Course Lecture：182～199, 1975.

18) *Eaton R, Littler JW*：A study of the basal joint of the thumb. J Bone Joint Surg **51-A**：661～668, 1969.

19) *Ekenstam FW, Palmer AK, Glisson RR*：The load on the radius and ulna in different positions of the wrist and forearm. Acta Orthop Scand **55**：363～365, 1984.

20) *El-shannawy M, Nakamura K, Patterson RM*, et al：Three-dimensional kinematic analysis of the second through fifth carpometacarpal joints. J Hand Surg **26A**：1030～1035, 2001.

21) *Fisk GR*：The Wrist. J Bone Joint Surg **66-B**：396～407, 1984.

22) *Flatt AE*：The Care of the Rheumatoid Hand. C. V. Mosby Co., 1963.

23) 淵脇次男：南九州日本人の手関節運動. 解剖誌 **31**：44, 1956.

24) 淵脇次男：手関節運動に関する研究, 補遺（即ち橈骨手根関節と手根間関節運動の運動範囲）. 鹿児島医学雑誌 **32**：1031～1036, 1959.

25) *Gigis PI, Kuczynski K*：The distal interphalangeal joints of human fingers. J Hand Surg **7**：176～182, 1982.

26) *Green DP*：Carpal dislocations and instabilities. Ed. Green DP；Operative Hand Surgery 3rd ed：861～928, Churchill-Livingstone, New York, 1993.

27) 今枝利彦, 他：大菱形中手骨関節の靭帯解剖. 日手会誌 **10**：704～707, 1993.

28) 井村貢治：手関節の運動範囲, 可動率及び関節面, 殊にその不動軸. 東京医学会雑誌 **55**：1, 1941.

29) 浄往端雄：九州日本人の関節並に靭帯に関する研究(4) 手関節における骨間靭帯, 肘関節腔. 熊大第一解剖業績 **1**：189, 1948.

30) *Kapandji AI*：Physiologie Articulaire 6 ed. ：252～277, Maloine, Paris, 2005.

31) *Kaplan EB*：Dorsal dislocation of the metacarpophalangeal joint of the index finger. J Bone Joint Surg **39-A**：1081～1086, 1957.

32）　*Kauer JMG*：The articular disc of the hand. Acta Anat **92**：590〜605，1975.

33）　*Kleinman WB, Graham TJ*：The distal radioulnar joint capsule：Clinical anatomy and role in posttraumatic limitation of forearm rotation. J Hand Surg **23A**：588〜599，1998.

34）　*Landsmeer JMF*：Anatomical and functional investigations on the articulation of the human fingers. Acta Anat (Suppl. 24) **25**：1〜69，1955.

35）　*Landsmeer JMF*：Studies in the anatomy of articulation. Acta Morph Neur Scand **3**，1959.

36）　*Linscheid RL, Dobyns JH, Beabout JW*, et al：Traumatic instability of the wrist. J Bone Joint Surg **54-A**：1612〜1632，1972.

37）　*Linsheid RL, Wheeler DK*：Elbow dislocations. J Am Med Asson **194**：1171〜1176，1965.

38）　*Mizuseki T, Ikuta Y*：The dorsal carpal ligaments：Their anatomy and function. J Hand Surg **14-B**：91〜98，1989.

39）　*Nakamura K, Patterson RM, Viegas SF*：The ligament and skeletal anatomy of the second through fifth carpometacarpal joints and adjacent structures. J Hand Surg **26A**：1016〜1029，2001.

40）　*Nakamura T, Yabe Y, Horiuchi Y*：Functional anatomy of the triangular fibrocartilage complex. J Hand Surg **21-B**：581〜586，1996.

41）　中村利康，矢部　裕，堀内幸雄：手関節 TFCC の機能解剖．別冊整形外科 **31**：15〜19，1997.

42）　*Nakamura T, Takayama S, Horiuchi Y*, et al：Origins and insertions of the triangular fibrocartilage complex：A histological study. J Hand Surg **26-B**：446〜454，2001.

43）　*Napier JR*：The form and function of the carpo-metacarpal joint of the thumb. J Anat **89**：362〜369，1955.

44）　*Nowak MD*：Meterial properties of ligaments. Biomechanics of the Wrist Joint, An KN, Berger RA, Cooney WP (ed). Springer Verlag, New York, 1991.

45）　*Palmer AK, Werner FW*：The triangular fibrocartilage complex of the wrist：Anatomy and function. J Hand Srug **6**：153〜162，1981.

46）　*Palmar AK, Glisson RR, Werner FW*：Ralationship between ulnar variance and triangular fibro cartilage complex. J Hand Surg **9-A**：681〜683，1984.

47）　*Ritt MJPF, Berger RA, Linscheid Rl*, et al：The lunotriquetral joint：Kinematic effect of sequential ligament sectioning, ligament repair, and arhrodesis. **23-A**：432〜445，1998.

48）　*Schwarz S*：Localized fusion at the wrist joint. J Bone Joint Surg **49-A**：1591〜1596，1967.

49）　*Smith FM*：Surgery of the Elbow, Charles C. Thomas Publisher, 1954.

50）　*Stopfford JSB*：The nerve supply of the interphalangeal and metacarpophalangeal joints. J Anat **56**：1〜11，1921.

51）　*Taleisnik J*：The ligaments of the wrist. J Hand Surg **1**：110〜113，1976.

52）　鳥山貞宣，他：X 線映画よりみた手の運動．整形外科 **11**：702〜704，1960.

53）　鳥山貞宣，他：手の関節の運動．整形外科 **12**：704〜706，1961.

54）　津山直一：指がボキボキ鳴るわけ．整形外科 **28**：80，1977.

55）　上羽康夫：手根不安定症（Carpal instability）の診断と治療．整形外科 **33**：1901〜1906，1982.

56）　上羽康夫，他：手根骨癒合または摘出後における手根骨運動の観察．整形外科 **20**：1460〜1462，1969.

57）　上羽康夫：手外科温故知新　Sigmoid notch の sigmoid とは．日手会ニュース 44：10，2015.

58）　*Vesely DG*：The distal radio-ulnar joint. Clin Orthop and Related Research **51**：75〜91，1967.

59）　*Volz R*, et al：Biomechanics of the wrist. Clin Orthop **149**：112，1980.

60）　柚木健爾：手関節に関する機能解剖学的研究（補遺・1）．鹿児島医学雑誌 **33**：1305，1960.

61）　*Zancolli EA*：Atlas of Surgical Anatomy of the Hand：421〜423，Churchill-Livingstone, New York, 1992.

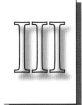

筋および腱

muscle, tendon

　手の運動を司る筋肉はすべて横紋筋であり，他の骨格筋と同様に赤筋（遅筋）と白筋（速筋）により構成される[18]．赤筋の筋線維の直径は細いがミオグロブリンが多く，ミトコンドリアがたくさんあるうえに周囲には毛細血管が数多くとり巻いており，血液から酸素とグリコーゲンを取り込み，有気呼吸を行うので疲労せずに長時間収縮運動を続けることができる．ATP酵素活性やコハク酸脱水酵素活性は高いがリン酸化活性は低く，その張力は小さく，収縮速度も遅い．赤筋を支配している運動神経の直径は細いが1個の運動ニューロンに支配されている筋線維の数すなわち運動単位の数は多い．それに対して白筋の筋線維の直径は太く白色をしており，グリコーゲンが多量に含まれ，ミオグロブリンやミトコンドリア量は少なく筋線維の周囲には血管も少ない．筋収縮には血液からの酸素を必要としない無気呼吸を行い筋肉内のグリコーゲンを消費して筋収縮を行うが，グリコーゲンがなくなると筋収縮が続けられず疲労し持続性に乏しい．しかし収縮速度は早く，張力も大であるので一過性に大きな力を出すのには都合がよい．ATP酵素活性やコハク酸脱水酵素活性は低いが，リン酸化活性は高い．白筋を支配している神経線維は太いが1つのニューロンによって支配されている白筋線維の数は赤筋に比較すると少ない．

　1個の運動ニューロンに支配されている筋線維のグループが運動単位を形成するが，下肢の筋肉では1個の運動単位の中に1,000個以上の筋線維が含まれており，大まかではあるが大きな運動をするのに適している．しかし，手の筋肉では1つの運動単位は数百個の筋線維から構成され，細かい運動も行えるようになっている．手の筋肉には1gぐらいの張力をもつ運動単位がたくさんあるので1gずつぐらいに段階的に変わる力を出すことができる．1つの筋肉の中には赤筋線維と白筋線維とが種々な割合で混在しており，筋が収縮するときにはまず力の弱い赤筋線維が収縮し，ついで中間型，そして最後に大きな力をもつ白筋が収縮し，筋の収縮力は次第に強くなる．1個の運動ニューロンに支配されている筋線維が1つの運動単位であるが，赤筋線維により構成される運動単位は肢位を保持するごとき一定の力を保つ運動に適し，緊張単位とよばれる．白筋線維により形成される運動単位は瞬間的な力を出す運動に適していて相動単位とよばれる[25]．

　筋を構成する筋線維の長さはそれぞれの筋によってほぼ一定である．筋の長軸に沿って筋を開くと筋線維は中枢の腱から起始し，末梢の腱に停止する．すべての線維は並走し，各筋線維の長さは同一筋内ではほぼ一定の長さを示す．筋線維の長さそのものが直接筋の収縮距離を示すもの

ではないが，生理的な筋収縮距離は筋線維の長さと比例するものと考えられる．したがって筋線維の長さを比較することによって各筋肉の相対的な収縮距離を推定することができる．手の各筋線維の長さは表 3 の第 3 欄のごとくである[5]．例えば浅指屈筋は 7.0〜7.3 cm の筋線維の長さをもち，深指屈筋腱の筋線維の長さ 6.2〜6.8 cm に比べてやや長い．しかし示指や小指へ行く深指屈筋は起始腱・停止腱とは別に中間腱が筋内にあり，筋線維はこの中間腱を介して 2 つの筋線維群が直列して並び，2 腹筋を形成している．骨間筋の筋収縮距離は短く約 1.5 cm である．

　筋収縮距離によって腱の移動距離が決定されるが，手の大きさあるいは指の長さによって当然その距離は異なる．成人における各筋肉の平均的な筋伸縮距離は表 3 第 4 欄に示すごとくである[4]．しかし，大まかに言えば指の屈筋腱の滑走距離が最も長く約 7 cm，指伸筋腱の滑走距離は約 5 cm，母指の屈伸に関与する筋腱の滑走距離は 5 cm，手関節の屈伸運動に関与する手根屈筋および手根伸筋腱の滑走距離は約 3 cm である．虫様筋を除く手筋の滑走距離はさらに短い．

　手における筋肉の強さは年齢，性別あるいは鍛練の程度により，個人差が非常に大きい．Steindler によれば筋力の強さは筋横断面積に比例し，3.6 kg/cm^2 と考えられる．ただ筋の横断面をみたときすべての筋線維がその横断面に含まれることは少なく，横断面積を正確に測定することは困難である．そのかわりに筋肉の全体積を測定し，それを筋線維の長さで割ったものを生理学的横断面積とし，各筋の筋力を相対的に比較することができる（表 3 第 5 欄）．前腕の中で最も筋力の強いものは深指屈筋である．浅指屈筋筋力はそれに比して小さい．手根屈筋の中では尺側手根屈筋が最も大きい力を有している．手根伸筋の中では長橈側手根伸筋が最も長い筋線維を有しているが，その力は最も小さい．手筋の筋力は前腕筋の筋力に比べて相対的に小さい値を示すが，手筋の数は多く，それらの筋力を総合すると手全体としては非常に大きな比重を示すことがわかる[5]．

　腱は筋と骨との間に介在する強い結合組織であり，平行して並ぶ太いコラーゲン線維束がその主な構成組織である．腱はしなやかではあるが牽引力に対しては非常に強く断面積 1 mm^2 について約 9 kg の張力に耐える[53]．腱のコラーゲン線維は I 型に属する．腱の表層には腱上膜（epitenon）がある．腱の中を走る多数のコラーゲン線維束は内腱膜（endotenon）によって多くの区画に分割されている．外腱膜および内腱膜は疎性結合織であり血管や神経を含んでいる．並走するコラーゲン線維の間には長方形あるいは台形を呈する腱細胞（tenocyte）が縦に連なる．一般に腱が軟部組織内を一直線に走る部分では，腱は腱傍織（paratenon）とよばれる疎性結合組織におおわれるが，骨や靱帯のまわりで方向を変えるような摩擦の起こりやすい部分では腱鞘（tendon sheath）によってとり囲まれる（☞ p. 212）．血管や神経を含む腱間膜（mesotenon）は滑液鞘が欠如している部分から腱内に侵入する．腱が骨や軟骨に付着する部分では腱線維の一部は骨膜に付着し，一部は骨膜を貫いて骨あるいは軟骨の中へシャーピー線維（*Sharpey*'s fiber）として侵入している．腱内には乏しいながら血管があり，腱への血管の入り方には 3 つある．①筋腱移行部から入ってくるもの，②停止部の骨から入ってくるもの，③腱間膜や腱紐から入ってくるものなどがある．腱鞘内では腱の栄養は腱内血管によるところが大きいが，腱の表層部は滑

表 3 手の作用筋の筋線維の長さ，筋伸縮距離，筋力比

		主要筋名		筋線維の長さ（cm）	筋伸縮距離*（mm）	筋力比（%）
		腕橈骨筋	(BR)	16.1		2.4
前腕回内運動		円回内筋	(PT)	5.1	30	5.5
		方形回内筋	(PQ)	3.0		3.0
前腕回外運動		回外筋	(Supin)	2.7		7.1
		上腕二頭筋	(BB)			
手関節掌屈運動		橈側手根屈筋	(FCR)	5.2	40	4.1
		長掌筋	(PL)	5.0	40	1.2
		尺側手根屈筋	(FCU)	4.2	33	6.7
手関節背屈運動		長橈側手根伸筋	(ECRL)	9.3	37	3.5
		短橈側手根伸筋	(ECRB)	6.1	37	4.2
		尺側手根伸筋	(ECU)	4.5	18	4.5
指屈曲運動	MP関節	骨間筋 および 虫様筋	(DI) (PI) (Lumb)	1.5〜2.5 1.5〜1.7 4.9〜6.6		9.4 3.5 0.6
	PIP関節	浅指屈筋	(FDS) Ⅱ Ⅲ Ⅳ Ⅴ	7.2 7.0 7.3 7.0	64 64 64 64	2.0 3.4 2.0 0.9 }計8.3
	DIP関節	深指屈筋	(FDP) Ⅱ Ⅲ Ⅳ Ⅴ	6.6 6.6 6.8 6.2	70 70 70 70	2.7 3.4 3.0 2.8 }計11.9
指伸展運動	MP関節	指伸筋	(EDC)	5.5〜6.0	50	5.5
	PIP関節 および DIP関節	骨格筋 および 虫様筋	(DI) (PI) (Lumb)	1.5〜2.5 1.5〜1.7 4.9〜6.6	20〜40	9.4 3.5 0.6
母指屈曲運動	MP関節	短母指屈筋	(FPB)	3.6	10	1.3
	IP関節	長母指屈筋	(FPL)	5.9	52	2.7
母指伸展運動	MP関節	短母指伸筋	(EPB)	4.3	28	0.8
	IP関節	長母指伸筋	(EPL)	5.7	58	1.3
母指外転運動		長母指外転筋	(APL)	4.6	28	3.1
		短母指外転筋	(APB)	3.7	10	1.1
母指内転運動		母指内転筋	(AdP)	3.6	15	3.0

Brand PW, et al : J Hand Surg 6 : 209-219, 1981.
＊*Boyes JH* : Bunnell's Surgery of the Hand. J. B. Lippincott : 14〜15, 1964.

液鞘からの滑液によって栄養されていると考えられている．腱の中の神経終末には単純な型のものとゴルジ器官（*Golgi* organ）をつくっているものとがある．単純なものは無髄神経が細かく枝分かれして腱線維の表面に巻きついており，腱が過度に伸展される時に起こる痛覚に関与するものと考えられている．ゴルジ器官は筋と腱との接合部に存在し腱紡錘（tendon spindle）ともよばれ，腱の過緊張に対して反射的に筋収縮を抑制すると考えられている．

手の運動を司る筋は前腕に筋腹をもつ前腕筋群（extrinsic muscles）と手の中に起始および停止部をもつ手筋群（intrinsic muscles）とに分けられる．これらの筋は作用する関節の数や大きさによって，表3のごとくそれぞれ異なった筋力と収縮力をもっている．もちろん，これらの筋力や収縮力は個人によって差はある．これらの値は単に筋の状態を知るのに役立つのみでなく，麻痺筋を代償するための腱移行術を行う際にはぜひ知っておかねばならない数値である．腱移行術に際しては，さらに筋の起始部，停止部，支配神経，支配血管などを知っておくことが必要である．

A. 前腕筋群　forearm muscles（**外在筋** extrinsic muscles）

前腕筋は機能解剖学的に2群に分けられる．1つは前腕の掌側にあって屈曲・回内運動に関与する屈曲・回内筋群（flexor-pronator muscle group）であり，他の1つは前腕の背側にあって伸展・回外運動に関与する伸展・回外筋群（extensor-supinator muscle group）である．

1. 屈曲・回内筋群　flexor-pronator muscle group

この筋群は3層に分かれ，それぞれ浅筋層，中間筋層，深筋層とよばれる．浅筋層には円回内筋，橈側手根屈筋，長掌筋，尺側手根屈筋が属し，中間筋層には浅指屈筋が属し，深筋層には深指屈筋，長母指屈筋，方形回内筋が属している（図88）．

1）浅筋層

浅筋層に属する円回内筋（pronator teres），橈側手根屈筋（flexor carpi radialis），長掌筋（palmaris longus）および尺側手根屈筋（flexor carpi ulnaris）はいずれも上腕骨の内側上顆（medial epicondyle）より起始し，前腕掌側の最も浅い筋層を形成している（図89）．

a. 円回内筋　pronator teres（神経支配：正中神経，$C_6 \sim C_7$）

この筋は通常2つの起始部を有している．上腕骨頭*(humeral head)は上腕骨内側上顆（medial epicondyle），内側筋間隔膜（medial intermuscular septum）および屈筋筋膜から起

＊上腕骨頭と上腕頭：前腕筋の中で caput humerale（humeral head）および caput ulnare（ulnar head）とよばれる2つの筋頭を有するのは円回内筋，尺側手根屈筋，尺側手根伸筋の3筋である．円回内筋の caput humerale は日本名では上腕骨頭とよばれ，他の2筋の caput humerale は上腕頭とよばれている．caput ulnare はいずれも尺骨頭とよばれている．なお尺骨の遠位端も尺骨頭（caput ulnae）とよばれるから区別する必要がある．

始している．小さい方の尺骨頭（ulnar head）は尺骨の鉤状突起（coronoid process）より起始している．尺骨頭より起始した筋線維は上腕骨より起始した筋線維と合一して橈側末梢に向かって走る．腕橈骨筋（brachioradialis）の下を斜めに通り抜けて，前腕のほぼ中央部で橈骨の橈側から背側にかけて，平たく薄い腱が橈骨に停止する．この筋が収縮すると橈骨は回転し，前腕の回内運動が起こる．

　正中神経は一般には円回内筋の上腕骨頭と尺骨頭の間を通って末梢へ走る．稀に円回内筋の尺骨頭を全く欠くことがある．この場合には円回内筋の下を正中神経が走ることになる．正中神経が前腕で出す初めての枝は円回内筋への運動枝で，通常2本またはそれ以上の枝を与えている．

　円回内筋は前腕にあり，かなり強い筋力を有するので腱移行術の動力として用いられることがある．とりわけ高位橈骨神経麻痺に対して，この筋腱を橈側手根伸筋腱に移行して手関節の背屈運動を回復する方法は広く用いられている．

b．橈側手根屈筋　flexor carpi radialis（神経支配：正中神経，C_6〜C_7）

　この筋は上腕骨内側上顆およびその付近の筋膜より起始し，橈側末梢に向かって走行する．起始部付近ではこの筋の橈側には円回内筋，尺側には長掌筋が密接して走る．この筋は前腕のほぼ中央部で徐々に腱へと移行し，太い円形の腱を形成する．手関節に近い前腕遠位部では長掌筋腱の橈側で，やや深部に位置する．手根部では，手根管（carpal tunnel）の最も橈側深部にある固有の靱帯管を通り抜けて，第2中手骨骨底掌面に至りそこに停止する．この停止部は時として2つに分岐し，第2中手骨のみならず第3中手骨骨底にも停止することがある．

　この筋の最も強い作用は手関節の屈曲であるが，手関節の橈屈運動にも関与し，またわずかではあるが前腕の回内運動をも助けている．

c．長掌筋　palmaris longus（神経支配：正中神経，C_7〜C_8）

　上腕骨内側上顆およびその付近の筋膜から起始し，橈側手根屈筋と尺側手根屈筋とに挟まれながら橈側末梢に向かって走る．この筋の筋腹は短くて，通常前腕の近位・中央1/3接合部で腱に移行する．長掌筋腱はしだいに細く丸い腱を形成し，前腕掌側のほぼ真中を通って手関節に至る．手関節に近い前腕遠位部では，浅指屈筋の深部より表面に出てくる正中神経が長掌筋腱の橈側でやや深部を走っている．手根部では，長掌筋腱はしだいに薄く拡がりながら手掌腱膜（palmar aponeurosis）に移行する．

　長掌筋の主な機能は橈側および尺側手根屈筋とともに手関節の屈曲運動に関与し，手掌腱膜を介して手掌皮膚緊張を行うことである．極めてわずかではあるが，前腕の回内運動も助けている．

　長掌筋腱は切除されても手の機能の障害はほとんどないうえに，この腱は比較的長くかつ適当な太さであるから腱移植の際に最も多く用いられる．しかし，この筋腱には変異が非常に多く認められる．筋腱が全く欠損している場合もあり，その欠損率は日本人の上肢では約

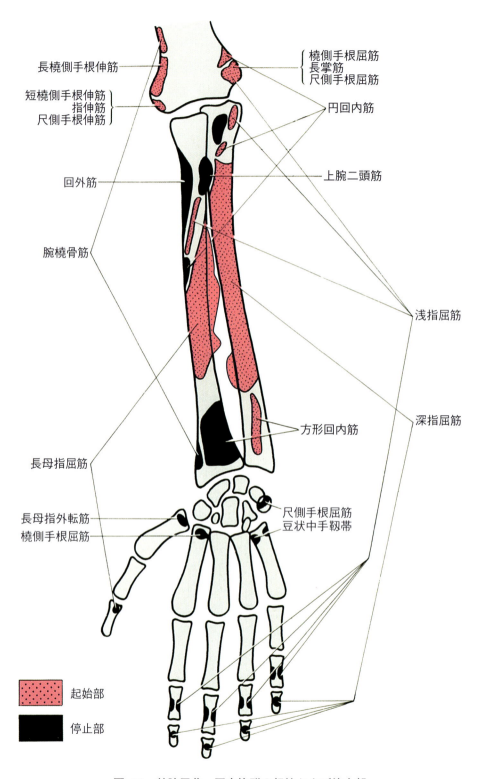

図 88　前腕屈曲・回内筋群の起始および停止部

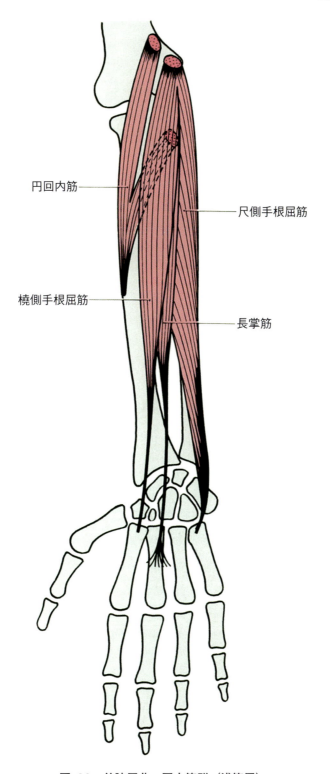

円回内筋

尺側手根屈筋

橈側手根屈筋

長掌筋

図 89　前腕屈曲・回内筋群（浅筋層）
円回内筋，橈側手根屈筋，長掌筋，尺側手根屈筋

4 %[28,63,64]，欧米人では約 13 %[50] である．その他の変異としては，この筋が上腕二頭筋腱膜，橈側あるいは尺側手根屈筋，浅指屈筋から起始している場合，この腱が 2 ～ 3 本に分かれたり，前腕筋膜，母指球筋膜，手根骨などに停止する場合がある．副長掌筋（accessory palmaris longus）とは長掌筋腱より起始し，小指球筋あるいは手根靱帯などに停止する筋であり，稀にみられる長掌筋腱変異の 1 つである．また，長掌筋の一変異と考えられるものに深掌筋（palmaris profundus）がある．この筋は前腕近位部の深層に起始をもち，手根部では横手根靱帯の深側を通って手掌内で手掌腱膜に停止する．この腱は手根管内を通るので，手根管症候群の原因となることがある[10,14]．

d. 尺側手根屈筋　flexor carpi ulnaris（神経支配：尺骨神経，C_7～C_8）

　この筋は 2 つの起始部をもつ．上腕頭（humeral head）は上腕骨内側上顆より起始し，同部より起始する浅筋層群の最も尺側に位置している．尺骨頭は肘頭内側および尺骨近位 3/5 部さらに周囲の筋膜より広く起始している．これら 2 つの筋頭は上腕骨内側上顆のすぐ末梢で腱膜弓を形成しながら合一している．この合一部では尺骨神経がこの筋を貫通して上腕背側より前腕掌側に入る．尺側手根屈筋は尺骨の掌側をその長軸に沿ってほぼまっすぐに末梢に走る．前腕中央部よりしだいに幅広い腱が形成されるが，ほぼ手関節に至るまで筋線維が伴っている．腱はいったん豆状骨に付着するが豆鉤靱帯（pisohamate ligament）および豆中手靱帯（pisometacarpal ligament）をもって有鉤骨および第 5 中手骨骨底に停止する．機能的には豆鉤靱帯および豆中手靱帯は尺側手根屈筋腱の延長であり，豆状骨はその腱の中に存在する種子骨と考えられる．

　尺側手根屈筋は橈側手根屈筋，長掌筋と共に手関節の屈曲運動を行い，尺側手根伸筋（extensor carpi ulnaris）と共に手関節の尺屈運動を行う．

　尺側手根屈筋腱内にはしばしば急性石灰沈着が起こり，急激な強い疼痛を手関節付近にきたし，臨床上問題となる．

2）中間筋層

前腕掌側の中間筋層は幅の広い浅指屈筋のみによって形成されている．

浅指屈筋　flexor digitorum superficialis（神経支配：正中神経，C_7～Th_1）

　この幅広い筋は尺側より起始する上腕尺骨頭（humeroulnar head）と橈側より起始する橈骨頭（radial head）をもつ．前腕掌側のほぼ全体をその筋腹でもっておおう．上腕尺骨頭の一部は浅層筋と共に上腕骨内側上顆より起始し，他の一部は肘関節の尺側側副靱帯（ulnar collateral ligament）および鉤状突起（coronoid process）基部より起始し，その筋線維は橈側末梢に向かって走る．橈骨頭は，上腕二頭筋腱が停止する橈骨粗面（radial tuberosity）のすぐ遠位部より橈骨のほぼ中央部にある円回内筋の停止部に至る橈骨近位 1/2 部掌面より起始している．2 つの筋頭の近位部は前腕近位部で強い腱膜を形成しながら互いに融合している．円回内筋の 2 頭間を通って深部に進入してきた正中神経は尺骨動脈と共に，浅指屈筋の 2 頭が融合する腱膜の間を通ってこの筋の深部へとさらに進入する．前腕中央部から遠位部にかけては上腕

尺骨頭の浅在線維と橈骨頭からの筋線維は合一してしだいに中指および環指に向かう腱を形成し，上腕尺骨頭の深在線維は示指および小指に向かう腱を形成する．手関節に近い前腕遠位部では筋線維はなくなり完全な腱を形成する．浅在する中指，環指の腱は共に丸く太い腱であるが，深在する示指，小指の腱では示指の腱のみが太く小指への腱は極めて細いのが普通である．手根管（carpal tunnel）に入った浅指屈筋腱はやはり2層に分かれ，中指，環指への腱は浅在し，示指，小指への腱はその深部を走る．手根管を出て，手掌に入ると4本の腱はそれぞれの指に向かって放線状に拡がる*.

MP関節の掌側に至ると，それぞれの腱は二分し深指屈筋腱の両側を回って次第にその腱の背側に至り，各指の中節骨掌側面に腱交叉（chiasma tendinum）を形成しながら停止する（図90）．停止部近くの腱は短および長腱紐（short and long vincula）によって基節骨掌側面に連繋されている．短腱紐は基節骨頚部と浅指屈筋腱とを連結する比較的厚い三角形を呈する膜である．長腱紐は基節骨骨底から掌側末梢にのびて二分して浅指屈筋腱に至る2本の薄く長い腱膜である．深指屈筋腱にも同じような腱紐があるが，これらの腱紐を通って栄養血管は腱の中に入って行く（図91，92）．

浅指屈筋腱は手根管（carpal tunnel）の中では総指屈筋腱腱鞘（common digital flexor tendon sheath）に包まれ，指の中では指腱鞘（digital tendon sheath）に包まれている．その詳細については腱鞘の節で記載する（☞ p. 212）．

浅指屈筋の主な機能は指の屈曲運動，特にPIP関節の屈曲運動である．深指屈筋とは異なり，浅指屈筋腱は互いによく分離しているので各指をPIP関節において単独に屈曲させることができる．浅指屈筋は虫様筋，骨間筋を助けてMP関節の屈曲にも関与するし，指が伸展位に保たれていれば手関節の屈曲運動にもわずかに関与する．

浅指屈筋腱は独立した運動をしうるので，そのうちの1本を移行して他の運動を代用させることがある．例えば，母指の対立運動筋が障害された場合に環指に行く浅指屈筋腱の腱移行術を行い，母指対立運動を行わせることができる．その場合でも母指対立運動は移行した1本の浅指屈筋腱で行うことができ，他の指の屈曲運動を行う浅指屈筋腱とは別の独立した運動として行いうる．

この筋の変異としては筋腹が末梢にまでのびて手根管内に至るもの，この筋の一部の線維が

＊腱移行術とか腱剥離術とかを行う場合に手掌の中で浅指屈筋腱と深指屈筋腱とを区別する必要がしばしば生ずる．この区別は普通それほど困難なものではないが，時には非常にわかりにくいことがある．これらを区別する主な識別点は
　① 浅指屈筋腱は手掌の中では深指屈筋腱よりも浅層すなわち掌側にある（指の中ではこの関係は異なる）.
　② 手掌遠位部では浅指屈筋腱の真中に深い縦の線が認められ，浅指屈筋腱がしだいに2本に分かれるのをうかがい知ることができる．
　③ 手掌近位部では虫様筋が深指屈筋腱に起始しているが，浅指屈筋腱には虫様筋の起始が認められない．
　④ 腱を引っ張った場合に，PIP関節のみしか屈曲しないのは浅指屈筋腱であり，DIP関節，PIP関節がともに屈曲するのは深指屈筋腱である．

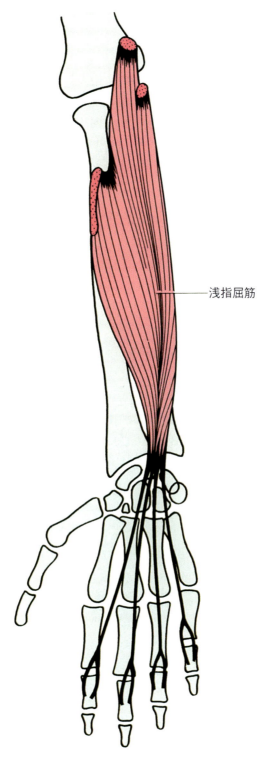

浅指屈筋

図 90　前腕屈曲・回内筋群（中間層＝浅指屈筋）

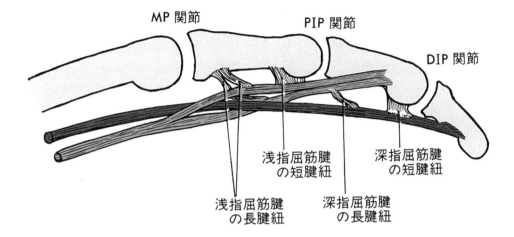

a. 側　面

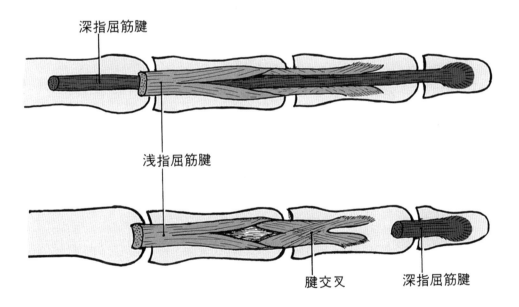

b. 掌側面

図 91　指屈筋腱の腱紐と腱交叉

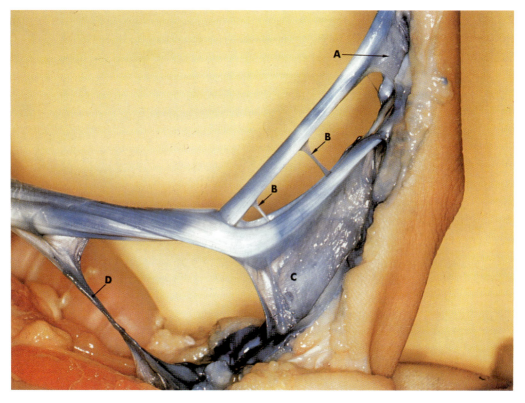

図 92　腱　紐
A：深指屈筋腱への短腱紐　B：深指屈筋腱への長腱紐
C：浅指屈筋腱への短腱紐　D：浅指屈筋腱への長腱紐

長母指屈筋に入るもの，虫様筋が深指屈筋腱のかわりにこの腱より起始するものなどがあげられるが，その頻度は極めて低い．

3）深筋層

　深筋層は深指屈筋（flexor digitorum profundus），長母指屈筋（flexor pollicis longus）および方形回内筋（pronator quadratus）の3筋により形成されている（☞ p. 158　図 88）．

a.　深指屈筋　flexor digitorum profundus（神経支配：正中神経および尺骨神経，$C_8 \sim Th_1$）
　前腕における最大の筋である．この筋は尺骨の近位 2/3 部の尺側面，掌側面および骨間膜の掌側面，また付近の深部筋膜から起始している．この筋の橈側部すなわち主として骨間膜掌側面から起始した筋は尺側部の筋と分かれて示指に行く腱をしだいに形成する．これに反し，この筋の尺側部は通常では幅広い1枚の腱をまず形成し，その腱が前腕遠位端に至って初めて3つの腱に分かれ，それぞれ中指，環指，小指の深指屈筋腱をつくる．手根管に入った腱はほぼ並列に並び，2層に分かれた浅指屈筋腱のさらに深部背側で最深層をつくる．手根管を出たところで，腱は放線状に分かれそれぞれの指に向かう．手根管から出た部において，虫様筋（lumbricales）がこの腱より起始する．指に至った深指屈筋腱は基節骨のほぼ中

央部で二分した浅指屈筋腱の間を通り抜け，さらに末梢へ走り，末節骨の掌面全体に停止する．

　深指屈筋腱も短および長腱紐（short and long vincula）を有している．短腱紐（short vincula）は中節骨頚部とその掌側を走る深指屈筋腱とを結ぶ比較的厚い三角形の腱膜である．長腱紐（long vincula）は PIP 関節掌側を走る深指屈筋腱と基節骨頚部または浅指屈筋の短腱紐付近の滑液膜とを結ぶ細長い膜である．

　深指屈筋腱も浅指屈筋腱と同様に手根管の中では総指屈筋腱腱鞘（common digital flexor tendon sheath）に包まれ，指の中では指腱鞘（digital tendon sheath）に包まれている．その詳細については腱鞘の節で記載する（☞ p. 212）．

　深指屈筋は正中神経および尺骨神経の両方から支配を受けており，示指，中指への筋は正中神経により支配され，環指，小指への筋は尺骨神経によって支配されていると一般には考えられている．しかし，尺側の 3 指へ行く筋はすべて尺骨神経により支配されていることが多いと考える人もある．

　深指屈筋の最も主な作用は DIP 関節の屈曲運動であるが，DIP 関節よりも中枢にある PIP 関節および MP 関節の屈曲にも関与している．したがって，もし浅指屈筋の作用が失われた場合には，深指屈筋がその作用を代行し，少し力は弱くなるが PIP 関節を十分屈曲させることができる．深指屈筋腱は浅指屈筋腱ほど互いの分離が良くないために，示指以外の深指屈筋腱 1 本だけが単独で運動することは困難である．

　この筋の変異としては上腕骨上顆，尺骨，浅指屈筋，長母指屈筋などから起始する筋線維を受けることがある．

b.　長母指屈筋　flexor pollicis longus（神経支配：正中神経，$C_7 \sim Th_1$）

　この筋は橈骨中央 1/2 部掌面および骨間膜の一部より起始し，ほぼまっすぐに末梢に走る．腱は前腕のほぼ中央部より徐々に形成されるが，下行するにつれてそれに付着する筋線維は橈側のみから入ってくる．言い換えれば，前腕遠位部では筋の尺側縁に腱が形成される．筋線維は手関節のすぐ中枢でなくなり，太く円い腱がつくられる．手根管の中では，長母指屈筋腱は浅および深指屈筋腱の橈側で，橈側手根屈筋腱よりは尺側に存在する．手根管を出た腱は母指に向かって斜めに走り，短母指屈筋の浅頭と深頭との間を通り抜けてのち，母指の掌側に入る．長母指屈筋腱も深指屈筋腱と同様に腱紐（vincula）をもち，母指の末節骨掌側面に停止する（図 93）．

　この腱の腱鞘は橈側滑液包（radial bursa）ともよばれ，手関節の中枢より腱の停止部に至る長い腱鞘であり，手根管の中で総指屈筋腱腱鞘と交通しているのが普通である．

　長母指屈筋の最も主要な機能は母指 IP 関節を屈曲させることであるが，母指 MP 関節屈曲にも関与している．

　長母指屈筋の変異は比較的まれであるが，時には上腕骨内側上顆に起始する浅層筋膜より筋線維を受けている場合がある．

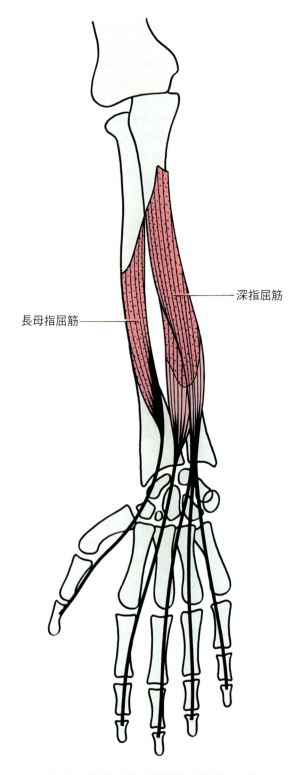

長母指屈筋

深指屈筋

図 93　前腕屈曲・回内筋（深筋層−Ⅰ）
＝長母指屈筋，深指屈筋．方形回内筋は図94.

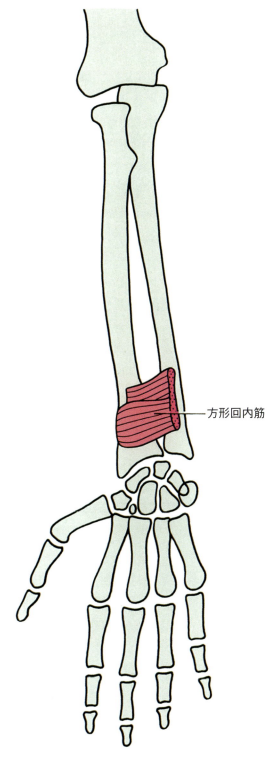

方形回内筋

図 94　前腕屈曲・回内筋（深筋層－Ⅱ）
＝方形回内筋.

c. 方形回内筋　pronator quadratus（神経支配：正中神経, $C_8 \sim Th_1$）

　この筋は深指屈筋や長母指屈筋よりさらに深部に存在する四角形の筋である．尺骨骨幹遠位 1/4 部の掌面より起始する筋はほぼ水平橈側でほんのわずかに末梢へ向かって走り，橈骨遠位 1/4 部の掌面および橈側面に停止する（図 94）．

　方形回内筋の機能は前腕の回内運動である．方形回内筋の筋力は円回内筋（pronator teres）よりは弱いが，円回内筋の回内力は肘関節が強い屈曲位では弱まるのに対して，方形回内筋の回内力は肘関節の肢位にかかわらず一定している．

　この筋の変異としては，通常この筋の背側を通っている前骨間神経（anterior interosseous nerve），前骨間動脈（anterior interosseous artery）が時としてこの筋の間を貫通し，この筋を 2 層に分けることがある．

2. 伸展・回外筋群　extensor-supinator muscle group

　これらの筋は前腕の背側にあり，手および指の伸展を司ると同時に前腕の回外運動に関与する．この筋群は浅筋層および深筋層に分かれ，いずれも橈骨神経支配を受ける．浅筋層には腕橈骨筋，長および短橈側手根伸筋，指伸筋*，小指伸筋，尺側手根伸筋が属し，深筋層には回外筋，長母指外転筋，短母指伸筋，長母指伸筋，示指伸筋が属する（図 95）．

1）浅筋層

　浅筋層に属する腕橈骨筋（brachioradialis），長および短橈側手根伸筋（extensor carpi radialis longus and brevis），指伸筋（extensor digitorum），小指伸筋（extensor digiti minimi），尺側手根伸筋（extensor carpi ulnaris）はいずれも上腕骨遠位部の外側および外側上顆（lateral epicondyle）に起始し，前腕背側に表在する筋層を形成している．

a. 腕橈骨筋　brachioradialis（神経支配：橈骨神経, $C_5 \sim C_6$）

　この筋は手指の伸展には関与せず，前腕の回内・回外運動には中間的な働きをもつので，厳密な意味では伸展・回外筋群に属するものではない．むしろ屈曲・回内筋群と伸展・回外筋群の中間に属するものである．

　この筋は上腕骨の外側上顆より上方へのびる上腕骨外側上顆稜の上 2/3 部より起始し，上腕筋（brachialis）と上腕三頭筋（triceps brachii）の間を通り，肘関節の前方から前腕に入り，末梢に向かって走る．この幅広い筋は長橈側手根伸筋の一部をおおいながら，前腕屈曲・回内筋群と伸展・回外筋群との間を分けるようにして末梢に向かい，しだいに幅広く薄い腱を形成する．その腱はやがて橈骨遠位部橈側に停止する（図 96）．

　この筋の深部には前腕のほぼ全長にわたって橈骨神経浅枝が走っている．

＊**指伸筋**：以前には指伸筋は 4 指全部を同時に伸展することはできるが，各々の指を別個に伸展する能力は全くないと考えて，総指伸筋（extensor digitorum communis）とよばれていた．しかし現在では，この筋自身はそれぞれの指を別個に伸展する能力を有するが，腱の分岐が悪かったり，腱間結合によってその作用が阻害されているものと考えられているので，単に指伸筋（extensor digitorum）とよばれている．

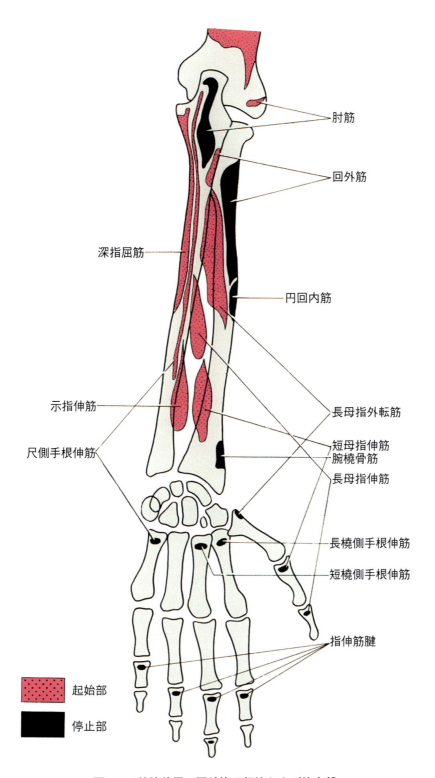

肘筋

回外筋

深指屈筋

円回内筋

示指伸筋

長母指外転筋

尺側手根伸筋

短母指伸筋
腕橈骨筋

長母指伸筋

長橈側手根伸筋

短橈側手根伸筋

指伸筋腱

起始部

停止部

図 95　前腕伸展・回外筋の起始および停止部

　腕橈骨筋の主な機能は肘関節の屈曲である．特に前腕が中間位にある場合には最も強く作用すると考えられている．またこの筋は前腕が回内位にある時には回外筋として働き，前腕が回外位にある時には回内筋として働く．

　この筋の筋力は強く，しかも屈筋群と伸筋群との中間に位置するので，屈筋や伸筋に障害があり，腱移行術を必要とする場合には動力としてこの筋がしばしば用いられる．腕橈骨筋には全周にわたって筋をおおう筋膜が存在し，筋と密に融合しているから腱移行術を行う場合には前腕遠位部から前腕近位部に至る広範囲な筋膜剥離を行う必要がある．

b.　長橈側手根伸筋　extensor carpi radialis longus（神経支配：橈骨神経，$C_6 \sim C_7$）

　この筋の起始部は腕橈骨筋のすぐ末梢で上腕外側上顆骨稜の遠位 1/3 部にある．筋腹の一部は腕橈骨筋におおわれているが，他方では短橈側手根伸筋をおおいながら肘関節の橈側後方を通って前腕に入る．前腕のほぼ中央部でしだいに腱へと移行する．腱は橈骨背面に沿ってほぼまっすぐに末梢へと走る．手関節より 3 ～ 4 cm 中枢で長母指外転筋および短母指伸筋がこの腱の上を斜めに横切る．この部で長橈側手根伸筋腱は短橈側手根伸筋腱と共通の腱鞘に入り，さらに手関節背面では伸筋支帯*（extensor retinaculum）の第 2 区画を通り抜け，次いで斜めに走る長母指伸筋腱の深部掌側を通って手背に至る．そしてこの腱は第 2 中手骨骨底橈側背面に停止する．腱の停止部の腱と骨との間には滑液包（bursa）が通常存在する．この腱の主な機能は手関節の背屈および橈屈である．

c.　短橈側手根伸筋　extensor carpi radialis brevis（神経支配：橈骨神経，$C_6 \sim C_7$）

　この筋は上腕骨外側上顆の前面より総伸筋腱の最も橈側に位置する筋として起始する．前腕近位部では長橈側手根伸筋によりおおわれつつ，尺側の指伸筋と共に末梢へと走る．前腕のほぼ中央部で長橈側手根伸筋と並走しながら，この筋はしだいに腱を形成する．しかし，長橈側手根伸筋よりもさらに末梢まで筋線維はのびている．前腕遠位 1/3 部では，尺側より斜めに走ってくる長母指外転筋および短母指伸筋によって，この筋と尺側に位置する指伸筋とは隔離されてしまう．長橈側手根伸筋腱と共に長母指外転筋および短母指伸筋の下をくぐり抜けてのち，長橈側手根伸筋腱と共通の腱鞘に入る．伸筋支帯の下に入った腱はリスター結節（*Lister's* tubercle）の橈側を通り，その結節のすぐ末梢で斜走する長母指伸筋腱の下を通り抜けて手背に入る．手背をさらに末梢へと走り，第 3 中手骨骨底に停止する．停止部には，この腱と骨との間に滑液包（bursa）が存在する（図 97）．

　この筋の機能は手関節の背屈運動である．手関節の橈尺運動や肘関節の屈曲運動にはほとんど関与しない．この筋腱の欠如はときに認められるが，その場合には長橈側手根伸筋腱が 2 本に分かれ，第 2 および第 3 中手骨に停止する．

＊伸筋支帯 extensor retinaculum：手根部背側を横走する靱帯で，背側手根靱帯（dorsal carpal ligament）とよばれていた（☞詳しくは p. 231）.

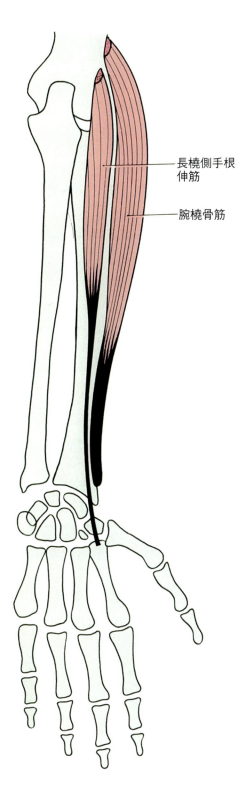

長橈側手根
伸筋

腕橈骨筋

図 96　前腕伸展・回外筋群（浅筋層－Ⅰ）
＝腕橈骨筋，長橈側手根伸筋.

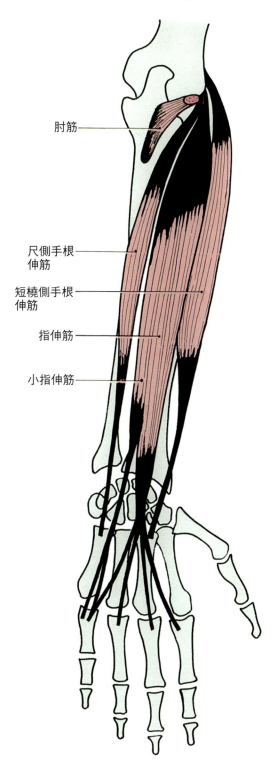

肘筋

尺側手根
伸筋

短橈側手根
伸筋

指伸筋

小指伸筋

図 97　前腕伸展・回外筋群（浅筋層－Ⅱ）
＝短橈側手根伸筋，指伸筋，小指伸筋，尺側手根伸筋.

d. 指伸筋 extensor digitorum（神経支配：橈骨神経，C_6〜C_8）

　この筋は上腕骨外側上顆より総伸筋腱の一部として起始し，前腕背側のほぼ中央を走る．橈側にある短橈側手根伸筋とは間もなく分かれるが，尺側にある小指伸筋とは筋腹を同じくして前腕遠位1/3部にまで一緒に走行する．前腕遠位1/3部で指伸筋はしだいに4本の腱を形成し，伸筋支帯（extensor retinaculum）のすぐ中枢で4本の腱は同一の腱鞘に入る．この腱鞘には深筋層からくる示指伸筋腱も入ってくるので，合計5本の腱が同一の腱鞘内を走る．5本の腱は伸筋支帯の第4区画（compartment）を通り抜けて手背のほぼ中央部に出てのち，それぞれの指に向かって放散する．

　小指に行く腱は一般に他指のものよりは細く，1本の指伸筋腱を環指と共有することもある[21]．腱間結合（intertendinous connection = connexus intertendineus）は古くは腱連結

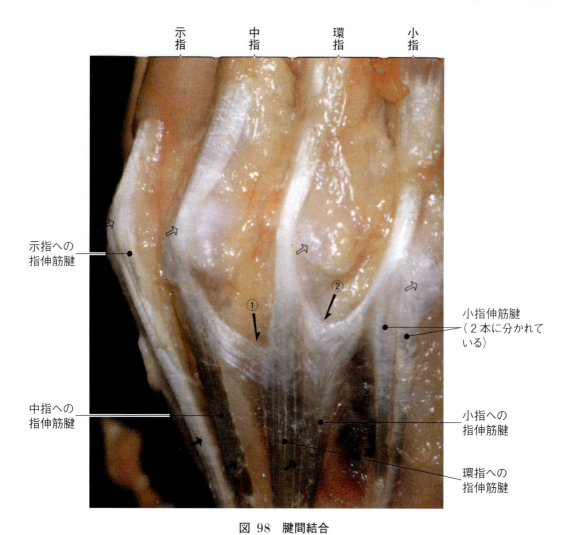

図 98　腱間結合

（⇨ MP関節，➡ 指伸筋腱，①⬎ 中指・環指間の腱間結合，②⬎ 環指・小指間の腱間結合，➤ 小指伸筋腱）
小指への指伸筋腱の発育は悪く，腱間結合に似ている．

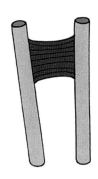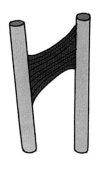

a. 横走腱膜による連絡

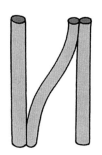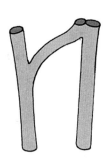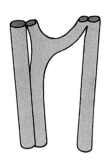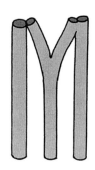

b. 指伸筋腱を結ぶ腱による連絡

図 99　腱間結合の種々（指伸筋腱間の連絡形態）
示・中指間では全く連絡を欠くかまたは横走腱膜による連絡が多い（約 90 ％）.
中・環指間では腱による連絡が多い（76.5 ％）　環・小指間では独立した小指伸
筋腱はなく，Y 字型腱の存在する場合が最も多い（71.0 ％）.
（松井正太郎：日整会誌 34：832, 1960 より）

（juncturae tendineum）とよばれていたもので，手背遠位部で各指へ行く指伸筋腱間を結ぶ
腱線維である．この線維は環指・小指および中指・環指間にはほとんど常に存在しているが，
示指・中指間では欠如していることが多い（図 98，99）.

　指伸筋腱が手背遠位部の背側指丘（knuckle）に至ると，これをおおうようにして薄く広
く拡がり指背腱膜（extensor expansion）を形成する．背側指丘をこえて行く中央部は厚く
指伸筋腱の延長をなし，さらに末梢へと走る．基節部で骨間筋腱および虫様筋腱と腱線維を
交換したのち，指伸筋腱の大部分は中央索（central band）となり中節骨骨底の背側に停止
する．

　この筋の主な機能は指の MP 関節の伸展であるが，MP 関節が屈曲位にある場合には PIP
関節，DIP 関節の伸展をも行うことができる．この筋は指の伸展と同時に各指を互いに開く
作用をも伴うので，背側骨間筋の作用としばしば誤認される．尺骨神経麻痺で背側骨間筋が
麻痺しているにもかかわらず，指の外転運動がみられるのはこの筋の作用である．しかし，

指伸筋による指の外転では，MP 関節の伸展運動が必ず同時に起こる．これに反して，背側骨間筋は MP 関節の伸展運動を伴わずに指の外転を行うことができる．

　この筋腱で最も多く認められる変異は腱の数の異常であり，またそれに伴う筋腹の異常である．その中でも最も多いのは先述した小指へ行く腱の欠如である．各々の指へ行く筋および腱が完全に分離独立していることもある．

e．小指伸筋　extensor digiti minimi（神経支配：橈骨神経，$C_6 \sim C_8$）

　この筋の一部は上腕骨外側上顆より起始するが，大部分の筋線維は指伸筋とこの筋との間に介在する中隔（septum）から起始している．指伸筋と共に末梢へ走り，前腕遠位部にまで至るが，次第にその腱から離れて小指伸筋腱固有の腱鞘に入る．手関節背側では指伸筋腱とは別の伸筋支帯第 5 区画を通り抜けて手背に出る．手背では直ちに 2 本の腱に分かれる．2 本の腱は並行して尺側末梢に向かって走り，小指指丘の中枢で橈側よりくる小指への指伸筋腱と合流し，指背腱膜（extensor expansion）を形成する．

　この筋の機能は小指の MP 関節を伸展させることであるが，指伸筋と同様に MP 関節が屈曲位にある時には PIP 関節や DIP 関節の伸展にも関与する．小指伸筋は指伸筋とは関係なく独立した働きをするので，他の指の MP 関節が屈曲されていて小指での指伸筋の作用は抑制されている時でも小指伸筋により小指だけを伸展させることができる．

　この筋腱の変異としては通常 2 本に分かれる腱が，それ以上の数に分かれることがある．また非常に稀には小指への腱が欠如し，環指への指伸筋腱とか尺側手根伸筋腱から小指へ腱が送られることがある．

f．尺側手根伸筋　extensor carpi ulnaris（神経支配：橈骨神経，$C_7 \sim C_8$）

　この筋は前腕の伸展・回外筋群浅筋層のうち最も尺側に存在する．この筋は 2 つの起始部をもち，それぞれ上腕頭（humeral head）および尺骨頭（ulnar head）とよばれる．

　上腕頭（humeral head）は上腕骨外側上顆から他の伸筋と共に起始し，末梢尺側に向かって走る．上腕頭の最も尺側にある筋線維は肘筋（anconeus）と接して走り，中枢部では肘筋との境界がはっきりしないが末梢に行くに従ってその境界も明確となる．

　尺骨頭（ulnar head）は肘筋停止部のやや末梢から始まり前腕背側のほぼ中央 1/3 部より起始する．尺骨頭は尺骨の背側面から直接に起始するのではなく，尺側手根屈筋，深指屈筋の起始部をおおいつつ尺骨背側面に停止する厚い筋膜から起始している．

　尺側手根伸筋は前腕遠位 1/3 部に至ると次第に太い腱を形成する．この腱は手関節背側に至ると伸筋支帯区画で最も尺側にある第 6 区画を通り，尺骨遠位端の尺側背側面に存在する溝を通って手背に至る．手背の尺側縁をさらに末梢へと走る尺側手根伸筋腱は第 5 中手骨骨底の尺側背側面に停止する．

　この筋の機能は手関節の背屈および尺屈運動である．すなわち長および短橈側手根伸筋と共に働く時は手関節の背屈運動を行い，尺側手根屈筋と共に働く時は手関節の尺屈運動を行う．

2）深筋層

　深筋層に属する回外筋（supinator），長母指外転筋（abductor pollicis longus），短母指伸筋（extensor pollicis brevis），長母指伸筋（extensor pollicis longus）および示指伸筋（extensor indicis）は，回外筋の一部を除けば，すべて前腕の橈骨，尺骨および骨間膜の背面から起始している．前腕近位部ではこれらの筋は浅筋層によっておおわれているが，遠位部では表在部に出てくる（図100）．

a.　回外筋　supinator（神経支配：橈骨神経，$C_5 \sim C_6$）

　この筋は前腕近位部にあるほぼ菱形の平たい筋であり，浅筋層により完全におおわれている．

　この筋は上腕骨外側上顆から肘関節の橈側側副靱帯（radial collateral ligament），環状靱帯（annular ligament），尺骨骨幹近位外側縁へ斜めに連なる一直線上より起始している．筋線維は橈側末梢に向かって走り，橈骨隆起から円回内筋停止部に至る橈骨近位1/3部でその骨の背面・側面に停止する．橈骨神経深枝がこの筋を貫通するのでこの筋は2層に分かれている．神経侵入部では2層の筋腹が腱膜弓の *Frohse* アーケード（arcade of *Frohse*）を形成するが，その部では橈骨神経深枝が絞扼され，麻痺を起こすことが少なくない．

　この筋の主な機能は前腕の回外運動であるが，実際にはその力はあまり強くなく，上腕二頭筋による回外力の約1/2程度である．

b.　長母指外転筋　abductor pollicis longus（神経支配：橈骨神経，$C_7 \sim C_8$）

　筋の起始部は回外筋の尺骨起始部よりやや末梢の尺骨後面，骨間膜，橈骨後面中1/3部を含む広い範囲より起始している．筋線維は橈側末梢に走りながら次第に収斂し，前腕遠位1/3部では指伸筋の深層から短橈側手根伸筋の表面へ出て，短および長橈側手根伸筋の背側を通ってさらに橈側末梢へと斜走する．橈骨末端部の腕橈骨筋の停止部を横切って手関節の橈側に至る．

　手関節の橈側部では短母指伸筋腱と通常同じ腱鞘の中を並走し，伸筋支帯の第1区画に入る．長母指外転筋腱は前腕掌側から手背へ入る橈骨動脈より浅層を通って，第1中手骨骨底の掌側橈側面に停止する．ただしこれには極めて変異が多い[23,29]．

　長母指外転筋の主な機能は母指CM関節における母指の外転および伸展運動を行わせる．手関節の橈屈運動にもわずかながら関与する．

　臨床では，この腱は短母指伸筋腱と共に腱鞘内で狭窄性腱鞘炎を起こすことがありドケルバン病（de Quervain's disease）として知られる．ただし，長母指外転筋腱と短母指伸筋腱は隔膜によって分離され，それぞれ別の腱鞘内に存在するのが約1/3にみられる．ドケルバン病の治療の際には注意を要する[49]．

　変異として最も多いのは腱の数である．腱が1本しかない場合はむしろ少なく，2本ある場合が最も多い．腱が3，4，5本ある場合も決して珍しくない．また，腱の付着する部位も第1中手骨骨底以外に，①母指球筋に終わる，②大菱形骨，関節包，筋膜に終わる，③母指球筋および大菱形骨，関節包および筋膜に終わるなど種々の型がある（図101）．

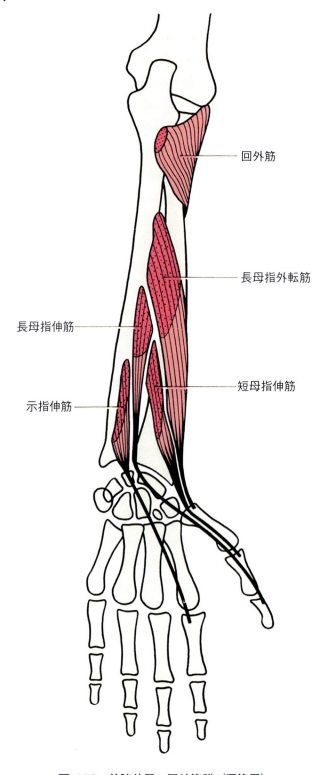

回外筋

長母指外転筋

長母指伸筋

短母指伸筋

示指伸筋

図 100　前腕伸展・回外筋群（深筋層）
＝回外筋，長母指外転筋，短母指伸筋，長母指伸筋，示指伸筋.

c. 短母指伸筋[*]　extensor pollicis brevis （神経支配：橈骨神経，C_7〜C_8）

　長母指外転筋起始部よりわずかに末梢で橈骨中央・遠位 1/3 移行部およびその付近の骨間膜より起始する．その後この筋は長母指外転筋の尺側に沿って走り，前腕遠位 1/3 部で長母指外転筋よりは末梢で，指伸筋と短橈側手根伸筋の間から表層に出る．長母指外転筋と並んで短および長橈側手根伸筋腱の上を通り，長母指外転筋腱と同じ腱鞘に入ったのち，手関節の橈側に至り伸筋支帯第 1 区画を通り抜けて手背に至る．長母指外転筋のすぐ背側を並走し，"解剖学的嗅ぎ煙草入れ"（anatomical snuff box）の橈側壁を形成しつつさらに末梢へ走り，第 1 中手骨骨底背側に至る．長母指外転筋腱が第 1 中手骨骨底に停止したのち，短母指伸筋腱は単独で第 1 中手骨背面をさらに末梢へと走る．母指の MP 関節背側をこえたのち，母指基節骨骨底の背側面にこの腱は停止する．停止部ではこの腱の一部が長母指伸筋腱へ送り込まれているのが普通である．

　この筋の主な機能は母指の MP 関節伸展運動であるが，母指 CM 関節の伸展にも役立っている．

　この筋腱の変異は多い．主なものとしては，①停止部が母指の基節ではなしに末節骨骨底であったり，②2 本以上の腱に分かれていたり，③長母指外転筋腱とは別に固有の腱鞘をもつ．短母指伸筋腱はしばしば欠如する．その欠如率は報告によって異なるが，平均は約 6 〜 8 ％である．この筋腱が欠如する場合には，その機能を長母指伸筋腱と長母指外転筋腱が代償することになり，それらの筋腱の数や太さには多くの変化が現れる[7,55,56]．

　臨床では長母指外転筋腱と共に狭窄性腱鞘炎を起こし *de Quervain* 病として知られるが，主因は短母指伸筋腱の腱鞘炎であるので，この腱が固有の腱鞘あるいは区画を有する場合にはその固有腱鞘または区画を切開すればよい[77]．

d. 長母指伸筋　extensor pollicis longus （神経支配：橈骨神経，C_7〜C_8）

　この筋は尺骨背側面の中 1/3 部およびその付近の骨間膜より起始している．筋は指伸筋におおわれつつ前腕遠位部を末梢へと走り，次第に腱を形成する．この腱は手関節に近づくと指伸筋腱の橈側より浅層へ出てくる．長母指伸筋腱はこの部で固有の腱鞘内に入り，伸筋支帯第 3 区画を通ってリスター結節（*Lister*'s tubercle）の尺側に至る．橈骨末端でリスター結節の遠位端を回ると，この腱は走る方向をかえて橈側末梢へ向かう．手背では"嗅ぎ煙草入れ"の尺側壁を形成しつつ第 1 中手骨背側面に至り，その中手骨の背面をさらに末梢へと走る．母指 MP 関節背側面で短母指伸筋腱から線維の一部を受けると同時に，尺側からは母指内転筋腱の一部，橈側からは短母指外転筋腱の一部が長母指伸筋腱に送られて来て融合し，母指背側腱膜を形成する．母指背側腱膜の中央部を長母指伸筋腱はさらに末梢へと走り，IP 関節をこえて母指末節骨骨底に停止する．

＊短母指伸筋：短母指伸筋は系統発生学的には極めて新しい筋であり，人間ならびにゴリラにおいてのみ独立した筋として認められる．したがって人体においても短母指伸筋腱の発育が非常に悪い場合とか腱が全く欠如する場合が少なくない．

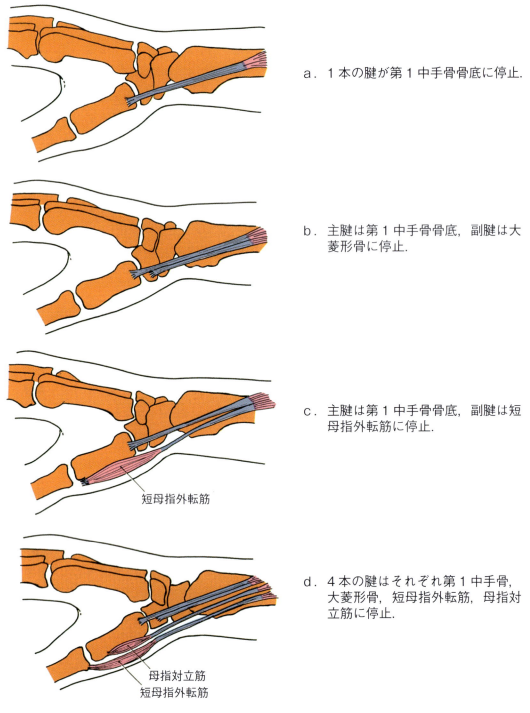

a．1本の腱が第1中手骨骨底に停止.

b．主腱は第1中手骨骨底，副腱は大
　　菱形骨に停止.

c．主腱は第1中手骨骨底，副腱は短
　　母指外転筋に停止.

短母指外転筋

d．4本の腱はそれぞれ第1中手骨，
　　大菱形骨，短母指外転筋，母指対
　　立筋に停止.

母指対立筋
短母指外転筋

図 101　長母指外転筋腱の変異

この筋の主な機能は母指 IP 関節の伸展であるが，母指 MP 関節，CM 関節の伸展にも少なからず関与している．

この筋腱の主な変異としては腱の停止部が単に末節骨骨底のみでなく，基節骨骨底にも停止している場合が認められる．またこの腱が示指伸筋腱，指伸筋腱などと連絡していることもある．

e．示指伸筋 extensor indicis（神経支配：橈骨神経，$C_7 \sim C_8$）

長母指伸筋の起始部よりやや末梢にあたる尺骨中央・遠位 1/3 移行部およびその付近の骨間膜より起始している．小指伸筋および指伸筋腱におおわれたまま手関節背面に至る．この腱は指伸筋腱と同一の腱鞘に入り，伸筋支帯の第 4 区画を 4 本の指伸筋腱と共に通り抜けて手背に至る．手背では示指へ行く指伸筋腱の深層尺側を走り，示指背側では示指の指伸筋腱と共に指背側腱膜を形成する．

この筋の機能は示指 MP 関節の伸展であるが，指伸筋とは全く独立しているので他の指が屈曲位にあっても示指だけを単独に伸展させることができる．

主な変異としては，この腱が示指背側にまで至らずに第 2 中手骨背側面に停止することがある．長母指伸筋腱や指伸筋腱と腱連絡をもつこともある．また，稀には腱が全く欠如していたり，2 本に分かれていることもある．

B．手筋群 hand muscles（**内在筋** intrinsic muscles）*

手筋とは起始部および停止部がともに手の中にある筋を総称したものである．これらの筋は下部頚髄および第 1 胸髄神経根からの神経線維をうけている．手筋群は 4 つの筋群に大別される．

ⅰ）母指球筋（thenar muscles）：短母指外転筋，短母指屈筋，母指対立筋および母指内転筋が属す．

ⅱ）小指球筋（hypothenar muscles）：短掌筋，小指外転筋，短小指屈筋および小指対立筋が属す．

ⅲ）骨間筋（interosseous muscles）：背側骨間筋および掌側骨間筋が属す．

ⅳ）虫様筋（lumbrical muscles）

以上の常在する手筋の他に稀に遭遇する異常手筋として，手短指伸筋（extensor brevis manus）がある．手短指伸筋は足の短趾伸筋に相当する筋であり，手根骨の月状骨，有頭骨または三角骨

*****手筋群** hand muscles **と内在筋** intrinsic muscles：手の運動に関する筋には，前腕に筋腹をもつ外在筋（extrinsic muscles）と手の中に筋腹をもつ内在筋（intrinsic muscles）とがある．内在筋は全て手筋である．しかし，手筋のすべてが内在筋とよばれるのではない．内在筋プラス，または内在筋マイナスなどという場合は，指の運動に関係する骨間筋や虫様筋を指す．短掌筋は手筋ではあるが，手・指の運動には関与しないから内在筋とはよべないであろう．前腕筋（forearm muscle）であっても，手指の運動に直接関与しない腕橈骨筋・円回内筋・方形回内筋などは外在筋（extrinsic muscles）とはよばれない．

の背面より起始し，短い筋が末梢に走り，腱でもって指背側腱膜に停止する．この筋は通常1～2本の腱しか形成せず，示指または中指に停止する．しかし時には3～4本の腱を形成することもある．臨床では，この筋は通常には筋が存在しない手背にあるので，手背の腫脹とか腫瘍などと間違われることがある（図102）.

1. 母指球筋　thenar muscles（図103）

これらの筋は橈側手掌にあり，母指球の隆起を形成し，母指運動に関与している．これには短母指外転筋（abductor pollicis brevis），短母指屈筋（flexor pollicis brevis），母指対立筋（opponens pollicis）および母指内転筋（adductor pollicis）が属する．

1）短母指外転筋　abductor pollicis brevis（神経支配：正中神経，C_7～Th_1）

この筋の大部分は横手根靱帯（transverse carpal ligament）の橈側端および橈側遠位部より起始しているが，一部の筋線維は大菱形骨結節より起始している．時には長母指外転筋腱の延長部からこの筋が起始することもある．筋は第1中手骨に沿って，その橈側掌側を末梢に向かって走りながら次第に収斂し，約8mm程の幅をもつ三角形の短く平たい腱を形成する．腱の大部分は母指基節骨骨底の橈側面に停止するが，腱の表層の一部は基節骨の橈側をさらにまわって背側に行き，母指背側腱膜と融合する（図104）.

この筋の主な作用は母指CM関節で母指全体の外転運動を行うと同時に母指の回内運動をも行う．母指背側腱膜へのびる一部の腱によって母指IP関節伸展にも関与している.

この筋は母指球筋の中で最も浅在するので，母指を外転する時にはこの筋の収縮を表面から触れることができる.

この筋の変異としては，起始部がより広範で，掌側手根靱帯（volar carpal ligament），大菱形骨，舟状骨などからも起始することがある.

2）短母指屈筋　flexor pollicis brevis（神経支配：浅頭は正中神経，深頭は尺骨神経，C_8～Th_1）

この筋は通常2つの筋頭を有し，それぞれ浅頭および深頭とよばれる．浅頭は深頭に比べてはるかに大きく，横手根靱帯の遠位部および大菱形骨結節より起始している．小さな深頭は手根骨掌面すなわち小菱形骨，有頭骨の掌側面およびそれらを結ぶ掌側手根骨間靱帯より起始している．言い換えれば浅頭は手根管（carpal tunnel）の表面より起始し，深頭は手根管の底面から起始している．浅頭および深頭は共に橈側末梢に向かって走り，母指MP関節の橈側掌面で共同の小さな腱を形成する．これら2つの筋頭の間を長母指屈筋腱が通り抜ける．浅頭と深頭との共同腱の大部分はMP関節掌側橈側にある外側種子骨および母指基節骨骨底橈側掌面に停止するが，一部の腱は基節骨橈側をまわって母指背側腱膜に融合する（図105）.

短母指屈筋の深頭に関しては，母指内転筋の斜頭をも含めて短母指屈筋深頭であると論ずる人もあるが，この説は一般には認められていない.

この筋の主な機能は母指MP関節の屈曲および回内運動であるが，母指CM関節での屈曲，内旋運動にも関与している．一部の腱は母指背側腱膜に至るので母指IP関節の伸展運動にも

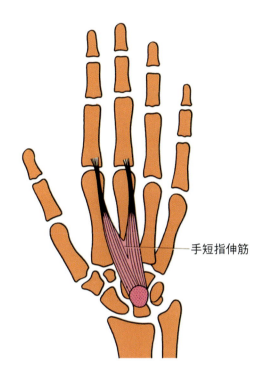

図 102　手短指伸筋
（稀にのみ存在する）

手短指伸筋

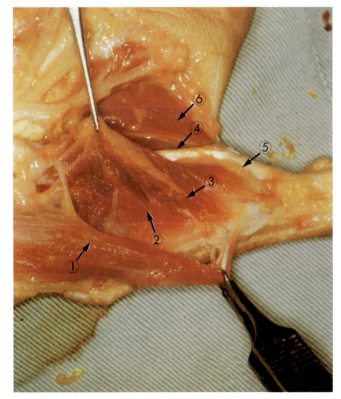

図 103　母指球筋と長母指屈筋腱
①短母指外転筋
②母指対立筋
③短母指屈筋浅頭
④短母指屈筋深頭
⑤長母指屈筋腱
⑥母指内転筋

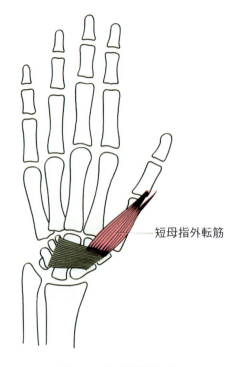

図 104 短母指外転筋

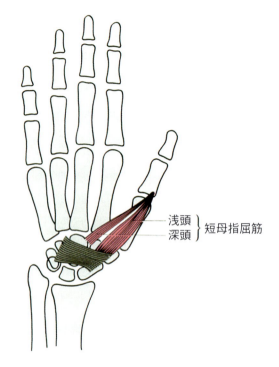

図 105 短母指屈筋

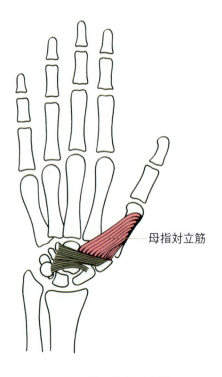

図 106 母指対立筋

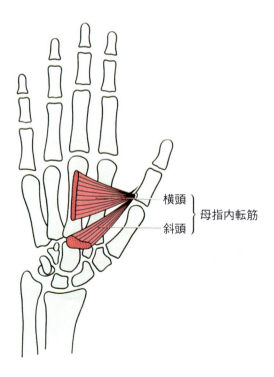

図 107 母指内転筋

わずかながら関与している.

　この筋の変異としては，浅頭と母指対立筋との区別が明確でない場合がある．神経支配に関しては，浅頭および深頭がともに正中神経支配であったり，逆に両頭ともに尺骨神経支配にあることも珍しくない.

3）母指対立筋　opponens pollicis（神経支配：正中神経，時には尺骨神経，C_8〜Th_1）

　この筋の大部分は短母指外転筋のすぐ深層で横手根靱帯の橈側縁および橈側末梢部から起始し，筋の一部分は大菱形骨結節より起始している．筋は第1中手骨に沿って橈側末梢に向かって走り，第1中手骨橈側掌面の全長にわたって停止する（図106）.

　この筋の機能は母指の CM 関節で母指全体の外転運動と同時に回内運動を行う．この筋は母指対立運動を行う際には重要な働きを果たしているが，母指対立運動はこの筋のみによって行われるのでなくいくつかの筋運動の総合である.

　この筋は短母指屈筋および短母指外転筋によっておおわれており，表面からこの筋の収縮を触知することはできない.

　この筋の変異として，短母指屈筋とこの筋とが明確に区別できないことがある.

4）母指内転筋　adductor pollicis（神経支配：尺骨神経，C_8〜Th_1）

　この筋は2つの筋頭を有し，それぞれ横頭および斜頭とよばれている．横頭は第3中手骨骨幹部の掌面全長にわたって起始部をもつ．中手骨の骨底から出る筋線維は橈側末梢方向へ走るが，起始する筋線維の走向は末梢に移るにしたがって次第に横走するようになり，中手骨頚部に近い部から起始する筋線維は橈側に向かってほぼ横走している．したがって横頭は第3中手骨骨幹を底辺とする三角形を形成する．斜頭は第3および第2中手骨骨底掌側面，小菱形骨および有頭骨の掌側面をおおう靱帯から起始し，橈側末梢へと走る．斜頭の筋線維も末梢に行くに従って次第に収斂し，母指 MP 関節の尺側を頂点とする長三角形を呈する.

　三角形をしたこれら2つの筋頭は母指 MP 関節のすぐ尺側で合一し，腱を形成する．この腱の大部分は母指 MP 関節の掌側尺側にある種子骨に付着し，そこからさらに母指基節骨骨底尺側にのびて，その部に停止する．腱の一部は母指基節骨の尺側をまわって背側の長母指伸筋腱と共に指背腱膜を形成する（図107）.

　尺骨神経深枝および深掌動脈弓はいずれも母指内転筋の横頭と斜頭との間を通り抜けている.

　この筋の機能は母指全体の内転運動と同時に MP 関節での屈曲運動を行う．背側に行く一部の腱によって母指 IP 関節の伸展にも関与する.

　この筋の変異としては，横頭・斜頭以外にもう1つ別の小さな筋頭が非常にしばしば存在する．尺骨神経深枝や深掌動脈弓は横頭と斜頭との間を通らずに，横頭や斜頭の中を通り抜けることもある.

2．小指球筋　hypothenar muscles

　これらの筋は尺側手掌にあり，小指球の隆起を形成し，小指の運動に関与する．これには短掌

筋（palmaris brevis），小指外転筋（abductor digiti minimi），短小指屈筋（flexor digiti minimi brevis），小指対立筋（opponens digiti minimi）が属している．このうち短掌筋は他の筋よりも表層にあり，この筋だけが別の筋層を形成している．

　小指球筋は通常，尺骨神経によって支配されているが，ごく稀に手根管内で正中神経より分岐する枝によって支配されることがある[57]．

1）短掌筋　palmaris brevis（神経支配：尺骨神経，$C_8 \sim Th_1$）

　この筋は骨に停止部をもたない数少ない筋の1つである*．手掌腱膜（palmar aponeurosis）の尺側から起始し，皮膚の直下を尺側に走り近位手掌尺側縁の皮膚に停止する極めて薄い筋である（図108）．

　他の小指球筋は尺骨神経深枝より運動枝を受けているが，短掌筋のみは，尺骨神経浅枝より運動枝を受けているのが通常である．

　この筋の機能は小指球をおおう皮膚を緊張させ，小指球尺側縁の皮膚を凹ませる．また深部を走る尺骨神経や尺骨動静脈を保護する役目も果たしている．

　この筋の変異としては，起始部が手掌腱膜にはなくてさらに橈側の舟状骨または大菱形骨であったり，逆にもっと尺側の豆状骨であったりする．

2）小指外転筋　abductor digiti minimi（神経支配：尺骨神経，$C_8 \sim Th_1$）

　この筋は豆状骨遠位および橈側面，時としては尺側手根屈筋腱から起始し，第5中手骨の掌側尺側を末梢へ走る．筋は次第に2つの小さな腱を形成しながら小指の尺側に至る．腱の1つは小指の基節骨骨底の尺側面に停止するが，他の1つは小指の尺側をまわって指背腱膜に停止する（図109）．

　この筋の主な機能は小指の外転すなわち尺屈運動であるが，MP関節での屈曲運動にも関与している．また指背腱膜に行く腱線維によりPIP関節の伸展運動も行う．

　この筋は小指球筋の中でも最も尺側にあり，最も浅在する筋であるから小指球の尺側皮膚を通してこの筋の収縮をよく触れることができる．

　この筋の変異としては筋が全く欠如していたり，掌側手根靱帯（volar carpal ligament）とか長掌筋腱から起始する筋線維を受けている場合などがある．

3）短小指屈筋　flexor digiti minimi brevis（神経支配：尺骨神経，$C_8 \sim Th_1$）

　この筋の起始部は小指外転筋の起始部よりやや橈側遠位にある有鉤骨の鉤の先端および横手根靱帯（transverse carpal ligament）の尺側遠位部から起始している．尺骨神経の深枝はこの筋の起始部と小指外転筋の間を通って手掌深部に入る．短小指屈筋は起始部から末梢尺側に向かって走り，次第に小指外転筋と接近しつつ短い腱を形成する．この腱は小指外転筋腱と共に小指の基節骨骨底の尺側部に停止するが，小指外転筋よりもやや掌側に停止する．

＊短掌筋と広頚筋：人体において筋膜から起始し，皮膚に停止する筋としては短掌筋の他に頚部の広頚筋（platysma）がよく知られている．

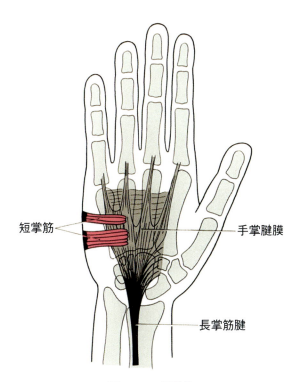

短掌筋

手掌腱膜

長掌筋腱

図 108　短掌筋

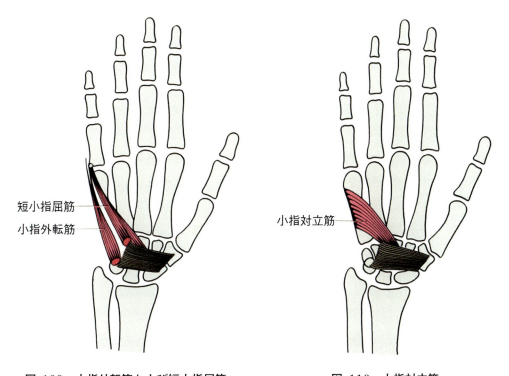

短小指屈筋

小指外転筋

小指対立筋

図 109　小指外転筋および短小指屈筋　　　　図 110　小指対立筋

この筋は小指球の橈側部に位置する扁平な筋であるが，小指をMP関節で屈曲させる時には手掌皮膚を通してこの筋の収縮をよく触れることができる．

この筋の変異としては，稀に前腕の筋膜より起始する筋腹を有する場合がある．

4）小指対立筋　opponens digiti minimi（神経支配：尺骨神経，C_8〜Th_1）

この筋は小指外転筋および短小指屈筋におおわれた小さな筋である．この筋は有鉤骨の鉤突起および横手根靱帯の遠位部尺側より起始している．筋は尺側末梢に向かって走り，短い腱を形成して第5中手骨遠位3/4部の尺側掌面に広く停止する．尺骨神経および動脈の深枝はこの筋の中を貫通して手掌深部に至る（図110）．

この筋の機能は手根中手関節（carpometacarpal joint）で第5中手骨の掌屈運動を行わせると同時に第5中手骨の回旋運動をも行い，小指の対立運動を行う．

3.　骨間筋　interosseus〔複数形 interossei〕（神経支配：尺骨神経，C_8〜Th_1）

この筋は中手骨間にあり，魚類のヒレを開閉する筋と由来を同じくする系統発生学的には最も古い筋の1つであると考えられている．人間の手には7個の骨間筋が存在するが，相対的な位置関係から3個の掌側骨間筋（palmar interossei）と4個の背側骨間筋（dorsal interossei）とに分けられる．短母指屈筋の深頭を掌側骨間筋と考えて，これを第1掌側骨間筋とよび，掌側骨間筋は4個あると主張する人もあるが，一般的にはこの説は認められていない．

1）掌側骨間筋　palmar interosseus

背側骨間筋とは異なり，掌側骨間筋は1本の中手骨から起始している．すなわち，第1掌側骨間筋は第2中手骨骨幹部の尺側掌面に起始し，第2中手骨と第3中手骨との間を末梢に走り，中手骨骨頭を結ぶ深横中手靱帯（deep transverse metacarpal ligament = lig. metacarpeum transversum profundum）の背側を通って示指基節に入り，一部の腱は示指基節骨骨底の尺側面に停止し，残りの腱は基節骨の尺側をまわって指背腱膜，特に側索（lateral band）へと移行する．第2掌側骨間筋は第4中手骨の橈側掌面に起始し，第3中手骨と第4中手骨との間を通って環指基節の橈側に至り，腱の一部は環指基節骨骨底の橈側面に停止し，残りの腱は指背腱膜に至る．第3掌側骨間筋は第5中手骨骨幹の橈側掌面に起始し，第4中手骨と第5中手骨の間を通って小指の橈側に至る．この腱の大部分は小指基節骨骨底に停止し，残りのわずかな腱のみが指背腱膜に至る（図111）．

この筋の主な機能はMP関節の屈曲運動，PIP関節およびDIP関節での指の伸展運動を行うばかりでなくMP関節での指の側屈運動を行う．すなわち，示指の尺屈，環指および小指の橈屈運動である．言い換えれば，示指，環指および小指の内転運動を行っている．

2）背側骨間筋　dorsal interosseus

この筋は隣接する2つの中手骨骨幹部の側面より起始し，それら2つの起始部をもつ筋が中手骨間で合一して1つの筋を形成する．1つの背側骨間筋の中には異なった機能を有する2つの筋線維がある．背側に位置する筋線維は主に基節骨骨底およびMP関節の掌側板遠位部両側

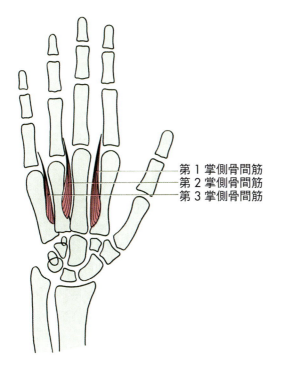

図 111　掌側骨間筋
（右手掌側面）

第 1 掌側骨間筋
第 2 掌側骨間筋
第 3 掌側骨間筋

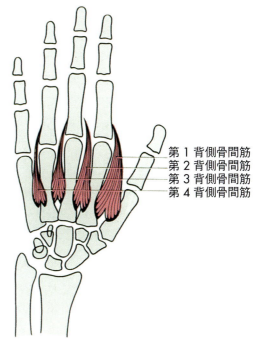

図 112　背側骨間筋
（掌側骨間筋も除いた右手掌側面）

第 1 背側骨間筋
第 2 背側骨間筋
第 3 背側骨間筋
第 4 背側骨間筋

に停止し，MP 関節における指の側屈運動に関係し，掌側に位置するものは指背腱膜に停止し，MP 関節屈曲運動，PIP および DIP 関節の伸展運動に関与する．第 1 背側骨間筋は第 1 中手骨と第 2 中手骨に起始部をもつ大きな筋であり，示指基節骨骨底の橈側に停止する．この筋から示指の指背腱膜に至る腱は普通非常にわずかであるか，または全くない．第 2 背側骨間筋は第 2 中手骨と第 3 中手骨とに起始部をもち，中指基節骨と指背腱膜に停止する．第 3 背側骨間筋は第 3 中手骨と第 4 中手骨とに起始部をもち，2 つの中手骨間を末梢に走って中指基節の尺側に至り，ほとんどの腱は中指基節骨骨底尺側面に停止し，残りのわずかな腱は中指の指背腱膜に停止する．第 4 背側骨間筋は第 4 中手骨と第 5 中手骨とに起始部をもち，環指の尺側に至り，ほとんどの腱は環指の指背腱膜に停止する（図 112）．

　上述した解剖学的特徴より推察されるように，背側骨間筋は MP 関節屈曲運動，PIP 関節および DIP 関節の伸展運動，さらに MP 関節での側屈運動に関与している．側屈運動としては示指では橈屈，中指では橈屈および尺屈，環指では尺屈運動を背側骨間筋が行う．言い換えれば，背側骨間筋は示指，中指，環指の外転運動を行う．

　掌側骨間筋および背側骨間筋とをまとめて考えてみると，示指には第 1 背側骨間筋および第 1 掌側骨間筋が停止し，外転および内転を司っている．中指には第 2 および第 3 背側骨間筋が停止し，橈屈および尺屈すなわち両側への外転を行う．環指には第 2 掌側骨間筋と第 4 背側骨間筋が

停止し，この指の内転および外転を司っている．小指には第3掌側骨間筋が停止し，内転を行っている．小指には外転を行う骨間筋はないが，そのかわりに小指外転筋が存在する．

　骨間筋の変異としては，掌側骨間筋が2つの中手骨に起始部をもち，2つの腱をもって対応する指に停止することがある．掌側骨間筋はごく稀に全く欠如することもある．背側骨間筋が時には中手骨骨底とか手根骨より起始することがある．第2背側骨間筋が示指基節骨の尺側に停止することが稀にある．骨間筋はすべて尺骨神経深枝によって支配されているのが普通であるが，第1背側骨間筋が正中神経によって支配されることがある（約10%）.

4. 虫様筋　lumbricalis〔複数形 lumbricales〕（神経支配：橈側2個は正中神経，尺骨神経，$C_8 \sim Th_1$）

　手には4つの虫様筋があり，橈側のものより順に第1，第2，第3，第4虫様筋とよばれている．この筋は他の筋とは異なり，腱に起始部を有している．第1虫様筋は手掌で示指深指屈筋の橈側から起始し，示指の深および浅指屈筋腱の橈側に沿って末梢へ走る．示指基節の橈側に至った筋は腱へと移行し，示指橈側をまわって指背腱膜に停止する．第2虫様筋は手掌中央部で中指の深指屈筋腱の橈側より起始し，その腱の橈側を末梢に向かって走る．手掌遠位部では手掌腱膜より出る腱膜性隔膜（aponeurotic septa）によって屈筋腱とは隔離されるが，指神経および指の動静脈と共に虫様筋は第3中手骨骨頭の橈側に至る．この部では，虫様筋の掌側には豊富な脂肪組織が存在し，手掌腱膜は欠如している．深横中手靱帯（deep transverse metacarpal ligament）は虫様筋の背側に位置し，骨間筋と虫様筋とを隔離している．中指MP関節の橈側掌側を通り過ぎた筋は次第に腱へと移行する．中指基節の橈側に至った虫様筋腱は骨間筋腱よりも掌側を走り，骨間筋腱と共に指背腱膜に停止する．

　上述したように第1および第2虫様筋は対応する1本の深指屈筋腱から起始するが，第3および第4虫様筋は隣接する2本の深指屈筋腱から起始している．すなわち，第3虫様筋は中指および環指への深指屈筋腱より起始し，第4虫様筋は環指および小指への深指屈筋腱より起始する．第3および第4虫様筋はそれぞれが起始した2本の腱の間を通り末梢へと走り，第2虫様筋と同様な走行をたどって，環指および小指の橈側に至る．それぞれの指の橈側に至った腱は背側へと回ってそれぞれの指の指背腱膜へと移行する（図113）.

　第1および第2虫様筋は正中神経からの指神経から分岐する運動枝によって支配を受けているが，この運動枝はこれら虫様筋の掌側より入る．これに対して，第3および第4虫様筋は尺骨神経の深枝から分岐する運動枝によって支配を受け，これらの運動枝は虫様筋の背側より入る．

　虫様筋の主な機能はMP関節の屈曲運動ならびにPIP関節およびDIP関節の伸展運動である．骨間筋はMP関節が伸展位またはそれに近い肢位に保たれている時にPIPおよびDIP関節をよく伸展させるのに反して，虫様筋はMP関節の位置の如何にかかわらずPIPおよびDIP関節の伸展をある程度行いうる．虫様筋は骨間筋と異なり，中手骨骨頭を結ぶ深横中手靱帯の掌側を通って指背腱膜に至るのでMP関節の屈曲運動を行うには有利な形態をしている．すなわち指背腱

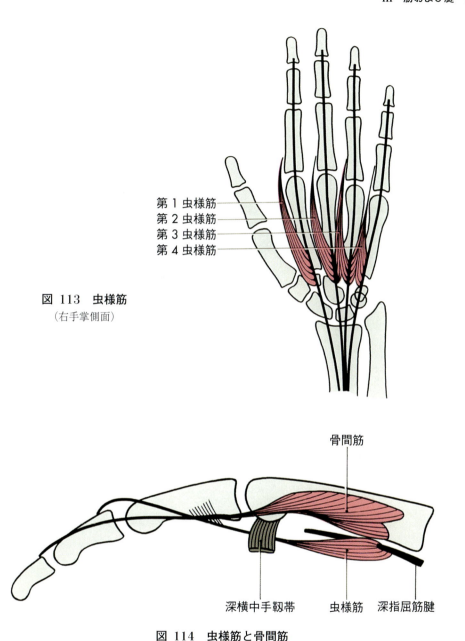

第 1 虫様筋
第 2 虫様筋
第 3 虫様筋
第 4 虫様筋

図 113　虫様筋
（右手掌側面）

骨間筋

深横中手靱帯　　　虫様筋　　深指屈筋腱

図 114　虫様筋と骨間筋

膜に向かう角度は虫様筋では 35°，掌側骨間筋では 20°，背側骨間筋では 5°である．しかし，虫様筋は骨間筋に比べて筋力は弱いので，この筋の MP 関節屈曲力は骨間筋のそれと比べてやや劣る程度である．虫様筋は上述した粗大な運動を行う他に，指の伸展時には屈筋腱を末梢方向にひき出して伸筋の作用を容易にしたり，屈曲時には第 1 始動筋として MP 関節の屈曲を開始し，指屈筋の作用を導き出す誘導装置のごとき微妙な作用をもつものと考えられる（図 114）．

　虫様筋には，骨間筋などと比べ，より豊富な筋紡錘と神経分布が認められ，微細な指の運動機

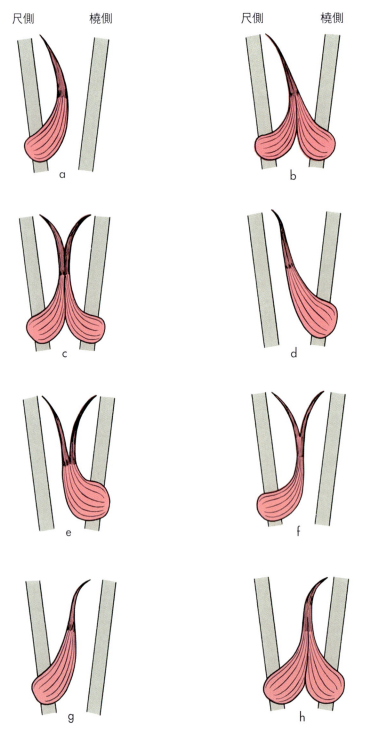

図 115　虫様筋の起始，停止状態の種々（右手掌側）

（a または b の形態が正常）

能の詳細な情報を与えるのではないかと考えられる[12].

この筋の変異[43]としては，普通4個であるのが5個であったり，3個であったりする．筋の数が足らない場合には，第3虫様筋が欠如している場合が多い．この筋の起始部に関しても変異が多く，前腕で深指屈筋腱より起始したり，手の中でも浅指屈筋腱，骨間筋，他の虫様筋から起始したり，非常に稀には正中神経から起始することさえある．これら異常な部位より起始した筋線維は合一して1つの虫様筋を形成するのが普通である．虫様筋は停止部でも変異が多く，腱の一部または全部が指の基節骨に停止したり，腱が二分して隣接する2本の指に停止したり，他の指の尺側に停止したりする場合もある．神経支配の異常としては，第3虫様筋がしばしば正中神経によって支配されている場合がある（図115）.

臨床では手掌内で深指屈筋腱が切断された場合とか，腱移植術を行って移植腱を深指屈筋腱と縫合する場合に，その腱縫合部を虫様筋で被い，縫合部が他の組織と癒着するのを防ぐのに用いられたが，虫様筋が短縮されるため指を屈曲させようとするとPIPやDIP関節がむしろ伸展されることになり，結果は良くない.

C. 指の伸展機構　extension mechanism と指のバランス

指の伸展運動は単一の筋腱によって行われるのではなく，筋腱，腱膜および靱帯が互いに複雑かつ巧妙なバランスを保ちながらその運動を行っている．指の伸展機構はそれぞれの指によって固有伸筋腱の有無，骨間筋の関与の程度などに多少の相違はあるが基本的な構造においては同一である.

指の伸展機構の最も主要な骨組みを形づくっている指背腱膜（extensor apponeurosis）は3つの筋腱，すなわち，①指伸筋腱（extensor digitorum tendon），②骨間筋腱（interosseus tendon），③虫様筋腱（lumbricalis tendon）である．これらの筋腱の運動をさらに円滑にするために4つの補助組織がある．すなわち，①矢状索（sagittal band），②骨間筋腱膜（interosseus aponeurotic expansion），③支靱帯（retinacular ligament），④三角靱帯（triangular ligament）である（図116）.

1. 伸展機構の主要組織

1）指伸筋腱　extensor digitorum tendon

手背から平たい腱となり，中手骨骨頭を越えて指背に至るが，この部で薄い腱膜が指伸筋腱の掌面より分岐し，MP関節の背側関節包と融合しつつ基節骨骨底に停止する．基節骨に停止するこの腱膜はPIPおよびDIP関節が伸展位にあるときは緊張しているが，PIPおよびDIP関節が屈曲位にあるときには弛緩する．MP関節をこえた指伸筋腱は基節骨背面で1本の中央索への腱線維と2本の側索への腱線維に分かれる．指伸筋腱中央索には両側の骨間筋からくる2本の腱線維が合流し，中央索（central band）を形成する．中央索はPIP関節の背側関節包と融合しつつ強い線維性軟骨をもって中節骨骨底に停止する．指伸筋腱から側索へ向かう腱線

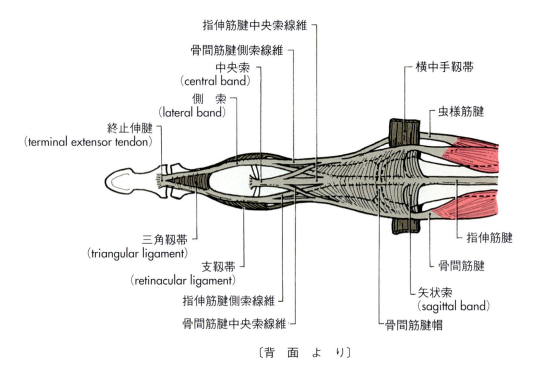

指伸筋腱中央索線維

骨間筋腱側索線維

中央索
（central band）

側 索
（lateral band）

終止伸腱
（terminal extensor tendon）

横中手靱帯

虫様筋腱

三角靱帯
（triangular ligament）

支靱帯
（retinacular ligament）

指伸筋腱側索線維

骨間筋腱中央索線維

指伸筋腱

骨間筋腱

矢状索
（sagittal band）

骨間筋腱帽

〔背 面 よ り〕

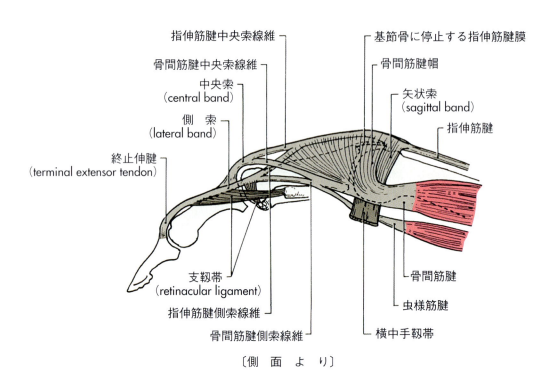

指伸筋腱中央索線維

骨間筋腱中央索線維

中央索
（central band）

側 索
（lateral band）

終止伸腱
（terminal extensor tendon）

基節骨に停止する指伸筋腱膜

骨間筋腱帽

矢状索
（sagittal band）

指伸筋腱

支靱帯
（retinacular ligament）

指伸筋腱側索線維

骨間筋腱側索線維

骨間筋腱

虫様筋腱

横中手靱帯

〔側 面 よ り〕

図 116 指の伸展機構

（*Tubiana R, Valentin P*：Sug Clin N Amer 44：897〜906, 1964 より）

中央索　側索　指伸筋腱側索線維　骨間筋腱帽　矢状索　指伸筋腱

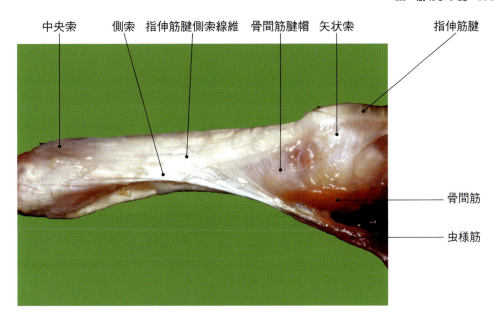

骨間筋

虫様筋

図 117　指伸展機構

維は基節骨背面から両側へと走り，骨間筋腱からの側索線維（interosseus lateral band）と融合し，側索（lateral band）を形成する．側索は PIP 関節の側面を通ってしだいに背側に向かい，両側よりきた 2 つの側索は合一し，終止伸腱（terminal extensor tendon）を形成する．終止伸腱は DIP 関節の背側関節包と融合しつつ線維性軟骨をもって末節骨骨底に停止する．

2）骨間筋腱　interosseus tendon

　深横中手靱帯の背側を通って指の側面に至り，中央索への線維と側索への線維とに分かれるのであるが，骨間筋腱の背側からは指背中央に向かって腱線維がのび，三角形の腱膜を形成している．この腱膜は指背中央を走る指伸筋腱に停止する．腱膜の遠位部を形成する腱線維は斜めに走るが，近位部の腱線維はほぼ横走している．近位部の横走する腱線維は両側から背側に向かい，指背中央で合一し骨間筋腱帽（interosseus hood）を形成する．骨間筋腱帽は後述する矢状索（sagittal band）と共に MP 関節の側面から背面をおおう腱帽（hood）を形成している．

3）虫様筋腱　lumbricalis tendon

　深横中手靱帯の掌側を通って指の側面に至り，骨間筋腱と一緒になるが，骨間筋腱帽（interosseus hood）には線維を送らず，主として橈側の側索（lateral band）として終わっている（図 117）．

2．伸展機構の補助組織

1）矢状索　sagittal band

　矢状索は指の両側にあり，それぞれ深横中手靱帯より起始し，MP 関節の側方から指背に至り，指伸筋腱の側面に停止する約 7 〜 8 mm の幅をもった腱膜である．矢状索の近位縁は明確

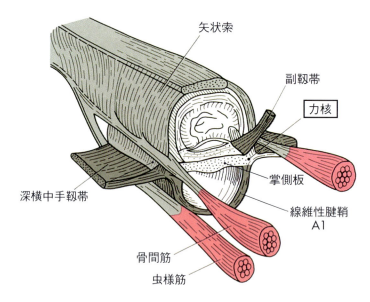

矢状索

副靭帯

力核

深横中手靭帯

掌側板

線維性腱鞘
A1

骨間筋

虫様筋

図 118　MP 関節の靭帯結合

であるが，遠位縁は骨間筋腱帽と融合していることが多く，明確な縁を認めがたい．矢状索は時には 2 層に分かれ，その層の間を骨間筋腱が通っている場合がある．矢状索の機能としては 2 つのことが考えられている．第 1 の機能は指伸筋腱を両側より保持し，腱が中手骨骨頭からずり落ちないように支えている．第 2 の機能は指伸筋腱の移動範囲を制限している．すなわち，MP 関節が過伸展されると，腱帽は中枢へ移動し，深横中手靭帯と指伸筋腱を結ぶ矢状索は緊張し，それ以上は指伸筋腱が中枢方向に移動できなくなる．同時に指伸筋腱の力は矢状索を介して深横中手靭帯に吸収されるので，指伸筋腱の力はほとんど PIP や DIP 関節には及ばず，PIP や DIP 関節の屈曲は容易に行い得る．逆に MP 関節が屈曲されると，矢状索は末梢へ移動し，基節骨背面をおおうので MP 関節の屈曲をさらに行いやすくする．

　矢状索が深横中手靭帯に起始する部位には掌側板や線維性腱鞘も停止する．それらの組織を介して MP 関節周囲の力がこの部位に集中するので，この部位を力核（force nucleus）とよぶ（図 118）．

　外傷などによって橈側の矢状索が断裂すると，中手骨骨頭部の指伸筋腱は尺側にずり落ち脱臼する[78]．

2）骨間筋腱膜　interosseus aponeurotic expansion

　骨間筋腱の項で述べたごとく，骨間筋腱の背側から出て，指背の中央に位置する指伸筋腱に停止する腱膜である．この腱膜の近位部は横走する腱線維により形成され，遠位部は斜走する腱線維によって形成されている．近位部の横走する腱線維は骨間筋腱帽（interosseus hood）を形成し，矢状索（sagittal band）と共に腱帽（hood）を構成する．骨間筋腱膜は指伸筋腱を指背中央で固定し，同時に骨間筋腱が掌側にずり落ちないように保持している．すなわち，骨間

筋腱膜の作用は指伸筋腱と骨間筋腱との相対的な位置を保持することにある.

3）支靱帯　retinacular ligament

　横支靱帯（transverse retinacular ligament）と斜支靱帯（oblique retinacular ligament）の2つに区分されるが,両者のPIP関節に対する関係は,矢状索と骨間筋腱がMP関節に対する関係と非常に類似している.

a.　横支靱帯　transverse retinacular ligament

　PIP関節の掌側関節包およびその部の指屈筋腱腱鞘および一部はその付近の皮膚から起始し,PIP関節の側面をほぼ垂直に向かって走り,斜支靱帯の表層を通って側索（lateral band）の外縁に停止する.横支靱帯の機能は側索が背側にずり上がらぬように固定し,PIP関節が屈曲する際には側索を関節の側方にまで引き下げて側索の緊張を緩和する（図119,☞ p. 224　図138）.

b.　斜支靱帯[*]　oblique retinacular ligament

　基節骨遠位1/4部の掌面およびその部の指屈筋腱腱鞘より起始し,幅の狭い腱様の索を形成し,横支靱帯の深層を末梢背側に向かって斜めに走り,横支靱帯より4〜6mm遠位にて側索と癒合する[11].

　この靱帯の近位部の線維はほぼ横走し,遠位部の線維は斜走しているので扇状の膜を呈し,PIP関節の両側面から指背に出て側索と融合する.融合部はPIP関節部から中節骨中央部にまで及んでいるから,この部位においては側索の外縁は非常に不明確となる.側索と融合した斜支靱帯の線維は腱と共に指背を末梢に向かって走り,末節骨の骨底部に停止する.

　斜支靱帯はそれぞれの指の両側に存在するが,その太さ・厚さは各指の橈側・尺側により多様に変異する.一般的に環指尺側のものが最も強靱であり,小指尺側のものが最も弱小である[55,72].

　斜支靱帯の機能は,MP関節の屈曲角度とは無関係にPIP関節とDIP関節との屈伸運動を同調させる作用である.すなわち,この靱帯は伸縮性を持たないが,PIP関節の屈伸運動に応じて走行位置を変えながら緊張度を変化させ,DIP関節の運動に影響する.すなわち,PIP関節が伸展位0〜30度ならば,斜支靱帯はPIP関節側面のやや背側を走行しながら強く緊張してDIP関節を伸展させる.PIP関節が屈曲位60〜90度となれば,この靱帯の起始から停止部の距離が短くなり,靱帯が弛緩するのでDIP関節は容易に屈曲する.また,PIP関節もDIP関節も伸展位に在る時に深指屈筋が収縮してDIP関節が先ず屈曲し始めると,末節骨背側に停止する斜支靱帯は終止伸腱と共に強く引っ張られて緊張し,側索と共にPIP関節側面の背側から掌側に移動するのでPIP関節も屈曲し始める.上記のごときメカニズ

＊**斜支靱帯**：斜支靱帯（oblique retinacular ligament）は1742年に*Josias Weitbrecht*によりretinaculum tendini longiとして記載されたのが最初であるが,1949年に*Landsmeer*がこの靱帯の詳細と意義を明らかにしたので*Landsmeer*'s ligamentとよばれることもある.

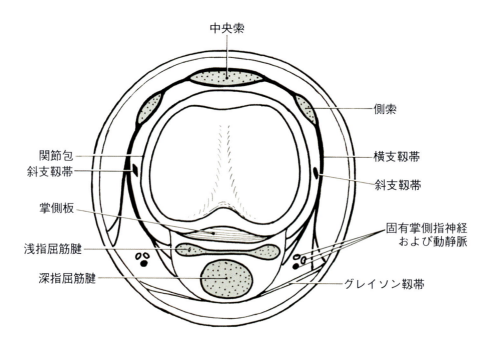

図 119 PIP 関節における指の横断面

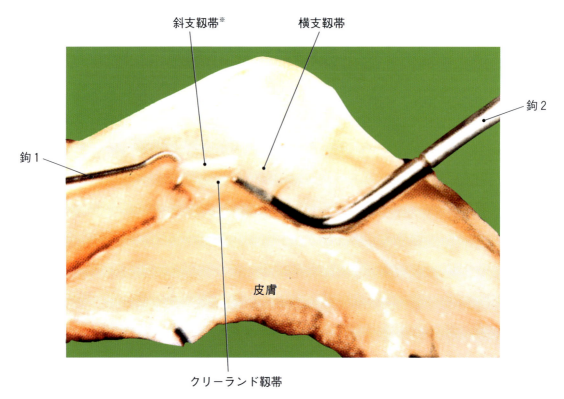

図 120 支靱帯

斜支靱帯を見やすくするために鉤で末梢掌側に引っ張られているので，その走行が変わっている．

ムによって，この小さな靫帯は指の PIP 関節と DIP 関節の屈伸運動が同時に進行する調節に貢献している[32,72]（図 120）.

斜支靫帯の変異は様々である．斜支靫帯は各指の両側に存在するのが通常であるが，その幅や厚さは各指の橈側・尺側で多様に変異する．一般的には環指尺側のものが最も強靫であり，小指尺側のものが最も弱小である[55].

4）三角靫帯　triangular ligament

中節遠位部で両側から指背中央に寄ってくる 2 本の側索を結ぶ三角形の靫帯である．この靫帯は 2 本の側索を指背に引き寄せ，この部においては指の屈曲に際して腱が側方にずれ落ちぬよう保持している[31]．ただし，その作用の有無についてはまだ議論が残る.

3. 指の伸展運動

指伸展機構によって指の伸展運動は行われるのであるが，それぞれの筋腱および靫帯が有機的に働くのみならず指屈筋も深い関連をもつので，その運動様式はますます複雑になる．それぞれの指節骨に働く筋腱は隣接する関節の位置により非常に微妙な変化をみせる.

1）基節骨への伸展力

基節骨に働く伸展力としては直達力と介達力の 2 つが考えられる．直達力としては基節骨に停止する腱を有する指伸筋の力であり，介達力としては中節骨を介して伝達される指伸筋および浅指屈筋の力である．PIP 関節が伸展位またはそれに近い位置にある時には，指伸筋の基節骨への停止腱は緊張し，指伸筋の力が基節骨に働き MP 関節は伸展する．PIP 関節が屈曲位にある場合には，基節骨に停止する指伸筋の腱は弛緩しており，指伸筋の力は指伸筋腱中央索を介して中節骨に至る．中節骨には浅指屈筋腱が停止し，指伸筋の力と拮抗して指の屈曲バランスを保っている．拮抗するこれら 2 つの筋力のうち，中節骨の長軸に平行する分力は中節骨を介して基節骨骨頭に伝達され，基節骨への回転モーメントとして働き，MP 関節は伸展される（図 121）.

2）中節骨への伸展力

中節骨に作用する伸展力には，①指伸筋腱から中央索を伝わる指伸筋力と，②骨間筋腱から中央索を伝わってくる骨間筋および虫様筋の力がある．これらの筋は互いに補い合いながら中節骨に作用し，PIP 関節の伸展を促すのであるが，作用する筋力は MP 関節の位置によって強い影響を受ける．すなわち MP 関節が強い屈曲位にあるときには指伸筋は中央索への腱線維を介して中節骨に強く働くが，骨間筋の力は逆に減少する．MP 関節が伸展位かまたはそれに近い状態では骨間筋は中央索への腱線維を介して中節骨に強く働くが，指伸筋の中節骨への力は逆に弱くなっている．虫様筋は MP 関節の位置如何にかかわらず，常にほぼ一定した力を中節骨に及ぼすことができ，PIP 関節の伸展力として働いている（図 122）.

3）末節骨への伸展力

末節骨に働く伸展力としては，終止伸腱に含まれる 3 つの繊維要素が深く関与する．①指伸

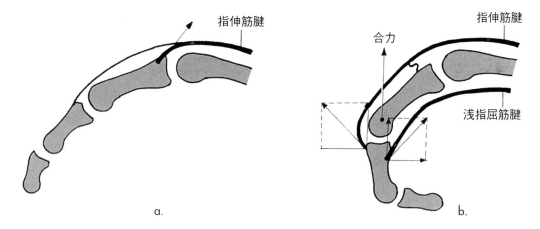

図 121　MP 関節の伸展力
　a.　MP 関節が伸展位に近い時には指伸筋の直達力が基節骨に働く.
　b.　MP 関節が屈曲位にある時には指伸筋および浅指屈筋からの介達力が基節骨に働く.

筋腱から側索への腱線維を介して作用する指伸筋, ②側索への腱線維を介して作用する骨間筋および虫様筋, ③支靱帯とくに斜支靱帯（oblique retinacular ligament）の力が考えられる. 中節骨への伸展力の場合と同じく, MP 関節が屈曲位にある場合には指伸筋の力は末節骨にも強く作用し, MP 関節が伸展位にあれば骨間筋の力が強く作用し, 虫様筋は MP 関節の位置如何にかかわらずほぼ一定の筋力を末節骨に及ぼしうる. 末節骨の伸展にはこの他に斜支靱帯の作用が加わる. 末節骨に深指屈筋が強く働いて, DIP 関節が強く屈曲されている時に深指屈筋の力を急に除くと DIP 関節は弾かれたように急に伸展する. これは非常に緊張していた斜支靱帯によって惹起される運動である. すなわち, 指が強い屈曲位にある場合には側索は掌側に移動しているので, DIP 関節の伸展を行い難いが斜支靱帯の作用によりまずある程度の伸展が起こり, ついで側索を介する力で完全に伸展される（図 123）.

4.　指のバランス

　指の伸展機構である指伸筋, 骨間筋および虫様筋とこれに拮抗する深指屈筋および浅指屈筋の筋緊張によって指の屈伸バランスが保たれている.

1）屈曲指のバランス

　中間位にあった指が強く屈曲されると, 個人差はあっても指の背側の長さは約 24 mm 延長される. すなわち MP 関節の屈曲により 14 mm, PIP 関節屈曲により 6 mm, DIP 関節屈曲により 4 mm の指背距離増大がある. 指の屈曲運動時には指伸筋腱の末梢方向移動に伴って矢状索も末梢に移動し, 中手骨骨頭部から基節骨の背面に至る. 矢状索の可動距離は約 20mm であり, 矢状索によって固定されている指伸筋腱も 20 mm は末梢に滑走することができるが, それ以上は移動することができない. それ故, 指伸筋腱が 20 mm 末梢方向へ動くことにより

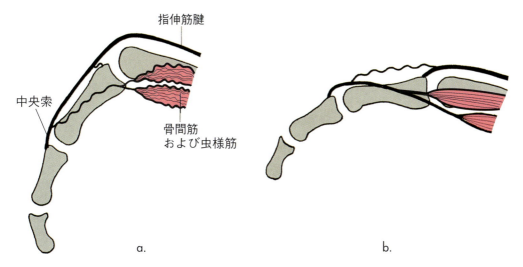

図 122　PIP 関節の伸展力

　a.　MP 関節が屈曲位にある時は指伸筋が PIP 関節を強く伸展する.
　b.　MP 関節が伸展位にある時は骨間筋, 虫様筋が PIP 関節を強く伸展する.

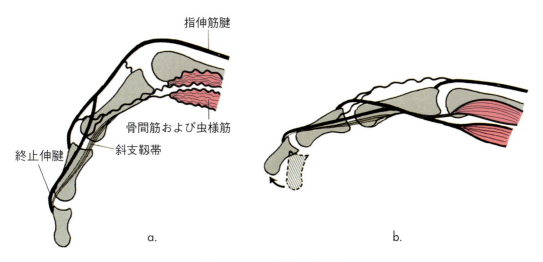

図 123　DIP 関節の伸展力

　a.　MP 関節が屈曲位にある時は指伸筋腱からの側索線維および斜支靱帯に
　　　よって DIP 関節は伸展する.
　b.　MP 関節が伸展位にある時は骨間筋腱からの側索線維および斜支靱帯に
　　　よって DIP 関節は伸展する.

MP 関節屈曲運動による指背距離の増大 14 mm と PIP 関節屈曲運動による 6 mm を補うことはできるが, DIP 関節の屈曲に要する 4 mm を補うことはできない. 弾力性のない腱が DIP 関節屈曲に要する 4 mm を補うには側索が指屈曲に伴って PIP 関節の背側から側面に移動することにより, 機能的な腱の延長が行われる (図 124).

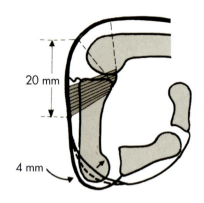

a. 屈 曲 位

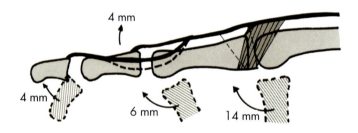

b. 中 間 位

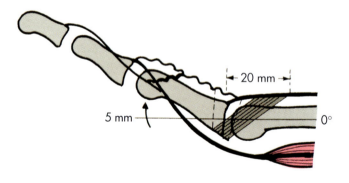

c. 過伸展位

図 124 指のバランス

a. 矢状索が末梢方向に約 20 mm 移動. 側索が PIP 関節背面より側面へ移動.

b. 矢状索が中枢方向に約 20 mm 移動. 側索が PIP 関節側面より背面へ移動.

c. MP 関節部でさらに 5mm の指背距離の短縮が起こるので, PIP 関節の伸展は骨間筋および虫様筋の収縮による.

(*Zancolli E*: Structural and Dynamic Basis of Hand Surgery. Lippincott, Co., 1968 を参照)

2）伸展指のバランス

指が屈曲位から伸展位にもどる場合には，これと全く逆のことが起こる．すなわち，矢状索は中枢に向かって 20 mm 移動し，それに伴って指伸筋が収縮するので MP 関節および PIP 関節の伸展による指背の短縮距離 14 mm および 6 mm は共に吸収される．DIP 関節伸展に伴う 4 mm の指背距離の短縮は側索が PIP 関節の側面から背側にもどることによって吸収される．

3）過伸展指のバランス

MP 関節が過伸展位をとると指の背側距離はさらに短縮される．もし MP 関節が 30° 過伸展すると約 5 mm 指背距離は短くなる．したがって MP 関節が屈曲位から 30° 過伸展位にまで変化すると，MP 関節部だけで約 19 mm の指背距離短縮が起こる．故に，矢状索が 20 mm 中枢方向に移動しても，この距離のほとんどが MP 関節の過伸展に費やされ，PIP 関節を伸展させる余裕がない．したがって MP 関節が過伸展位にある時には，PIP 関節および DIP 関節の伸展は骨間筋および虫様筋の筋収縮のみによって行われる．

指の伸展機構に拮抗する浅指屈筋および深指屈筋はそれぞれ 64 mm および 70 mm と共に大きな筋伸縮距離を有しているので指の屈曲運動に際しても十分収縮することができ，指伸展に際しても十分のびることが可能である．しかし指と共に手関節も強く屈曲される場合にはこれらの指屈筋の緊張は弱まり，逆に指も手関節も伸展される場合には指屈筋の筋緊張が非常に強くなるのは当然である．

4）指のバランス異常と変形

正常では巧妙な筋力バランスを保ちつつ運動する指も，外傷，神経麻痺，筋疾患などによりいったん筋の平衡がくずれると容易に強い指の変形をきたす．

指伸筋が正常より強く働くときには MP 関節の屈曲がしにくくなり，逆にこの筋が麻痺すると MP 関節の伸展が困難となる．指屈筋が正常よりも強いときには PIP または DIP 関節での伸展が難しくなり，逆にこれらの筋が麻痺に陥ると PIP および DIP 関節での屈曲が弱くなったり，不能であったりする．

a．内在筋プラス位　intrinsic plus position

MP 関節が屈曲し，PIP および DIP 関節が伸展した指の位置をいう．この指位はピアノを弾く時とかタイプライターを打つ時とか骨間筋や虫様筋を強く緊張させる時に正常な指にでもみられる．病的には骨間筋や虫様筋が痙縮を起こした場合にみられる（図 125）．

b．内在筋マイナス位　intrinsic minus position

MP 関節が過伸展し，PIP および DIP 関節が屈曲した指の位置をいう．この指位は手で頭を掻く時など指伸筋腱を緊張させ，骨間筋や虫様筋を弛緩させる時には正常な指にもみられる．病的には尺骨神経損傷による骨間筋・虫様筋の弛緩麻痺が起こると通常 "内在筋マイナス位" 変形が小指や環指に現れる．この変形は "かぎ爪指変形"（claw-finger deformity）とよばれる．尺骨神経損傷によりすべての骨間筋と第 3・第 4 虫様筋が通常は麻痺するので，小指と環指では骨間筋・虫様筋の両者が麻痺に陥り，この指変形が現れる．しかし，示指と

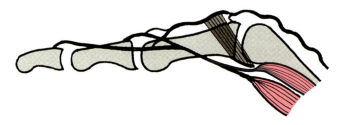

a. 手筋群プラス位

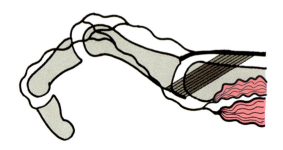

b. 手筋群マイナス位

図 125　指のバランス異常

a. 指伸筋が弛緩または麻痺し，骨間筋，虫様筋が強く収縮した時の指位．
　 MP 関節は屈曲，PIP および DIP 関節は伸展．
b. 指伸筋は働き，骨間筋，虫様筋が弛緩した時の指位，MP 関節は過伸展，
　 PIP および DIP 関節は屈曲．

中指では骨間筋は麻痺するものの，正中神経支配を受ける第 1・第 2 虫様筋の機能は維持されているので"かぎ爪指変形"は現れない．ただし，尺骨神経と正中神経が共に損傷された場合にはすべての指が"かぎ爪指変形"を呈する上に母指の変形が加わって鷲手変形（claw-hand deformity）が現れる．

　正常な手には認められず，筋力バランスがこわれた異常な指にのみみられる変形もある．しばしば遭遇する指の変形としては，①"白鳥の頚"変形（swan-neck deformity），②ボタン穴変形（boutonnière deformity），③槌指（mallet finger）などがあげられる（図 126）．

c. "白鳥の頚"変形　swan-neck deformity

　原因の如何にかかわらず MP 関節が屈曲し，PIP 関節が過伸展し，DIP 関節が屈曲した指の変形をいう．この変形をもつ指の形が"白鳥の頚"に似ているので，このような優雅な名がつけられている．この指変形の原因は 3 つに大別される．①骨間筋や虫様筋の拘縮，②PIP 関節における指伸筋と浅指屈筋との拮抗異常，③ PIP 関節の不安定性である．

　骨間筋や虫様筋の拘縮は手筋阻血性壊死，慢性関節リウマチ，脳性麻痺，パーキンソン病などによって起こる．骨間筋や虫様筋の拘縮により，まず MP 関節に屈曲力と PIP 関節に伸

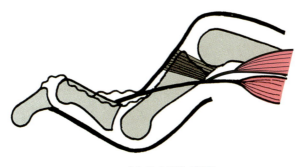

a.　“白鳥の頚”変形

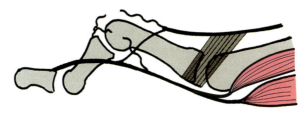

b.　ボタン穴変形

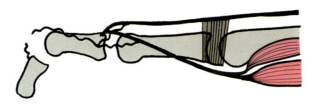

c.　槌　指

図 126　指の変形

a. MP 関節は屈曲，PIP 関節は過伸展，DIP 関節は屈曲，側索は PIP 関節の背側へ移動．
b. MP 関節は過伸展，PIP 関節は屈曲，DIP 関節は過伸展，側索は PIP 関節の掌側へ移動．
c. DIP 関節の屈曲．変形が長期間にわたると PIP 関節の過伸展が起こる．側索は弛緩．

展力が働く．MP 関節が屈曲位に保たれると指伸筋がさらに強く PIP 関節伸展力として働くので，PIP 関節は次第に過伸展する．PIP 関節が過伸展されると，PIP 関節の側面にあった側索が背側に移動し，DIP 関節までの距離は短くなるので側索を介して伝達された DIP 関節への伸展力は弱くなる．それに加えて PIP 関節の過伸展により逆に緊張を高めた深指屈筋は DIP 関節の屈曲力を強め，DIP 関節は屈曲位となる．

　PIP 関節における指伸筋と浅指屈筋との拮抗異常は種々の場合に起こりうる．例えば MP

関節に屈曲拘縮があると，指伸筋は中央索を介してたえず PIP 関節の伸展力として強く働き，PIP 関節は次第に過伸展される．PIP 関節が過伸展されると側索は背側に移動し，DIP 関節への伸展力は弱くなり，深指屈筋による DIP 関節屈曲力は逆に強くなるから DIP 関節は屈曲する．また浅指屈筋腱が外傷や手術によって切断されると PIP 関節に対する屈曲力が弱くなる，すなわち相対的には PIP 関節の伸展力が強くなり，次第に PIP 関節を過伸展し，ついには"白鳥の頸"変形をつくる．

PIP 関節の不安定性は外傷による掌側板（palmar plate）の損傷，斜支靱帯の損傷，先天性の関節弛緩によって起こるが，そのような不安定な PIP 関節は容易に過伸展位をとるようになり，"白鳥の頸"変形をきたす．

"白鳥の頸"変形の矯正にはその原因に基づいた種々の治療法がある．例えば，骨間筋の拘縮によるものには骨間筋腱を切断したり，骨間筋を中手骨から剥離する．PIP 関節における指伸筋と浅指屈筋の拮抗異常によるものには側索を掌側に移動したり，MP 関節屈曲拘縮を除いたりして伸筋と屈筋とのバランスを回復させる．PIP 関節の不安定性による変形に対しては浅指屈筋腱を用いて PIP 関節制動術を行ったり，より高度な関節の不安定性に対しては関節固定術などを行う．

d．ボタン穴変形　boutonnière deformity

MP 関節が過伸展し，PIP 関節が屈曲し，DIP 関節が過伸展した指の変形をいう．この変形の起因としては外傷による中央索の切断，あるいは火傷，慢性関節リウマチ，先天異常などによる側索の掌側移動があげられる．

例えば，中央索が PIP 関節の背側で切断されると，当然 PIP 関節の伸展は不能となり PIP 関節は屈曲位に保たれる．それと同時に中節骨への固定を失った指伸筋腱は指背腱膜を伴って中枢に向かって移動する．したがって指伸筋の大部分の力は基節骨に作用し，MP 関節は過伸展される．さらに側索は屈曲した PIP 関節の背面から側方へと移動し，中央索に加わるべき力もすべて側索を介して DIP 関節に作用するので DIP 関節は次第に過伸展される．

PIP 関節の屈曲が持続すると 2 本の側索の間から徐々に基節骨骨頭が現れる．この状態があたかもボタンがボタン穴から出てくるごとくなので"ボタン穴変形"とよばれる．ボタン穴変形がいったん完成されると，指伸筋および手筋群の筋力はいずれも変形を増悪するように働くので，変形はますます進行する．

"ボタン穴変形"の治療方法としては損傷された中央索の修復を行うと同時に側方にずり落ちた側索を背側へもちあげ，再び側索が側方にずり落ちないようにする．陳旧性のボタン穴変形をもと通りに治すのは非常に難しい．

e．槌　指　mallet finger

DIP 関節の自動伸展ができず，屈曲位にある指の変形をいう．この変形は終止伸腱の断裂または終止伸腱の停止部における骨折に伴って起こる．終止伸腱の力が末節骨に及ばなくな

ると，DIP 関節は深指屈筋の力によって屈曲する．この変形が長期間にわたると，終止伸腱を介して末節骨へと伝えられていた筋力が中央索を介して中節骨への伸展力として加わるためにPIP 関節は漸次過伸展位をとるようになる．

　槌指はしばしばみられる変形であり，単純な変形であるため，治療も非常に簡単であるように考えられがちであるが，実際にはそうではなく，なかなか治療の困難な変形である．終止伸腱の停止部における骨折がある時には細いキルシュナー鋼線などを用いて骨片をもとの位置にもどし，外固定によりほぼ満足する結果をもたらすことが多い．しかし終止伸腱が断裂した場合には細い腱を手術で修復することは非常に困難であり，多くの場合失敗に帰する．したがって終止伸腱が断裂した場合には直ちに指に装具をつけ，PIP 関節を屈曲し，DIP 関節を伸展位に長期間固定する必要がある．

D．指運動と腱のモーメントアーム

　円柱4本を縦につなぎ，最も先端に結びつけた糸を長軸に沿って牽引すると，最も末梢の結合部がまず屈曲しはじめ，それが終わってから次の結合部が屈曲し始める．ところが指標本では深指屈筋を牽引すると3つの指関節がほぼ同時に屈曲し始める．すなわち50gの牽引力によりMP，PIP，DIP 関節はすべて屈曲し始め，100g，200gと牽引力を増すごとにそれらの指関節屈曲角が増加し，1,000gの牽引力では最大の指屈曲角を示す（図127）[71]．深指屈筋腱の牽引により3つの指関節が同時に屈曲するにはいろいろな因子が関係するが，深指屈筋腱と各関節の回転中心までの距離すなわちモーメントアームの長さが大きく影響するはずである．指関節に対する腱モーメントアームの長さは関節を形成する骨頭の大きさ，骨頭をおおう軟骨あるいは掌側板の厚さ，腱そのものの太さに影響される．例えばPIP 関節においては掌側板の厚さは骨頭の半径の約1/3にも達するので深指屈筋腱のモーメントアームの長さは掌側板によって約25％も増加されることになる．関節回転軸に対するモーメントアームの長さrは瞬間的腱移動距離dlと瞬間的関節

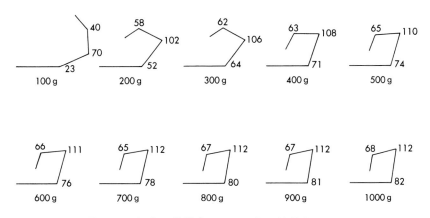

図 127　深指屈筋腱牽引による指関節基準屈曲角

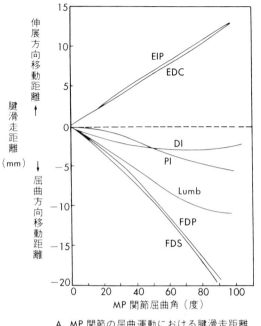

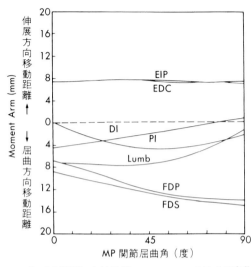

A. MP 関節の屈曲運動における腱滑走距離　　　　　B. MP 関節における腱 moment arm の長さの変化

図 128　示指 MP 関節屈曲運動における腱滑走距離とモーメントアームの長さ

表 4　深指屈筋腱の指関節に対するモーメントアームの長さ（mm）

	0°	15°	30°	45°	60°	75°
DIP 関節	5.26	4.56	4.20	4.06	3.70	
PIP 関節	7.13	6.70	7.55	7.65	7.93	8.61
MP 関節	9.36	9.25	10.58	11.73	12.41	

角度変化 dθ を測定すると r＝dl／dθ から計算することができる．示指 MP 関節では指伸筋腱，示指伸筋腱は関節屈曲角にほぼ比例した腱移動距離を示し，モーメントアームの長さはほぼ一定している．浅指屈筋腱や深指屈筋腱は運動に伴い大きな滑走距離を示し，ゆるやかなモーメントアームの増大を示す．骨間筋・虫様筋腱の滑走距離とモーメントアームの長さは小さい（図128）．一本の腱がもつモーメントアームの長さは各指関節に対してそれぞれ異なった長さをもち，また指関節表面は正確な正円形ではないので関節が屈曲するに伴って腱モーメントアームの長さは変化する．例えば示指における DIP，PIP，MP 関節に対する深指屈筋腱のモーメントアームの長さは DIP 関節では屈曲角が大きいほど短くなり，PIP，MP 関節では逆に長くなる（表4）．

　それぞれの腱が指関節に対してもつモーメントアームの長さは瞬間的に変化し，その変化の大きさは各腱によって異なるが，示指 MP 関節 45° 屈曲位における各腱のモーメントアームの長さをみると深指屈筋腱では 11.73 mm，浅指屈筋腱は 12.68 mm，示指伸筋腱は 8.78 mm であり虫様筋や骨間筋よりもはるかに大きい（図129）[73]．

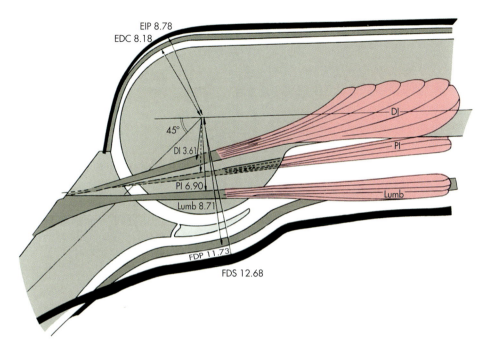

図 129　MP 関節 45°屈曲位における腱モーメントアームの長さ（mm）

E. 母指の伸展機構と母指のバランス

　母指の指節骨が 2 つであり，関節も MP 関節と IP 関節の 2 関節しかないから母指の伸展機構は他の指の伸展機構と比べて単純ではあるが，多くの類似点を有している．

　長母指伸筋腱および短母指伸筋腱は共に扁平な幅の広い腱となって MP 関節の背側に至る．短母指伸筋腱の大部分は MP 関節背側関節包と融合しつつ線維性軟骨をもって基節骨骨底に停止する．しかし，短母指伸筋腱の一部は長母指伸筋腱と共に末節骨にまで至ることが多い．MP 関節部では他の指における矢状索と同様な靱帯があり，長母指伸筋腱と掌側関節包とを結合し，長母指伸筋腱を指背に固定している．母指には骨間筋や虫様筋がないので骨間筋腱帽はないが，母指の橈側からは短母指屈筋腱および短母指外転筋腱の一部が，また母指の尺側からは母指内転筋の一部が腱膜を形成しつつ基節骨の背面で長母指伸筋腱に停止する．これらの腱は MP 関節の回転軸よりも掌側を通って指背に至り，長母指伸筋腱と共に IP 関節の背側を通って末節骨に停止するから，これらの筋はそれぞれの筋の本来の機能すなわち MP 関節での屈曲，外転，内転以外に MP 関節を屈曲し，IP 関節の伸展に役立っている（図 130）．

　母指と示指の伸展機構には多くの類似性が見出される．ただし，両者を比較するには末節骨を欠く示指を想定せねばならない．まず母指には短および長母指伸筋腱の 2 本があり，示指には示指への指伸筋腱および示指伸筋腱の 2 本がある．母指の末節骨に停止する長母指伸筋腱は示指の中節骨に停止する指伸筋腱の中央索に相当する．母指の橈側では短母指屈筋腱と短母指外転筋腱

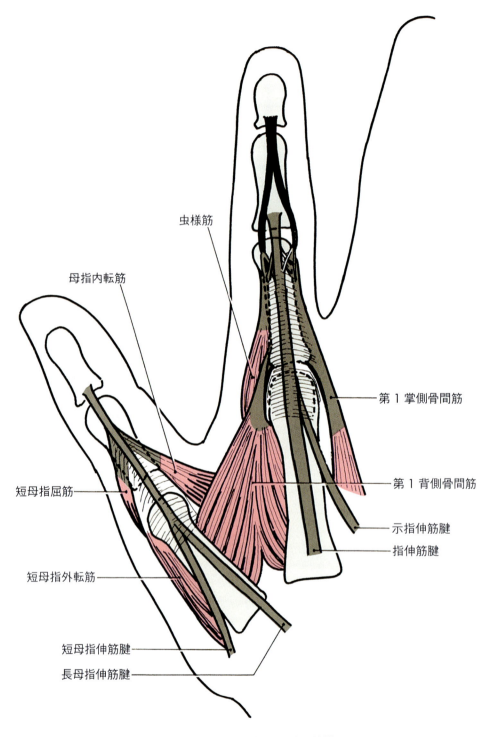

虫様筋

母指内転筋

第 1 掌側骨間筋

第 1 背側骨間筋

示指伸筋腱

指伸筋腱

短母指屈筋

短母指外転筋

短母指伸筋腱

長母指伸筋腱

図 130　母指と示指との伸展機構

示指中節骨の部分（**人型**の部分）を除くと母指の伸展機構と示指の伸展機構が
非常に類似しているのに気づく.

の 2 つの手筋腱から長母指伸筋腱へと腱線維が送られ，示指では虫様筋腱と背側骨間筋腱の 2 つの手筋腱から指伸筋腱へ腱線維が送られる．母指の尺側では母指内転筋腱から長母指伸筋腱へ腱線維が送られるのに対して示指では掌側骨間筋腱から指伸筋腱へ腱線維が送られている．

　慢性関節リウマチなどにより手筋群の拘縮を起こした場合，指では MP 関節が屈曲し，PIP 関節が過伸展し，DIP 関節が屈曲する "白鳥の頸" 変形を起こすことが多いが，母指においても母指球筋の拘縮により MP 関節が屈曲し，IP 関節が過伸展となる変形を示すことが多い．この変形は "あひるの頸変形"（duck-neck diformity）とよばれる．

文　献

1） *Backhouse KM, Cotton WT*：An Experimental study of the functions of the lumbrical muscles in the human hand. J Anat **88**：133〜141, 1954.

2） *Backhouse KM, Curchill-Davidson D*：Anomalous palmaris longus muscle producing carpal-tunnel-like compression. The Hand **7**：22〜24, 1975.

3） *Baker DS*, et al：The little finger superficialis-Clinical investigation of its anatomic and functional shortenings. J Hand Surg **6**：374〜378, 1981.

4） *Boyes JH*：Bunnell's Surgery of the Hand 3rd ed. J. B. Lippincott Co., 1964.

5） *Brand PW*：Paralytic claw hand. J Bone Joint Surg **40-B**：618, 1958.

6） *Butler B*：Aberrant index (first) lumbrical tendinous origin associated with carpal tunnel syndrome (a case report). J Bone Joint Surg **53-A**：160〜162, 1971.

7） *Caetono MBF, Albertoni WM, Caetano EB*：Anatomical study of extensor pollicis brevis tendon distal insertions. Rev Bras Ortop **39**：223〜231, 2004.

8） *Cauldwell EW, Anson BJ, Wright RR*：The extensor indicis proprius muscle, A study of 263 consecutive specimens. Quart. Bull. Northwestern Univ. Med. School **17**：267〜279, 1943.

9） *Duchenne GB* (transl. by *E. B. Kaplan*)：Physiology of Motion. J. B. Lippincott Co., 1949.

10） *Dyreby JR, Engber WD,*：Palmaris profundus-rare anomalous muscle. J Hand Surg **7**：513〜514, 1982.

11） *El-Gammal TA, Steyers CM, Blair WF*, et al：Anatomy of the oblique retinacular ligament of the index finger. J Hand Surg **18-A**：717〜721, 1993.

12） 榎　謙一郎：虫様筋の機能構成の定量分析．日手会誌 **10**：1048〜1055, 1994.

13） *Eyler DL, Markee JE*：The anatomy of the intrinsic musculature of the fingers. J Bone Joint Surg **36-A**：1〜9, 1954.

14） *Floyd T, Burger RS*：Bilateral palmaris profundus causing bilateral carpal tunnel syndrome. J Hand Surg **15-A**：364〜366, 1990.

15） 原　武一郎：手指の運動機構の研究（1）新鮮屍体に由る研究．日整会誌 **33**：373, 1959.

16） *Harris C Jr, Rutledge GL Jr.*：The functional anatomy of the extensor mechanism of the finger. J Bone Joint Surg **54-A**：713〜726, 1972.

17） 東　璋：ボタン孔変形について．災害外科 **12**：1154〜1161, 1969.

18） 堀　清記，一木正則：人体と運動の生理学：115〜131, 金芳堂, 1984.

19） 池田　章, 他：小指外転筋及び長掌筋の破格例．広大解剖第 1 業績 **2**：96, 1958.

20） 礒谷静男：日本人に於ける上肢筋の発生学的研究．広大解剖第 1 業績 **9**：159, 1960.

21） *Hirai Y, Yoshida K, Yamanaka K*, et al：An anatomic study of the extensor tendons of the human hand. J Hand Surg **26-A**：1009〜1015, 2001.

22） *Kaplan EB*：Embryological development of the tendinous apparatus of the fingers：Relation to function. J Bone Joint Surg **32-A**：820, 1950.

23） 加瀬正夫：筋肉の病気．中外医学社, 1966.

24） *Kauer JMG*：The articular disc of the hand. Acta Anat **92**：590〜605, 1975.

25） 木村邦彦：長母指外転筋の附着腱の変異．解剖誌 **33**：523〜527, 1958.

26） 久保田　競：手と脳：120〜127, 紀伊國屋書店, 1982.

27)　*Kuczynski K*：Flexor digitorum superficialis tendon in the fingers of the human hand．The Hand **6**：121〜133，1974．

28)　*Kuczynski K*：Variations in first dorsal interosseous muscle．The Hand **4**：37〜39，1972．

29)　草地孝友：長掌筋欠損の遺伝．人類遺伝学雑誌 **5**：154〜163，1960．

30)　*Lacey T, Goldstein L, Tobin C*：Anatomical and clinical study of the variations in the insertion of the abductor pollicis longus tendon，Associated with stenosing tenovaginitis．J Bone Joint Surg **33-A**：347，1951．

31)　*Landsmeer JMF*：The Anatomy of the dorsal aponeurosis of the human finger and its functional significance．Anat Rec **104**：31，1949．

32)　*Landsmeer JMF*：The coordination of finger joint motion．J Bone Joint Surg **45-A**：1645，1963．

33)　*Leslie BM, Ericson WB Jr, Morehead JR*：Incidence of a septum within the first dorsal compartment of the wrist．J Hand Surg **15-A**：88〜91，1990．

34)　*Littler JW, Eaton R*：Redistribution of forces in the correction of the boutonnière deformity．J Bone Joint Surg **49-A**：1267〜1274，1967．

35)　*Long C, Brown E*：Electromyographic kinesiology of the hand．muscles moving the long finger．J Bone Joint Surg：1683，1964．

36)　*Mangini U*：Flexor pollicis longus muscle；Its morphology and clinical significance．J Bone Joint Surg **42-A**：467〜470，1960．

37)　松井正太郎：日本人の手指運動筋腱の解剖学的研究．日整会誌 **34**：831〜845，1961．

38)　松井正太郎：手指運動筋腱の解剖学的破格．日整会誌 **33**：373，1959．

39)　松井　猛，他：人手指屈筋腱の微小血管学的研究―正常腱の血管分布および腱や vincula への損傷が腱血管分布に及ぼす影響について．日整会誌 **53**：307〜320，1979．

40)　松崎昭夫：胎児手の解剖学的研究（第2報）．整形外科 **16**：826〜828，1965．

41)　*McFarlane RM*：Observations of the functional anatomy of the intrinsic muscles of the thumb．J Bone Joint Surg **44-A**：1073〜1088，1962．

42)　*McGregor AL*：Variations in the insertion of the long and short extensor of the thumb．J Anat **60**：259，1926．

43)　森谷正道：長掌筋及び固有示指伸筋の異常に就て．東京慈恵医大雑誌 **71**：2035〜2041，1956．

44)　永井静男：手虫様筋の起始及び停止．熊大第1解剖業績 **36**：117〜126，1955．

45)　中野謙吾，他：人胎児の発生学的研究，特に手関節腱の形成について．整形外科 **16**：824〜826，1965．

46)　*Napier JR*：The attachments and function of the abductor pollicis brevis．J Anat **86**：335，1952．

47)　*Naviaser RJ*：Flexor digitorum superficials indicis and carpal tunnel syndrome．The Hand **6**：155〜156，1974．

48)　太田良実，他：手指運動筋の機能解剖学的研究．日整会誌 **32**：823，1958．

49)　面高佑亮：手の背腱膜の構成．整形外科 **15**：812〜814，1964．

50)　*Leslie BM*, et al：Incidence of 3 septum with in the first dorsal compartment of the wrist．J Hand Surg **15-A**：88〜91，1990．

51)　*Reimann AF, Daseler EH, Anson BJ*, et al：Palmaris longus muscle and tendon，A study of 1600 extremities．Anat Rec **89**：495，1944．

52)　*Ritter MA, Inglis AE*：The extensor indicis proprius syndrome．J Bone Joint Surg **51-A**：1645〜1648，1969．

53)　*Robins PR, Dobyns JH*：Avulsion of insertion of the flexor digitorum profundus tendon associated with fracture of the distal phalanx．Symposium on Tendon Surgery in the Hand：151〜156，C. V. Mosby Co.，1975

54)　*Savage R*：In vitro studies of new method of flexor tendon repair．J Hand Surg **10-B**：135〜141，1985．

55)　*Schrewsbury MM, Johnson RK*：A systemic study of the oblique retinacular ligament human finger：its structure and function．J Hand Surg **2**：194〜199，1977．

56)　*Shigematsu S, Shimizu H, Beppu M*, et al：Anatomy of the extensor pollicis brevis associated with an extension mechanism of the thumb metacarpophalangeal joint．Hand Surgery **19**：171〜179，2014．

57)　*Schultz RJ*, et al：Anomalous median nerve and an anomalous muscle belly of the first lumbrical associated with carpal tunnel syndrome．J Bone Joint Surg **55-A**：1744〜1746，1973．

58)　*Seradge H, Seradge E*：Median innervated hypothenar muscle：Anomalous branch of median nerve in the carpal tunnel. J Hand Surg **15-A**：356〜359, 1990.

59）重林 勝, 他：日本人の長指伸筋. 久留米医会誌 **19**：1297, 1956.

60）*Spinner M*：The acade of Frohse and its relationship to posterior interosseous nerve paralysis. J Bone Joint Surg **50-B**：809〜812, 1968.

61）*Stark HH, Boyes JF, Wilson, JN*：Mallet finger. J Bone Joint Surg **44-A**：1065, 1962.

62）*Stillwall DL Jr.*：The innervation of tendons and aponeuroses. Am J Anat **100**：289〜311, 1957.

63）*Straus WC Jr.*：The homologies of the forearm flexors, Urodeeles, Lizards, Mammals. Am J Anat **70**：281〜316, 1942.

64）鈴木勝己, 他：外傷による手の intrinsic muscle 障害に対する機能再建術. 災害外科 **12**：1174〜1185, 1969.

65）鈴木 誠：佐渡島住民の長掌筋欠損について―日本人長掌筋の研究. 人類輯報 **18**：159, 1957.

66）田島達也, 他：手の機能解剖学の研究（第 1 報, 指における筋膜系統の構造と機能に関する検討）. 整形外科 **15**：814〜815, 1964.

67）田島達也, 他：手の機能解剖学の研究（第 2 報, Juncturae tendinum の機能と構造）. 整形外科 **16**：831〜832, 1965.

68）竹内隆治：長掌筋の欠如と其手掌腱膜. 日大医誌 **19**：4107, 1960.

69）竹内隆治：長掌筋の欠如と其手掌腱膜. 日大医誌 **20**：953, 1961.

70）*Tubiana R, Valentin P*：Anatomy of the extensor apparatus of the fingers. Surg Clin N Amer **44**：897〜906, 1964.

71）*Tubiana R, Valentin P*：The physiology of the extension of the fingers. Surg Clin N Amer **44**：907〜918, 1964.

72）*Ueba H, Moradi N, Erne HC*, et al：An anatomic and biomechanical study of the oblique retinacular ligament and its role in finger extension. J Hand Surg **36-A**：1959〜1964, 2011.

73）上羽康夫：手指屈曲運動に関する実験並びに臨床研究―組織損傷による指屈曲運動変化について. 日本外科宝函 **45**：135〜174, 1976.

74）上羽康夫, 高橋和久, 他：示指における腱の滑走距離と moment Arm の長さ. 整形外科バイオメカニクス **4**：61〜67, 1983.

75）*Wesser DR, Calostypis F, Hoffman S*：The evolutionary significance of an aberrant flexor superficialis muscle in the human palm. J Bone Joint Surg **51-A**：396〜398, 1969.

76）*Wilkinson JL*：The insertion of the flexors pollicis longus and digitorum profundus. J Anat **87**：75, 1953.

77）*Yuasa K, Kiyoshige Y*：Limited surgical treatment of de Quervain's disease：Decompression of only the extensor pollicis brevis subcompartment. J Hand Surg **23A**：840-843, 1993.

78）*Young CM, Rayan GM*：The sagittal band：Anatomic and biomechanical study. J Hand Surg **25A**：1107-1113, 2000.

79）*Zancolli E*：Structural and dynamic basis of hand surgery. J. B. Lippincott Co., 1968.

80）*Zancolli E*：Claw hand caused by paralysis intrinsic muscles. J Bone Joint Surg **39-A**：1076, 1957.

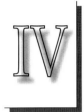

腱　鞘

tendon sheath

　指屈筋腱は手掌および指においては腱鞘に包まれ，指伸筋腱も手背で腱鞘に包まれている．腱鞘は腱のすぐ周囲をとり巻く滑液鞘（synovial tendon sheath）と滑液鞘の外側を包む線維鞘（fibrous tendon sheath）とがある．滑液鞘は腱をとり巻く2層の滑液膜よりなり，その2層の間に閉鎖腔を形成する．2層の滑液膜のうち腱を直接におおう層を臓側層（visceral layer）とよび，外側のものを壁側層（parietal layer）とよぶ．2層間の閉鎖腔内は滑液で満たされている．この腔が腱の滑りを容易にし，滑液は腱鞘内の腱の表層を栄養している．腱鞘に感染がおこるとこの腔を介して感染は容易にかつ広範に拡がる．線維鞘は靫帯性腱鞘（ligamentous tendon sheath）ともよばれるが，手の中では指の指屈筋腱周囲にのみ認められる線維性組織である．線維鞘は屈筋腱の周囲をとり巻くと同時に指骨に停止しているから，筋が収縮して指が屈曲するときでも腱は指骨から浮き上がらぬように保持されている．

　腱の中へ入る血管や神経は滑液鞘が欠如している部分から進入しているが，この部分を腱間膜（mesotenon）とよぶ．浅および深指屈筋腱の停止部近くに認められる腱紐（vincula）はこの腱間膜に属する（図131）．

A. 手掌および指の腱鞘

　手の掌側には通常3つの腱鞘が認められる．すなわち，①総指屈筋腱腱鞘（common digital flexor tendon sheath），②指腱鞘（digital tendon sheath）および，③長母指屈筋腱腱鞘（flexor pollicis longus tendon sheath）である（☞ p. 217　図135）．

1. 総指屈筋腱腱鞘　common digital flexor tendon sheath

　この腱鞘は尺側滑液包（ulnar bursa）ともよばれる．この薄い滑液鞘は横手根靫帯よりも0.5〜2.5 cm 中枢の前腕遠位部で4本の浅指屈筋腱および4本の深指屈筋腱を包み，これらの腱とともに手根管に入る．手根管内ではこの腱鞘の橈側を通る長母指屈筋腱腱鞘と約85％の割合で交通する．手根管を出た総指屈筋腱腱鞘は8本の腱を包みつつさらに末梢にまで至り，手掌中央部で終わる．ただし，小指の指腱鞘とは連続している場合の方が多い．

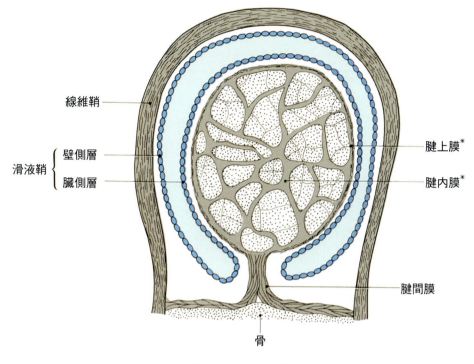

線維鞘

滑液鞘 { 壁側層
臓側層

腱上膜*

腱内膜*

腱間膜

骨

図 131　腱と腱鞘

　総指屈筋腱腱鞘が個々の指屈筋腱を包む状態には種々の変異があるが，一般的には腱鞘の臓側層（visceral layer）は浅指屈筋腱の1本1本の周囲を別々にとり巻くが，深指屈筋腱は4本を一緒に包み込んでいる．臓側層は深指屈筋腱の背側で両側へ翻転し，壁側層（parietal layer）へと続く．壁側層は浅および深指屈筋腱のすべてを包む（☞ p. 227 図 142）.

　総指屈筋腱腱鞘の掌側には正中神経や浅掌動脈弓が走り，背側には母指腔および中央手掌腔の2つの筋膜腔が存在する（☞ p. 236 図 149）.

　総指屈筋腱腱鞘は手掌中央部で終わるので示指，中指および環指に向かう屈筋腱はそれぞれの指腱鞘に入るまでに腱鞘におおわれない部分があるが，小指腱鞘はかなり中枢までのびており，総指屈筋腱腱鞘のすぐ末鞘までのび，約85％は総指屈筋腱腱鞘と連続している．故に小指腱鞘が感染すると直ちに総指屈筋腱腱鞘に波及し，さらに手根管内の腱鞘を経て長母指屈筋腱腱鞘に波及し，いわゆる馬蹄型感染（horse shoe infection）を起こす.

*****腱上膜**（epitenon）：腱の周囲をとりまく結合組織である.
*****腱内膜**（endotenon）：腱線維を分割している結合組織である.
　腱傍織（paratenon）：腱が曲がっている場所とか，摩擦の強い場所では，腱は腱鞘によっておおわれるが，腱が真直ぐに走っているところでは paratenon でおおわれる．paratenon は腱と筋膜の間に介在する脂肪を含む網目状の組織である.

2. 指腱鞘　digital tendon sheath

　小指の指腱鞘は総指屈筋腱腱鞘と連続しているが，示指，中指および環指においては独立した個々の腱鞘がある．浅および深指屈筋腱の全周をとり巻く滑液鞘はMP関節のやや中枢に始まり，指屈筋腱と共に末梢へとのびて深指屈筋腱の停止部のある末節骨骨底にまで至る．線維鞘は滑液鞘よりやや末鞘より始まり，指の全長にわたって滑液鞘を補強している．線維鞘には，線維が斜めに交叉する網目状を呈し，十字部C（pars cruciformis）とよばれる薄い部位と，線維鞘線維は厚く指屈筋腱の前方を輪状にとり巻くように横走し，腱の両側の指骨または掌側板に停止する輪状部A（pars annularis）とよばれる部位に分けられる．輪状部は指屈曲運動の際に指屈筋腱が指骨から浮き上がらぬように保持し，指屈筋腱はこの輪状部内を滑るような状態となり，指屈筋腱に対する滑車の働きをするので滑車（pulley）ともよばれる．十字部および輪状部は存在する部位によって番号がつけられている[4,5]．そのうち機能上A2，A4は特に重要である（図132）．また，DIP関節の前方にはA5が存在すると考える人達もある滑液鞘内に色素を注入すると滑液鞘と線維鞘との関係はよくわかる（図133）．これらのpulleyは年齢によって大きく変化する事はない[7]．ただし，手掌での各指腱鞘の変異は多様である（☞ p. 216 図134）．

　指腱鞘はMP関節部でしばしば腱鞘炎を起こす．この腱鞘炎の最も主な原因は繰り返し加えられる外部からの刺激であるが，その部の腱鞘の肥厚炎症と共に腱自身の炎症と肥厚をきたす．肥厚した腱は輪状部の線維鞘内を自由に滑走することができず，その部に圧痛があり，指の屈伸運動は困難となり，指の屈伸運動に際して弾発現象を起こす．これを弾発指（snapping finger）と

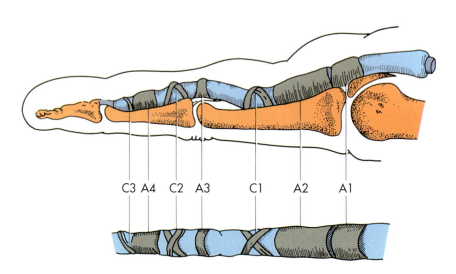

C3　A4　C2　A3　　C1　　A2　　A1

図 132　滑車の位置

（*Doyle JR, Blythe WF* : The finger flexor tendon sheath and pulleys.
Anatomy and reconstruction. symposium on tendon surgery in the hand.
Mosby Co. : 81〜87, 1975 より）

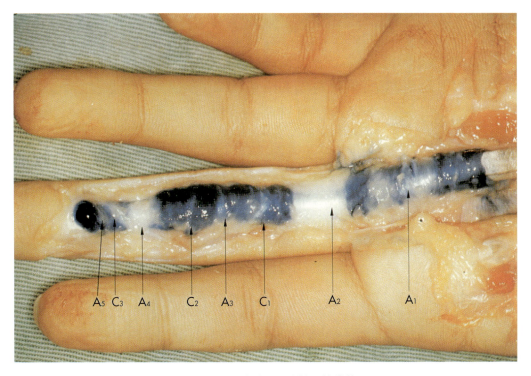

図 133　指腱鞘の滑液鞘と線維鞘

よぶ．その部の腱鞘を切開すれば，通過障害は除かれ，炎症も軽快する．

3. 長母指屈筋腱腱鞘　flexor pollicis longus tendon sheath

　総指屈筋腱腱鞘が尺側滑液包（ulnar bursa）とよばれるのに対応して，長母指屈筋腱腱鞘は橈側滑液包（radial bursa）とよばれる．この腱鞘は他の指の腱鞘とは異なり，手関節部から母指末節骨に至るまで常に連続している．すなわち，通常この腱鞘は横手根靱帯の 1 ～ 2 cm 中枢より長母指屈筋腱を包み，長母指屈筋腱と共に手根管を通り抜け，長母指屈筋腱を包みながら母指 IP 関節にまで至る．手根管の中で長母指屈筋腱腱鞘は約 85 ％の割合で総指屈筋腱腱鞘と交通している．

　線維鞘の存在する部位も他指とは異なる（図 135）．

　長母指屈筋腱は手掌内では単に滑液鞘のみにおおわれているが，母指内では滑液鞘とその外側をとり囲む線維鞘によって包まれている．母指内では線維鞘の輪状部が 2 個と斜走滑車 1 個が認められる．第 1 輪状滑車 A1 は母指 MP 関節の掌側にあり，中枢 2/3 は掌側板に付着し，遠位 1/3 は基節骨基部に付着しており，幅は 7 ～ 9 mm である．斜走滑車（oblique pulley）は基節骨中央部掌側面にある幅 9 ～ 11 mm の斜めに走る滑車で，近位尺側から遠位橈側へ斜走する．第 2 輪状滑車 A2 は母指 IP 関節掌側板に付着する幅 8 ～ 10 mm の滑車である（図 134）．

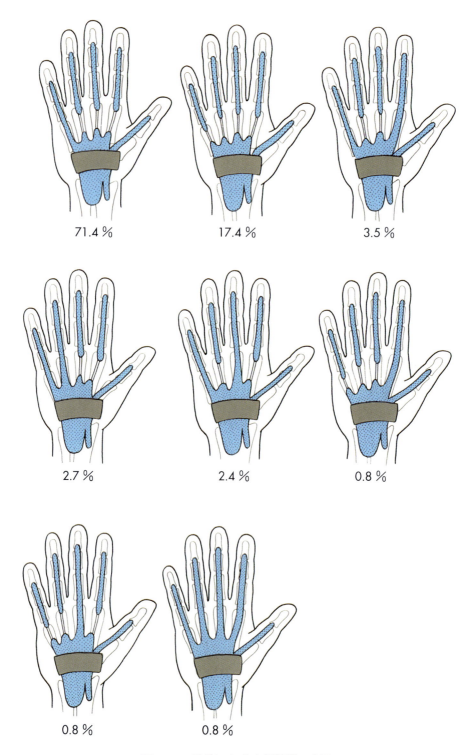

71.4 %　　　17.4 %　　　3.5 %

2.7 %　　　2.4 %　　　0.8 %

0.8 %　　　0.8 %

図 134　手掌における指腱鞘の変異

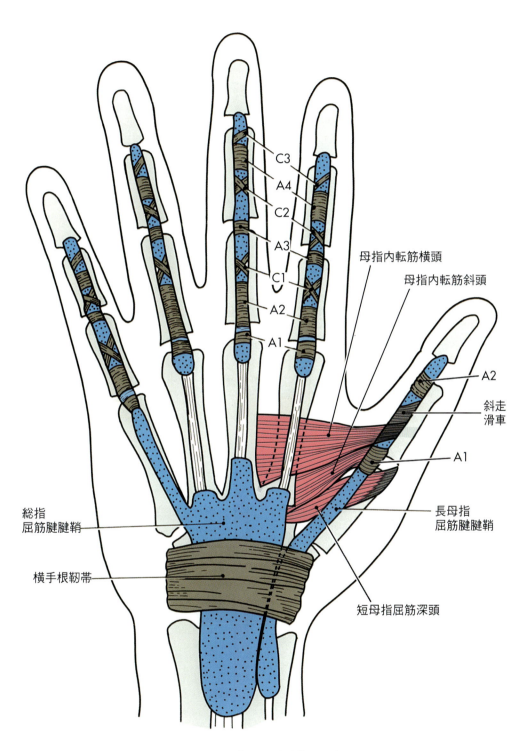

C3
A4
C2
A3
C1
A2
A1

母指内転筋横頭
母指内転筋斜頭

A2
斜走
滑車
A1

長母指
屈筋腱腱鞘

総指
屈筋腱腱鞘

横手根靱帯

短母指屈筋深頭

図 135　指屈筋腱腱鞘と滑車

　長母指屈筋腱に対する滑車機能としては，斜走滑車が最も重要で，この滑車があれば母指の屈曲運動はあまり障害されない．この滑車には母指内転筋の一部が停止し，母指の回内運動にも関与すると考えられる[4]．母指においても腱鞘および腱の炎症および肥厚を伴って弾発をきたすことがあり，弾発母指（snapping thumb）とよばれる．弾発母指は乳児期にも，しばしば認められるが，乳児期の弾発母指は炎症ではなく，胎生期の腱や腱鞘の形成過程に基づく狭窄であると考えられる．弾発母指の場合も MP 関節部の腱鞘を切開することにより通過障害は除かれる．

B.　手背の腱鞘

　前腕背側の伸筋腱は伸筋支帯（extensor retinaculum）によりつくられる 6 つの区画（compartment）を通って前腕から手背に至る．それぞれの区画を通る腱または腱群は同一の腱鞘により包まれている．すなわち最も橈側にある第 1 区画を通る長母指外転筋および短母指伸筋腱は通常同一の腱鞘に包まれ，第 2 区画の長および短橈側手根伸筋腱も同一の腱鞘によって包まれる．第 3 区画の長母指伸筋腱は固有の腱鞘を有する．第 4 区画の指伸筋腱および示指伸筋腱の 5 本の腱は同一の腱鞘によって包まれ，第 5 区画の小指伸筋腱および第 6 区画の尺側手根伸筋腱はそれぞれ固有の腱鞘に包まれる（図 136）．

　これらの腱鞘は伸筋支帯より 1〜1.5 cm 中枢より始まり，伸筋支帯の下にあるそれぞれの区画を通って手背に至る．手背での腱鞘の多くは中手骨骨底で終わるが，時にはさらに末梢にまでのびて中手骨骨頭の近くにまで至ることがある．手背の筋腱は滑液鞘のみで線維鞘は有していない．しかし手背遠位部には通常腱鞘は存在せず，それぞれの指へ向かう伸筋腱は手背遠位部および指背では腱傍織（paratenon）と筋膜におおわれている．

　手背の腱鞘はそれぞれ独立していて腱鞘の相互の交通は一般には認められないが，長母指伸筋腱の腱鞘はリスター結節の末梢で長および短橈側手根伸筋腱の背側を斜めに横切る際互いに交通している．手背の腱鞘が 2 つ以上の腱を包んでいるときには，それらの腱が手背で別々の方向に分かれる際には腱鞘も腱と共に多少とも分離する．

　手背の腱鞘のうち最も大きいものは，第 4 区画を通り総指伸筋腱および示指伸筋腱を包む腱鞘である．最も長い腱鞘は長母指伸筋腱あるいは小指伸筋腱を包む腱鞘で約 6〜7 cm の長さを有する．

　長および短橈側手根伸筋腱ならびに尺側手根伸筋腱はそれぞれ，第 2，第 3 ならびに第 5 中手骨骨底に停止するが，その停止部には腱と中手骨との間に滑液包（bursa）が存在する．滑液包は独立していて腱鞘とは交通していない．

　臨床において手背腱鞘の疾患として最もしばしば問題になるのは，ドケルバン病（de Quervain's disease）である．この疾患は橈骨茎状突起部で長母指外転筋ならびに短母指伸筋腱腱鞘が炎症を起こし，それに伴う腱鞘の肥厚とその部の疼痛をきたす．狭窄性腱鞘炎（tendovaginitis stenosans）ともよばれる．この疾患の主な原因としては繰り返される腱の運動により腱と橈骨

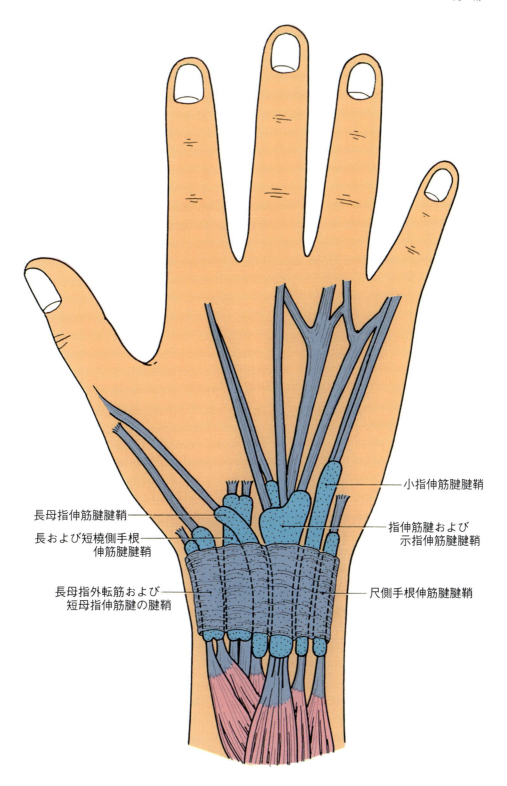

小指伸筋腱腱鞘

長母指伸筋腱腱鞘

長および短橈側手根
伸筋腱腱鞘

指伸筋腱および
示指伸筋腱腱鞘

長母指外転筋および
短母指伸筋腱の腱鞘

尺側手根伸筋腱腱鞘

図 136　手背の腱鞘

茎状突起との摩擦により起こるもの，あるいはリウマチによるものである．この疾患に対する外科的治療法として肥厚した腱鞘の切開術がしばしば用いられるが，その際，解剖学的に特に留意すべきは長母指外転筋と短母指伸筋腱は常に同一の腱鞘内に包まれているとは限らず，時には別々の腱鞘に包まれている．したがってそのような場合には単に1個の腱鞘を切開するだけでは不十分である．長母指外転筋は2〜3本に分かれている場合が多く，そのうちの1本を短母指伸筋と誤ることがある．腱鞘切開術を施行した後でもドケルバン病の病状が続く場合には短母指伸筋腱腱鞘が切開されていないことが疑われる．

文　献

1)　*Backhouse KM*：Tendon involvement in rheumatoid arthritis. Ann Rheum Dis **28**：325，1969.
2)　*Bloom W, Fawceett DW*：A textbook of histology. W. B. Foot. Instructional Course Lecture：145，1961.
3)　*Brand PW*, et al：Tendon and pulleys at the metacarpophalangeal joint of a finger. J Bone Joint Surg **57-A**：779〜784，1975.
4)　*Doyle JR, Blythe WF*：Anatomy of the flexor tendon sheath and pulleys of the thumb. J Hand Surg **2**：149〜151，1977.
5)　*Doyle JR, Blythe WF*：The finger flexor tendon sheath and pulleys. Anatomy and reconstruction. Symposium on tendon surgery in the hand：81〜87，C. V. Mosby Co.，1975.
6)　*Gigis PI, Kuczynski K*：The distal interphalangeal joints of human fingers. J Hand Surg **7**：176〜182，1982.
7)　*Flake J, Light TR, Ogden JA*：Postnatal growth and development of the flexor tendon pulley system. J Pediatr Orthop **10**：612〜617，1990.
8)　*Henderson CH*：Tendon transplantation at the knee and foot. Instructional Course Lecture：145，1961.
9)　*Kelly PJ, Karlson AG, Weed LA*, et al：Infection of synovial tissues by mycobacteria other than mycobacterium tuberculosis. J Bone Joint Surg **49-A**：1521〜1530，1967.
10)　*Kleinert HE*, et al：Primary repair of zone 2 flexor tendon lacerations. Symposium on Tendon Surgery in the Hand：91〜104，C. V. Mosby Co.，1974.
11)　小林　晶，加川　渉：腱鞘造影について，特に腱の滑りにおける滑膜性腱鞘の態度について．整形外科 **16**：895〜897，1965.
12)　*Lipscomb BR*：Tenosynovitis of the hand and wrist；Carpal tunnel syndrome, de Quervain's disease, Trigger digit. Clin Orthop **13**：164〜181，1959.
13)　*Muckart RD*：Stenosing tendovaginitis of abductor pollicis longus and extensor pollicis brevis at the radial styloid (de Quervain's disease). Clin Orthop and Related Research **33**：201〜207，1964.
14)　*Nalebuff EA, Potter TA*：Rheumatoid involvement of tendon sheaths in the hand. Clin Orthop and Related Research **59**：147〜159，1968.
15)　鈴木勝己：腱と周囲組織—腱損傷並びに瘢痕部への自家腱移植の実験的研究．日整会雑誌 **37**：241〜265，1963.

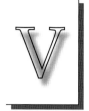

筋　膜

fascia

筋膜*は浅層筋膜（superficial fascia）と深層筋膜（deep fascia）とに分かれている.

A. 浅層筋膜　superficial fascia

　皮膚および皮下組織よりも深部にあり，深層筋膜よりは浅在する薄い結合組織の膜をいう．しかし，英米での superficial fascia の概念は少し異なり，脂肪，神経，血管を包含し，皮下組織を形成する結合組織と，ここでいう浅層筋膜とを一緒にして superficial fascia という．深層筋膜（deep fascia）は浅層筋膜のすぐ下にあり，体幹および四肢を包む厚い強靱な線維性の膜であり，筋と筋との間隙へ結合組織線維を送り込む．

1. 前腕および手の浅層筋膜

　円柱状に前腕をおおう浅層筋膜は手の浅層筋膜へと続く．手背では皮膚や深層筋膜とあまり強く結合しないが，手掌では結合組織線維によって浅層筋膜は皮膚および深層筋膜と強く結合する．故に，手背の皮膚は移動しやすいが，手掌の皮膚は皮下脂肪組織が多いにもかかわらず可動性が少ない．手掌において皮膚と浅層筋膜，あるいは浅層筋膜と深層筋膜を結ぶ結合組織線維は中隔（septum）とよばれ，手掌・指における皮線では特に発達しており，その部の皮膚の可動性を少なくしている．したがって手で物を強く握る場合でも手掌の皮膚はむやみに移動することがないので，しっかりと物を握ることができる．

2. 指の皮膚靱帯

　指では，線維性の中隔はさらに特殊な形態をもって発達し，指の側面ではクリーランド靱帯（*Cleland*'s ligament）およびグレイソン靱帯（*Grayson*'s ligament）とよばれる2層の皮膚支持靱

＊**筋膜と筋**：筋膜は皮膚の下には必ず存在し，体表全体をおおう結合組織の膜である．"筋膜"という語はラテン語の"fascia"を訳したものであるが，ラテン語本来の意味では"帯"とか"包帯"とかいうことであり，日本語にある"筋"とは直接には関係をもっていない語である．すなわち，fascia とは皮膚の下に存在し，体の中心部にある筋や臓器を表面から圧迫，保持している"帯"というような意味をもつ語である．

帯として発達し，指節間関節の背側では指の伸展機構と皮膚とを結ぶ腱周囲皮膚線維（peritendinous cutaneous fiber）として存在する．指の末節掌側すなわち指腹（pulp）では非常に数多くの線維中隔が発達し，指腹内の皮下組織を細かく分割しつつ末節骨と皮膚とを強く結合する．指腹に病原菌が侵入し，感染を起こした場合には指軸方向に拡がることは少なく，中隔に沿って深部へ拡がり，末節骨の骨髄炎を起こしやすい．したがって指腹の感染はとくに瘭疽（felon）とよばれ，注意を要する．

指にある特有の皮膚支持組織の個々についてもう少し記載する．

1）クリーランド靱帯　*Cleland's* ligament

スコットランド人の *Cleland* により1878年に詳しく記載されたのであるが[2]，さらに微細な構造について *Milford* が記載した[11]．この靱帯は4対の結合組織線維束よりなり，PIP関節および DIP関節の両側にそれぞれ2対ずつ認められる．

最も中枢にある線維束は基節骨の遠位1/4部の側縁および PIP関節の関節包近位部より起始し，外側中枢に向かって走る．この線維束は基節遠位1/2部の指側面の皮膚に停止する．

PIP関節部より起始するもう1対の線維束は4対の線維束のうち最も大きく強靱である．この線維束は中節骨近位1/4部側面，PIP関節の関節包側面およびその部の屈筋腱腱鞘より起始し，外側末梢に向かって扇状に拡がりながら，中節側面の皮膚に停止する．

DIP関節側面の関節包近位部より起始する線維束は外側中枢に向かって走行し，PIP関節からくる線維束と交錯しつつ中節側面の皮膚に停止する．

最も末梢にある線維束は DIP関節の側面遠位部より起始し，直ちにその部の皮膚に停止する．DIP関節側面では皮下脂肪組織は少なく，末節骨と皮膚とはほとんど密接している上に皮膚と骨とはこの線維束により密に結合されているため，皮膚の可動性は非常に少ない．

クリーランド靱帯を形成する4対の線維束はいずれも薄い線維膜ではなく，ある程度の幅をもって皮膚に停止している．しかし，PIP関節部より起始する2対の線維束では最も強靱な線維がほぼ1層に並んでいて1枚の膜のようにみえる．クリーランド靱帯を形成する4対の線維束はいずれも固有掌側指神経および固有掌側指動脈よりも背側に位置する．この靱帯は母指のIP関節部にも認められる．

クリーランド靱帯の機能は指骨と指の側面皮膚とを結合し，指の屈伸に際しても皮膚があまり移動できぬよう保持する（図137）．

2）グレイソン靱帯　*Grayson's* ligament

1941年に *Grayson* によって記載された[5]．この靱帯はクリーランド靱帯とよく似てはいるが，異なる点は薄い膜様靱帯で屈筋腱腱鞘より起始し，固有掌側指神経および固有掌側指動脈よりも掌側に位置することである．

グレイソン靱帯の線維は基節中央部および中節の全長にわたって屈筋腱腱鞘の掌側面より起始し，ほぼ水平に外側に走り，固有掌側指神経および固有掌側指動脈の掌側を通って指の側面皮膚に停止する．

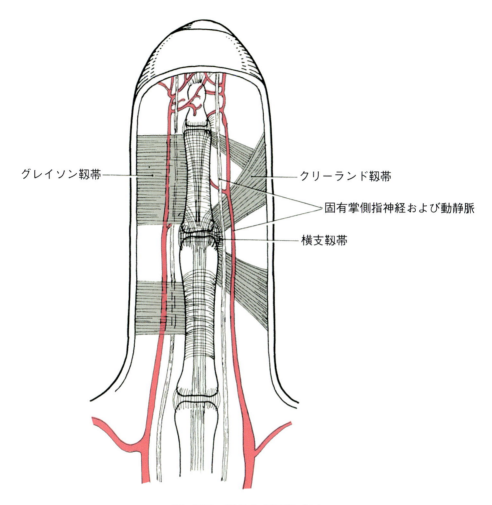

グレイソン靱帯

クリーランド靱帯

固有掌側指神経および動静脈

横支靱帯

図 137　指の皮膚靱帯（I）

（*Milford L*: Retaining Ligament of the Digits of the Hand. W. B. Saunders, Co. より）

　この靱帯の機能としては単に皮膚の保持ばかりでなく，クリーランド靱帯と共に固有掌側指神経および固有掌側動脈を通す管を形成し，指の屈伸に際しても指神経や動脈の位置は変わらぬよう保持している．

3）腱周囲皮膚線維　peritendinous cutaneous fiber

　指の伸展機構を形成する腱組織より起始し，指背皮膚に停止する繊細な結合組織線維である．この線維の起始部は指節間関節に近い中央索，三角靱帯および終止伸腱の背側面であり，PIP関節およびDIP関節の背側の皮膚特に背側指皮線に多く停止する．指節間関節から離れた指節骨骨幹部をおおう腱膜からは腱周囲皮膚線維は起始していない．

　腱周囲皮膚線維の機能はPIP関節およびDIP関節の背側に皮膚の皺をたくわえ，これらの関節が屈伸された場合にも十分に皮膚の伸縮ができるように保持する（図138）．

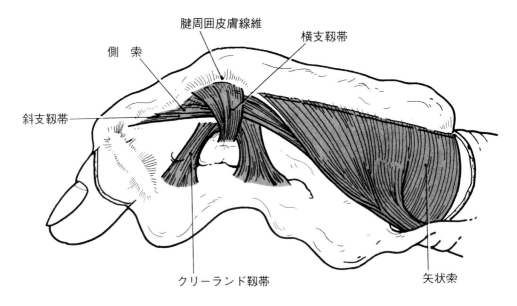

側　索　　　腱周囲皮膚線維　　横支靱帯

斜支靱帯

クリーランド靱帯　　　　　　　矢状索

図 138　指の皮膚靱帯（Ⅱ）

（*Milford L*: Retaining Ligament of the Digits of the Hand. W. B. Saunders, Co. より）

B. 深層筋膜　deep fascia

1. 前腕の深層筋膜

　前腕の深層筋膜は前腕筋膜（antebrachial fascia）とよばれ，前腕の伸筋，屈筋のすべてを包む円柱を形成して手の深層筋膜へと続いている．この筋膜は前腕近位部では筋と密接し，浅層の屈筋および伸筋の多くがこの筋膜から起始する筋線維をもつ．前腕近位部の尺側では筋膜の一部が伸筋群と屈筋群の間へ進入し，尺骨に至る前腕尺側の中隔（septum）を形成する．前腕近位部の橈側では筋膜の一部が腕橈骨筋（brachioradialis）の両側からこの筋の周囲をまわってこの筋の深層面で合一し，さらに伸筋群と屈筋群との間を進入して橈骨に至る前腕橈側の中隔を形成する．したがって腕橈骨筋は全周を筋膜によっておおわれ，伸筋群や屈筋群と異なった別の区画（compartment）に入っている（図 139）．

　前腕遠位部の掌側では深層筋膜は屈筋群全体を包むと同時に屈筋群の浅層と中間層との間に進入し，中間層をつくる浅指屈筋とそれより浅層にある橈側手根屈筋，長掌筋および尺側手根屈筋との間に中隔を形成する．さらに末梢の手関節部ではさらに多くの横走線維が混じるようになり，2層の深層筋膜は浅在する掌側手根靱帯（volar carpal ligament）と深在する横手根靱帯（transverse carpal ligament）を形成する．手掌では深層腱膜は手掌腱膜（palmar aponeurosis）およびそれに連なる筋膜となる（図140）．

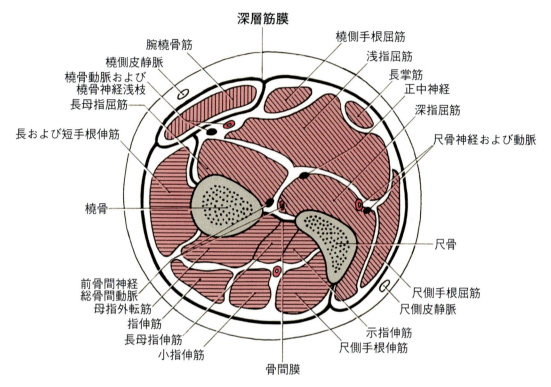

深層筋膜

腕橈骨筋
橈側皮静脈
橈骨動脈および
橈骨神経浅枝
長母指屈筋
長および短手根伸筋
橈骨
前骨間神経
総骨間動脈
母指外転筋
指伸筋
長母指伸筋
小指伸筋

橈側手根屈筋
浅指屈筋
長掌筋
正中神経
深指屈筋
尺骨神経および動脈
尺骨
尺側手根屈筋
尺側皮静脈
示指伸筋
尺側手根伸筋
骨間膜

図 139 前腕中央 1/3 部における深層筋膜

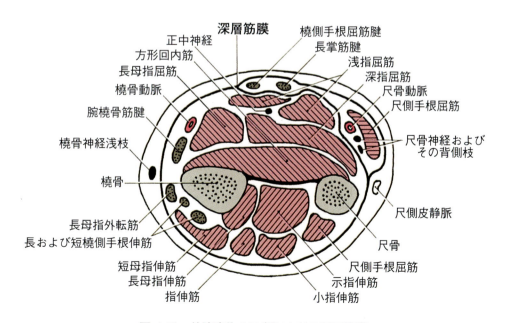

深層筋膜

正中神経
方形回内筋
長母指屈筋
橈骨動脈
腕橈骨筋腱
橈骨神経浅枝
橈骨
長母指外転筋
長および短橈側手根伸筋
短母指伸筋
長母指伸筋
指伸筋

橈側手根屈筋腱
長掌筋腱
浅指屈筋
深指屈筋
尺骨動脈
尺側手根屈筋
尺骨神経および
その背側枝
尺側皮静脈
尺骨
尺側手根屈筋
示指伸筋
小指伸筋

図 140 前腕遠位 1/3 部における深層筋膜

2. 手根部掌側の深層筋膜

1）掌側手根靱帯 volar carpal ligament

屈筋群全体をおおう深層筋膜のうち浅在の筋膜が肥厚したもので，あまり強靱な膜ではない．この靱帯の近位部は橈側では橈骨茎状突起に付着し，尺側では尺骨の茎状突起および豆状骨の掌面に付着している．次に述べる横手根靱帯よりも浅在し，しかも少し中枢に位置する．この靱帯の遠位縁は横手根靱帯の近位部と融合するが，尺側の一部では融合せず，これら2層の靱帯の間を尺骨神経および血管が通っている（図141）．尺骨神経および尺骨動静脈が通過するこの部は前壁が掌側手根靱帯，後壁が横手根靱帯，尺側壁は豆状骨によりなる断面が三角形の管であり，ギオン管（channel of Guyon）とよばれる．ギオン管の中では尺骨神経は豆状骨に接した最も尺側を通り，2本の静脈を伴った尺骨動脈は尺骨神経の橈側を通る．管内の余った空間は多くの脂肪組織で充満されている．この管内で尺骨神経が圧迫され，尺骨神経の運動麻痺や知覚麻痺をきたすことがある．

2）横手根靱帯[*] transverse carpal ligament

横手根靱帯は前腕遠位で浅層屈筋と中間層屈筋との間に存在する深部筋膜が肥厚したものである．この靱帯は橈側では舟状骨結節および大菱形骨の掌面に付着し，尺側では豆状骨橈側面および有鉤骨の鉤に付着する．靱帯の幅は約2.5 cmで厚さは1〜2 mmである．この靱帯の近位縁は掌側手根靱帯の遠位部と融合し，遠位縁は手掌腱膜（palmar aponeurosis）に融合している．横手根靱帯の掌側面には橈側では母指球筋が起始し，尺側では小指球筋が起始する．

横手根靱帯と手根骨によって1つの管が形成されるが，これを手根管（carpal tunnel）とよぶ．手根管は横手根靱帯の背側面から大菱形骨に至る中隔によって橈側の小さな管と尺側の大きな管とに分割される．橈側の小管には橈側手根屈筋腱が通り，尺側の大管には正中神経と4本の浅指屈筋腱，4本の深指屈筋腱および長母指屈筋腱の計9本の腱とそれを包む腱鞘が通る（図142）．

手根管には狭い管腔内を多くの神経や腱が通過するので，臨床では種々の問題が起こる．例えば，この管腔内に腫瘍が発生したり，腱鞘炎が起こると正中神経が強く圧迫されてしばしば正中神経麻痺を起こす．これは手根管症候群とよばれる．

手根管症候群（carpal tunnel syndrome）は手根管内での正中神経圧迫によって起こる．原因としては手根管内での腱鞘炎によるものが最も多い．中年の女性に最もよく起こり，手の蟻走感，痛み，圧迫感などを主訴とする．母指球筋の萎縮があり，摘み力が弱くなる．母指・示指・中指などの正中神経領域に知覚鈍麻が認められる．手関節部で皮膚の上から正中神経を叩

＊横手根靱帯＝屈筋支帯：国際解剖学名 P.N.A. では屈筋支帯（retinaculum flexorum＝flexor retinaculum）と命名されているが，ここではあえて B.N.A.，J.N.A. による横手根靱帯（lig. carpi transversum）に従った．理由は P.N.A. には前述の掌側手根靱帯（lig. carpi volare）という語は全く廃止されているが，実際には掌側手根靱帯と横手根靱帯とを区別した方が便利であり，両者のどちらをも含みうる屈筋支帯という語を避けるためである．

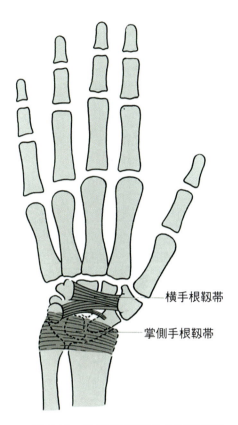

横手根靱帯

掌側手根靱帯

図 141　掌側手根靱帯と横手根靱帯

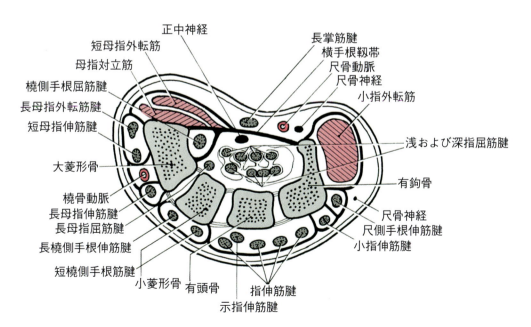

正中神経
短母指外転筋
母指対立筋
橈側手根屈筋腱
長母指外転筋腱
短母指伸筋腱
大菱形骨
橈骨動脈
長母指伸筋腱
長母指屈筋腱
長橈側手根伸筋腱
短橈側手根筋腱
小菱形骨　有頭骨
示指伸筋腱
指伸筋腱

長掌筋腱
横手根靱帯
尺骨動脈
尺骨神経
小指外転筋
浅および深指屈筋腱
有鈎骨
尺骨神経
尺側手根伸筋腱
小指伸筋腱

図 142　横手根靱帯と手根管

くと指への放散痛がある．すなわちチネル徴候（*Tinel*'s sign）が認められる．正中神経の伝達速度は正常と比べて著しく遅れる．治療法としては横手根靱帯を切断して正中神経への圧迫を除去するのが最も確実である．

　手根管部で屈筋腱が切断されると腱が相互に癒着したり，あるいは腱と靱帯または手根骨とが癒着してしばしば指の屈曲運動が不能となる．

3.　手掌の深層筋膜

　横手根靱帯のさらに末梢では深層筋膜は再び2層に分かれる．2層に分かれた深層筋膜のうち浅在するものは手掌腱膜（palmar aponeurosis），母指球筋膜（thenar fascia），母指球中隔（thenar septum），小指球筋膜（hypothenar fascia）および小指球中隔（hypothenar septum）となる．手掌腱膜は手掌中央部に位置し，長掌筋腱の線維が混じる扇状の深層筋膜であり，これについてはあとで詳述する．母指球筋膜（thenar fascia）は手掌腱膜橈側縁から拡がり母指球筋の掌側面をおおい，第1中手骨の橈側を回って手背の深層筋膜と連続する．母指球中隔（thenar septum）は手掌腱膜の橈側縁から手掌深部に向かって入り込み，母指球筋の尺側面および深層面をおおいつつ第1中手骨に至る．小指球筋膜（hypothenar fascia）は手掌腱膜尺側縁から拡がり小指球筋の掌側面をおおい，第5中手骨の尺側を回って手背の深層筋膜と連続する．小指球中隔は手掌腱膜の尺側縁から手掌深部に向かって入り込み，小指球筋の橈側面をおおって第5中手骨に至る（図143）．

　手掌で2層に分かれた深層筋膜のうち深在するものは掌側骨間筋膜（volar interosseous

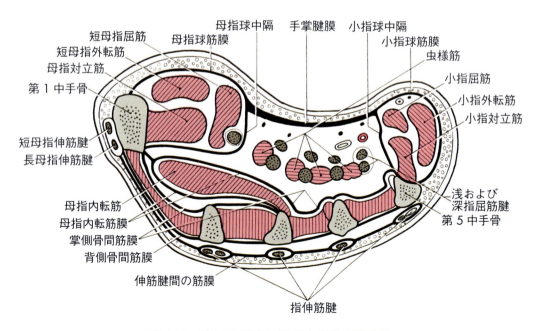

図 143　手の深層筋膜（手掌中央部の横断面）

fascia）と母指内転筋筋膜（fascia of the adductor pollicis）である．掌側骨間筋膜は手掌の底である中手骨および骨間筋の掌側面をおおう．この筋膜は手掌遠位部では横走する線維が多くなり，筋膜は肥厚し，第2～第5中手骨の遠位部を結ぶ深横中手靱帯（deep transverse metacarpal ligament）を形成する．この筋膜は第1背側骨間筋の掌側面をもおおい，その骨間筋の遠位縁で背側骨間筋膜と融合する．母指内転筋筋膜は母指内転筋の掌側面のみならず背側面をもおおい，筋起始部がある第3中手骨で掌側骨間筋膜へと連続する．

4. 手掌腱膜　palmar aponeurosis

　手掌腱膜は手掌にある2層の深部筋膜のうち浅在するものの1つである．この腱膜は手掌の中央部に位置し，要を中枢方向に向けた扇状の腱膜である．腱膜で扇の要にあたる部分は横手根靱帯上にあり，長掌筋腱から延長する腱線維に接続する．長掌筋が欠如する場合には前腕深層筋膜と連なる．この腱膜の両側縁からは母指球および小指球をおおう筋膜がのびる．

　手掌腱膜を形成する線維は2群に分けられる．すなわち縦走線維（longitudinal fiber）と横走線維*（transverse fiber）である．比較的太く強い縦走線維は手掌近位部では密集して狭く厚いが，末梢に行くに従ってしだいに拡がり4本の索をつくる．それぞれの索は母指を除く4本の指の基部に向かってのびる．それらの索はMP関節の少し中枢で2本に分かれ，ねじれるようにして深部に向かい，一部の線維はMP関節の関節包側面と癒合し，残りの線維は指側面にある深層筋膜へと移行する[4]．手掌遠位部では縦走線維索を結合する横走線維がある．横走線維は比較的細く弛緩しており，縦走線維索間に線維膜を形成している．横走線維による膜は縦走線維索の全長にわたって張りめぐらされているのではなく，索の近位端および遠位端には膜の欠如した部分がある．すなわち縦走線維が4つの索に分岐する部位には横走線維は欠如し，中枢に鋭角の頂点をもち，末梢に底辺をもつ三角形の手掌腱膜欠損部が存在する．この腱膜欠損部は脂肪組織により充満される．横走線維膜の遠位縁は常に明確であり，遠位手掌皮線にほぼ一致した線上に認められる．したがって遠位手掌皮線より指間みずかきに至る指軸間の部分には腱膜が欠如している．この腱膜欠損部は脂肪組織によって充満され，指を伸展させたまま指間を閉じると，この脂肪組織は腱膜欠損部から掌側へとび出し，みずかきのすぐ中枢に小丘（monteculus）をつくる．この脂肪組織内では既に分岐した2本の固有掌側指神経が通り，総掌側動静脈はここで分岐する（図144）．

　手掌腱膜の深層からは手掌を貫いて手掌の底にある掌側骨間筋膜に至る垂直な8枚の線維性隔膜がある．この隔膜はそれぞれの指に向かって走る4組の浅・深指屈筋腱の両側にあり，それら指屈筋腱と神経・血管束とを分割している．この隔膜により，前壁には手掌腱膜をもち，側壁にはこの隔膜をもつ7つの区画が手掌内に形成される．そのうち4つの区画の中にはそれぞれの指

＊手掌腱膜の横走線維：手掌遠位部で縦走線維索を結合する横走線維は浅横中手靱帯（superficial transverse metacarpal ligament）ともよばれる．

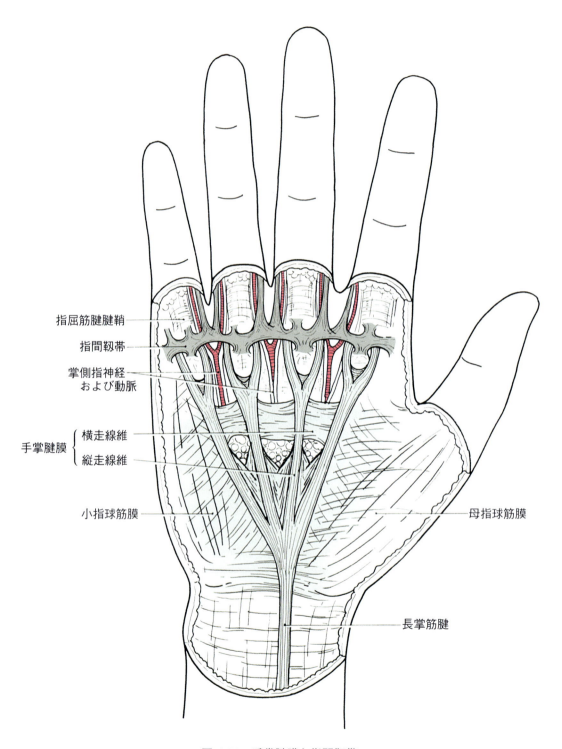

指屈筋腱腱鞘

指間靱帯

掌側指神経
および動脈

手掌腱膜 { 横走線維

縦走線維

小指球筋膜

母指球筋膜

長掌筋腱

図 144　手掌腱膜と指間靱帯

に向かう浅・深指屈筋腱が通り，残り３つの区画には第２，第３，第４虫様筋とそれに伴う指神経・血管束が通る．この隔膜が手掌腱膜から分かれる位置は横手根靱帯遠位縁よりもさらに末梢で，遠位掌側手首皮線と手掌指節皮線とを結ぶ線のほぼ中点に一致する．この隔膜が浅掌動脈弓や虫様筋の起始部より中枢に起こることはない．この隔膜の遠位部は手掌腱膜の縦走線維と共にMP関節の関節包側面に一部は停止し，残りは指側面の深層筋膜に移行する（図145）．

　手掌腱膜の機能は，①手の横アーチおよび縦アーチを保持する．②手掌腱膜より深部にある手掌内の神経，血管，腱を保護する．③手掌皮膚と強く結合し，手掌皮膚の可動性を制限している．

　デュプイトレン拘縮（*Dupuytren*'s contracture）は手掌腱膜の進行性拘縮であり，手掌尺側部および環指，小指などに屈曲拘縮をきたすのが普通である．原因については反復性の外傷が考えられているが，真の原因は明らかでない．この拘縮は40歳以上の男子に多くみられる．欧米人に比較すると日本人を含むアジア人には少なく，黒人にはさらに稀である．治療としては拘縮を起こした手掌腱膜の切除が最も広く用いられている．

　デュプイトレン拘縮における手掌腱膜の肥厚収縮を起こすのは縦走線維であり，横走線維はほとんどおかされないことが知られている．

　指間靱帯（interdigital ligament）は指間みずかきを形成する靱帯でみずかき靱帯（natatory ligament）ともよばれ，水禽類では特に発達している．指間みずかきの中にある指間靱帯は隣接する２指の基部を結合する横走線維と隣接する指の中へ入って行く弓状線維とよりなる．

　指基部を結ぶ横走線維はみずかきの両側で掌側線維と背側線維との２層に分かれ，掌側線維は基節の線維性腱鞘に停止し，背側線維は基節骨骨膜に停止する．２層に分かれたこの横走線維は掌側指神経血管束が指の中へ入る線維膜トンネルの入口を形成している．虫様筋腱と神経血管束とはこの横走線維の背側線維によって隔離される（図144，145）．

　指間靱帯の弓状線維はみずかき部から両側の指へ弓状にのび，隣接する２本の指の指側に入り，クリーランド靱帯の線維と交錯しながら末梢に向かって走り，DIP関節に至る．

　指間靱帯は母指・示指間では発達が悪く，尺側４指の指間靱帯と連続していなかったり，この靱帯が全く認められない場合が少なくない．

5. 手根部背側の深層筋膜

　前腕深層筋膜は手根部背側に至ると横走する線維を数多く混じ，伸筋支帯（extensor retinaculum）を形成する．

　伸筋支帯（extensor retinaculum）は背側手根靱帯（dorsal carpal ligament）ともよばれる．伸筋支帯は橈骨遠位掌側面から橈骨の橈側を回り，伸筋腱背側を尺側末梢に向かって斜走し，尺骨茎状突起，手関節尺側側副靱帯および手根骨の豆状骨，三角骨に停止する．この靱帯の幅は約２〜３cmである．この靱帯の掌側面からは一部の伸筋腱だけをおおいながら深部の橈骨，尺骨および手根骨などに向かってのびる数枚の隔膜が認められる．これらの隔膜により形成される区画（compartment）は普通６個あり，各区画にはそれぞれの伸筋腱が通っている．最も橈側にある

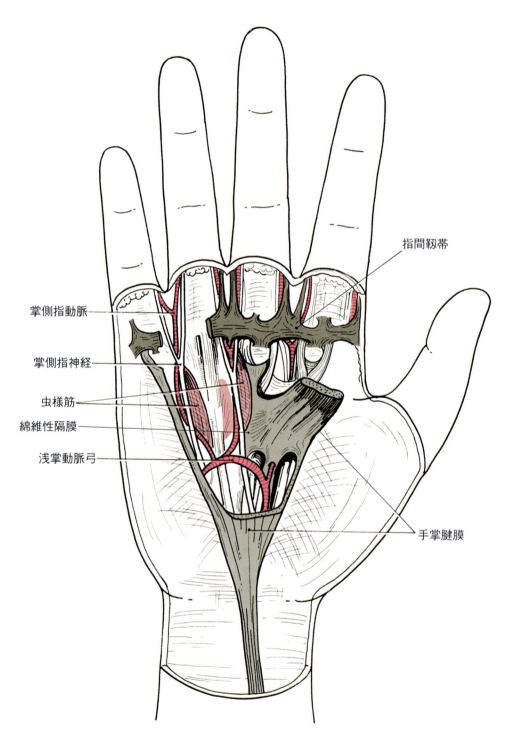

指間靱帯

掌側指動脈

掌側指神経

虫様筋

綿維性隔膜

浅掌動脈弓

手掌腱膜

図 145 手掌腱膜（深層）

第1区画には長母指外転筋腱および短母指伸筋腱，第2区画には長および短橈側手根伸筋腱，第3区画には長母指伸筋腱，第4区画には指伸筋腱および示指伸筋腱，第5区画には小指伸筋腱，最も尺側にある第6区画には尺側手根伸筋腱が通る（図146）．ただし，第1区画内にはさらに長母指外転筋腱と短母指伸筋腱とを分離する別の隔膜が34 ％ある[10]．

　伸筋支帯は伸筋が収縮し，手あるいは指の伸展を行う際にそれらの腱が手関節背側で皮下に浮き上がらぬように固定している．

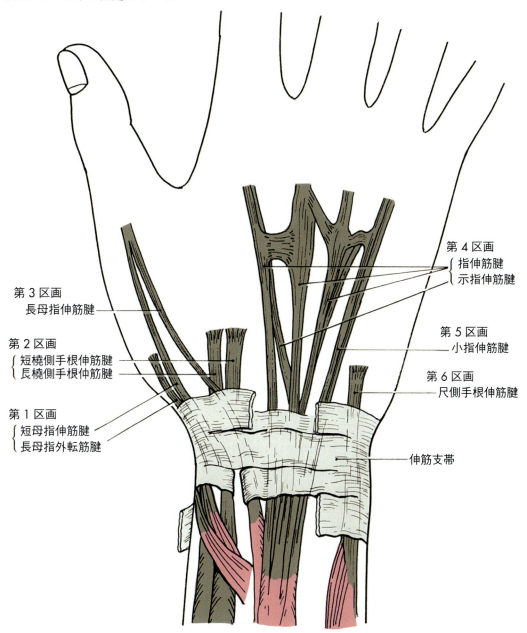

図 146　伸筋支帯と区画

6. 手背の深層筋膜

伸筋支帯よりさらに末梢の手背では深層筋膜は伸筋腱ならびに腱鞘の背側および掌側をおおう2層の筋膜に分かれているが，伸筋腱の両側で合一している．伸筋腱間で薄い膜を形成するこの筋膜は手背の両側に向かって拡がり，第2中手骨の橈側面および第5中手骨の尺側面で一部は停止するが，残りの筋膜はそれらの中手骨の橈側または尺側を回って掌側の母指球筋膜および小指球筋膜に接続する．手背遠位部でも2層の深層筋膜は合一し，MP関節の背側で指伸展機構である矢状索（sagittal band）に停止し，指の背側基部を連絡する横走靱帯を形成する（☞ p. 213 図 143）．

伸筋腱をおおう深層筋膜よりさらに深層にあり，中手骨および骨間筋の背側面をおおう筋膜は背側骨間筋膜（dorsal interosseous fascia）とよばれる．背側骨間筋膜は尺側の手背をおおうのみならず，橈側の第1〜第2中手骨間にある第1背側骨間筋の背側面をもおおい，その筋の遠位縁で掌側骨間筋膜と連続する．

7. 末節骨の側骨間靱帯　lateral interosseous ligament

この靱帯は末節骨骨底の両側にある側粗面（lateral tubercle）から同じ骨の爪粗面（ungual tuberosity）にのびる靱帯である．掌側指神経・血管から出て爪床へ行く血管や神経の枝は末節骨の側方縁とこの靱帯の間を通って爪床に至る[3]（図 147）．

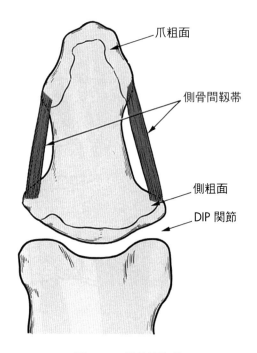

爪粗面

側骨間靱帯

側粗面

DIP 関節

図 147　側骨間靱帯

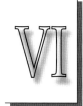

筋膜腔

fascial space

　前腕や手の中の組織は互いに密接し，正常な状態では空間は存在しないが，空気や液を注入すると一定した部位に集積し，潜在的な空間が存在することがわかる．これらの潜在的な空間は感染の拡がりと強く関連し，手の感染を論理的に治療するためにはぜひ知っておくべき空間である．*Kanavel* がこれらの潜在的空間を詳細に研究し，その意義を明らかにした[8].

A. 前腕および手掌の筋膜腔

　前腕近位部では筋膜の内腔は筋によって密に充塡されているが，前腕遠位部の掌側には大前腕腔（major forearm space）とよばれる筋膜腔がある．

1. 大前腕腔　major forearm space

　この筋膜腔は 1876 年に *Parona* により詳しく報告されたので，一般にはパロナ腔（*Parona*'s space）とよばれている．

　この筋膜腔は前腕遠位 1/3 部の掌側にあり，前壁は浅および深指屈筋腱とその腱鞘である．後壁は方形回内筋とその筋膜によって形成されている．この筋膜腔の橈側壁は橈側手根屈筋腱と長母指屈筋腱であり，尺側壁は尺側手根屈筋腱である．大前腕腔は中枢では浅指屈筋と深指屈筋との間に入り込み，末梢では総指屈筋腱腱鞘および長母指屈筋腱腱鞘が手掌の底にある掌側骨間筋膜や母指内転筋膜に密接する手根管内で終わる（図 148）．

　手掌の感染とくに総指屈筋腱腱鞘または長母指屈筋腱腱鞘が感染した場合に，それらの腱鞘の近位部が破れ，その後方に存在する大前腕腔に感染が拡がり，ここから前腕の感染が起こることがある．大前腕腔に感染が起こるとしばしばこの部に膿がたまり，大きな膿瘍を形成することがある．この膿瘍を特にパロナ膿瘍（*Parona*'s abscess）とよぶ．パロナ膿瘍を排膿するには前腕遠位尺側部に皮切を加え，尺側手根屈筋腱と方形回内筋との間を分けて入り，大前腕腔に達するのがよい．

　手掌には 4 つの主要筋膜腔が存在する．それぞれの場所に応じて中央手掌腔（midpalmar space），母指腔（thenar space），後母指内転筋腔（posterior adductor space），虫様筋腔

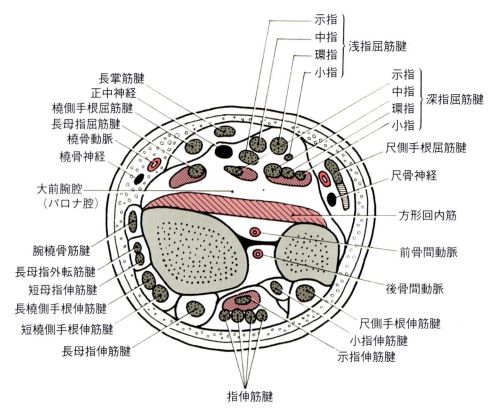

示指　┐
中指　｜
環指　｜浅指屈筋腱
小指　┘

示指　┐
中指　｜深指屈筋腱
環指　｜
小指　┘

長掌筋腱
正中神経
橈側手根屈筋腱
長母指屈筋腱
橈骨動脈
橈骨神経
大前腕腔
（パロナ腔）

腕橈骨筋腱
長母指外転筋腱
短母指伸筋腱
長橈側手根伸筋腱
短橈側手根伸筋腱
長母指伸筋腱

尺側手根屈筋腱
尺骨神経
方形回内筋
前骨間動脈
後骨間動脈
尺側手根伸筋腱
小指伸筋腱
示指伸筋腱

指伸筋腱

図 148　大前腕腔（パロナ腔）
前腕遠位の横断面.

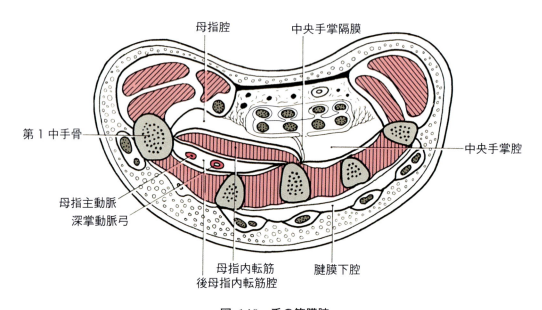

母指腔
中央手掌隔膜
第 1 中手骨
中央手掌腔
母指主動脈
深掌動脈弓
母指内転筋
後母指内転筋腔
腱膜下腔

図 149　手の筋膜腔
手掌近位部の横断面.

（lumbrical space）とよばれる.

2.　中央手掌腔　midpalmar space

　手掌の中で最も大きな筋膜腔の1つであり, 手掌のほぼ中央に位置する. この腔の前方には総指屈筋腱腱鞘に包まれた浅および深指屈筋腱があり, 後方には掌側骨間筋膜がある. 中央手掌腔の橈側壁を形成するのは第3中手骨の前縁から示指の屈筋腱に至る中央手掌隔膜（midpalmar septum）である. 中央手掌隔膜は斜めに走るので斜隔膜（oblique septum）とよばれることもある. 中央手掌腔の尺側は小指球筋をおおう小指球中隔（hypothenar septum）によって境されている. この筋膜腔の近位壁を形成するのは手掌の両側から合い寄ってくる総指屈筋腱腱鞘および長母指屈筋腱腱鞘である. この筋膜腔は末梢に行くに従って次第に小さくなると共に屈筋腱間に限局され, 指間"みずかき"部で第3および第4虫様筋腔へと連なる（図149）.

　中央手掌腔は時に前腕の大前腕腔と交通したり, 母指腔と連続していたりするので, 中央手掌腔の感染が大前腕腔や母指腔に拡がったり, 逆にそれらの感染が中央手掌腔に波及することもある. また, 中央手掌腔に隣接する総指屈筋腱腱鞘や小指屈筋腱腱鞘の感染がこの腔に波及することもある.

3.　母指腔　thenar space

　橈側の手掌内で母指内転筋の掌側にある筋膜腔である. 母指球内に存在するものではないので, 前母指内転筋腔（anterior adductor space）とか外側中央手掌腔（lateral midpalmar space）などともよばれる. 中央手掌腔とは隣接し, 中央手掌隔膜（midpalmar septum）により隔てられている. 母指腔の掌側には示指および中指屈筋腱とその腱鞘があり, 背側には母指内転筋がある. 母指腔の橈側壁は母指球筋をおおう母指球中隔（thenar septum）であり, 尺側壁は中央手掌隔膜によって形成される. 中枢壁は総指屈筋腱腱鞘および長母指屈筋腱腱鞘によって形成され, 手根管の遠位端部で閉鎖する. 母指腔は末梢に行くに従って次第に小さくなり, 第1および第2虫様筋の背側を通って虫様筋腔に連なる（図150）.

　母指腔は手掌近位部で中央手掌腔と連続することがしばしばあり, 母指腔からの感染が中央手掌腔へと拡がったり, またその逆のこともある. 隣接する示指や中指の屈筋腱腱鞘の感染が母指腔内に波及することもある.

4.　後母指内転筋腔　posterior adductor space

　母指内転筋の背側に位置する筋膜腔である. この腔の掌側壁は母指内転筋の背側面をおおう母指内転筋膜であり, 背側壁は第1〜第3中手骨とその間の骨間筋掌面をおおう掌側骨間筋膜である. この筋膜腔は母指腔とは母指内転筋の遠位縁で接しているが, 2つの筋膜腔は結合組織によって完全に遮断されている. したがって, 後母指内転筋腔はほぼ完全な閉鎖腔であり, 橈骨動脈の周囲をとり巻く小さな筋膜腔によってわずかに手背筋膜腔と連絡している. 故に, この腔の

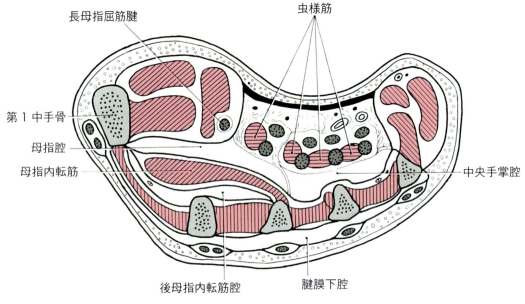

長母指屈筋腱

虫様筋

第1中手骨

母指腔

母指内転筋

後母指内転筋腔

腱膜下腔

中央手掌腔

図 150　手掌の筋膜腔
手掌中央部の横断面.

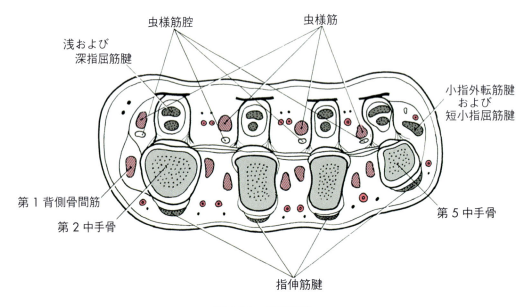

虫様筋腔

虫様筋

浅および
深指屈筋腱

小指外転筋腱
および
短小指屈筋腱

第1背側骨間筋

第2中手骨

第5中手骨

指伸筋腱

図 151　虫様筋腔
手掌遠位部の横断面.

感染は手掌に拡がるのではなく，むしろ手背に波及する．

　後母指内転筋腔に膿瘍が形成された場合にその排膿を行うには，母指みずかきの遠位縁に皮切を加え，第1背側骨間筋と母指内転筋との間から進入し，この腔に到達するのがよい．

5. 虫様筋腔　lumbrical space

　虫様筋背側にあり中央手掌腔あるいは母指腔から指背へ至る潜在的な腔である．すなわち，中央手掌腔および母指腔は手掌においては指屈筋腱および虫様筋よりも深部にあり，指屈筋腱がそれぞれの指の腱鞘に入る手掌遠位部で閉鎖するが，虫様筋の背側においてはそれらの筋膜腔と連続した細い筋膜腔がのびている．この管は虫様筋のすぐ背側を走り，深横中手靱帯の掌側を通り，指の橈側より背側に至る（図151）．

　虫様筋腔は手掌と指背を結ぶ筋膜腔として意義があり，手掌の感染が指背に波及するのもこの筋膜腔を通じてである．手掌の膿瘍が虫様筋腔を通じて指背に出てきた場合には，手掌内および指背に膿瘍が拡がり，虫様筋腔では細い"ひょうたん型"の膿瘍すなわちカラー・ボタン膿瘍（collar button abscess）を作る．

B. 手背の筋膜腔

　手背では指伸筋腱を結合している深層筋膜と中手骨およびその間の骨間筋の背側面をおおう背側骨間筋膜がある．それら2つの筋膜間には腱膜下腔（subaponeurotic space）とよばれる筋膜腔がある．この筋膜腔は指伸筋腱を結合する筋膜と背側骨間筋膜とが融合する部で終わっている．すなわち末梢ではMP関節背側面，橈側では第2中手骨，尺側では第5中手骨に沿って閉鎖されている．近位では腱および腱鞘が手背より伸筋支帯の区画に入る部位，すなわち伸筋支帯の遠位縁に一致して腱膜下腔は閉鎖されている（☞図149，150）．

　手背に感染が認められるとき，皮下組織の感染（subcutaneous infection）であれば手背の腫脹は境界が不明瞭でびまん性の腫脹であるが，腱膜下腔の感染（subaponeurotic infection）では腱膜下腔の範囲と比較的一致した限局性の腫脹をみる．

文　献

〔V　筋膜，VI　筋膜腔〕

1)　*Brand WP*：Paralytic claw hand with special reference to paralysis in leprosy and treatment by the sublimis transfer of Stiles and Bunnell. J Bone Joint Surg **40-B**：618〜632，1958.
2)　*Cleland FRS*：On the cutaneous ligaments of the phalanges. J Anat Physiol **12**：526，1878.
3)　*Gigis PI, Kuczynski K*：The distal interphalangeal joints of human fingers. J Hand Surg **7**：176〜182，1982.
4)　*Gosset J*：Meladie de Dupuytren et Anatomie des Aponeuroses Palmo-Digitales, Maladie de Dupuytren. L'Expansion Scientifique Française，1966.
5)　*Grayson J*：The cutaneous ligaments of the digits. J Anat **75**：164，1941.

6)　*Hains RW*：The extensor apparatus of the finger．J Anat **85**：251，1951.

7)　*Hollinshead WH*：Anatomy For Surgeons Vol. **3**．P. B. Hoeber, Inc.，1958.

8)　*Kanavel AB*：Infection of the Hand，Lea and Febriger，1921.

9)　*Kaplan EB*：Functional and Surgical Anatomy of the Hand．J. B. Lippincott Co.，1965.

10)　*Leslie BM, Ericson WB Jr, Morehead JR*：Incidence of a septum within the first dorsal compartment of the wrist．J Hand Surg **15–A**：88〜91，1990.

11)　*Milford L*：Retaining Ligaments of the Digits of the Hand，Gross and Microscopic Anatomic Study．W. B. Saunders Co.，1968.

12)　*Shrewsbury M, Johnson R*：The fascia of the distal phalanx．J Bone Joint Surg **57–A**：784〜788，1975.

13)　*Skoog T*：Dupuytren's contraction．Acta Chirur Scand **96**：Suppl. 136，1948.

14)　田島達也，他：手の機能解剖学の研究（第 1 報，指における筋膜系統の構造と機能に関する検討）．整形外科 **15**：814〜815，1964.

15)　*Thompson JS*, et al：The spiral oblique retinacular ligament (SORL)．J Hand Surg **3**：482〜487，1978.

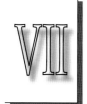 神　経

nerve

　第5，第6，第7，第8頚神経および第1胸神経は腕神経叢を形成し，複雑に神経線維の交換を行ったのち胸壁ならびに上肢へ行く神経を形成する．それらの神経のうち前腕および手に至るものには内側前腕皮神経，外側前腕皮神経，後前腕皮神経など前腕の純知覚神経と正中神経，尺骨神経，橈骨神経などの運動知覚神経とがある．

〔微小解剖〕手に行く神経は神経線維とそれを幾層にもとり囲む結合組織から構成されている．

　神経線維は有髄神経と無髄神経に区別され，興奮伝達速度の遅速にもとづき，速いものから A，B，C 線維などに分類される．A 線維は有髄神経線維で，運動や知覚に関与する．A 線維はその作用によってさらに α，β，γ，δ などに区分される．B 線維は伝達速度の遅い小径有髄神経で自律神経系の節前線維に属する．C 線維は無髄神経で最も細く，自律神経の節後線維または痛覚の一部を伝える線維とされている．

　有髄神経 A–α 線維は直径が 15〜20 μ の運動神経線維である．A–β 線維は 10〜15 μ の太さをもち触覚を司る．A–γ 線維は筋肉の収縮や感受性を抑制する筋紡錘へ向かう線維である．A–δ 線維は直径 2 〜 5 μ であり，差し込む痛みと温度覚に関与する知覚神経線維である．無髄神経である C 線維は 1 〜 2 μ の太さで，血管収縮（vasomotor），立毛（pilomotor），発汗（sudomotor）に関与し，焼けつくような痛みにも関係していると考えられている．運動神経は A–α 線維，A–γ 線維，血管収縮線維などの遠心性線維によりほぼ構成されているものの，一部は筋に接続する腱，骨，関節などの知覚を司る求心性線維を含んでいる．また，皮膚や皮下へ行く知覚神経の中には遠心性の交感神経線維が含まれているので厳密な意味では純粋の運動神経や知覚神経は存在しないが，遠心性線維が大部分を占める場合には運動神経とよび，求心性神経線維が大部分を占めるものは知覚神経とよぶ．神経幹はかなりの可動域をもっていて，その表面には細い動静脈が神経の長軸に沿って走っている．

　末梢神経は結合組織により厳重に保護されている．末梢神経の結合組織は，①神経上膜，②神経周膜，③神経内膜の3層からなる（図152-a）[28]．

　1）**神経上膜** epineurium：神経上膜は神経幹全体をとり囲む結合組織であり，神経外縁では密な層状をなしており，神経内部では比較的疎で神経束間をうめている．神経上膜の中には長軸に走る弾力線維が含まれ，神経は細かく彎曲している．そして関節の屈伸運動に際しても神

経が過度に緊張しないよう防御している．また神経上膜は神経全体を包むクッションの役割を果たし，外力による神経損傷を防いでいる．

　2）**神経周膜** perineurium：神経周膜は多数の神経線維を含む神経束（funiculus, fascicle）を形成する膜である．この膜は比較的薄いがコラーゲン線維と弾力線維が密に形成する多層性の線維鞘である．太い神経束では6～12層の同心円をなし，各層は周膜空間（perineurial space）とよばれるわずかな裂隙によって分離されている．周膜空間の中には中皮細胞（mesothelial cell）が配列している．神経周膜層の数は神経束が分かれるに従って次第に薄くなり最後にはすべてなくなる．神経周膜の外側は明確な境界をつくることなく次第に神経束間をうめる神経上膜に移行するが，神経周膜の内側は明確な管腔をつくり，その表面は1～2層の扁平な細胞によっておおわれる．神経周膜もある程度の弾力線維を有し，波状に走行しているので引っ張り力による損傷を防いでいる．神経周膜は神経根部で中枢神経系のくも膜に接続している．神経周膜は神経束を周囲からかなり強く締めているのでいったん周膜が破れるとその中の個々の神経線維は外にとび出し，分離してしまう．周膜はまた神経束内の組織液の交通を遮断し，diffusion barrier の役目を果たし，感染に対して強い抵抗力をもっている．

　3）**神経内膜** endoneurium：神経内膜は神経束内にある最も小さな結合織膜である．神経軸索，髄鞘，*Schwann* 鞘を一括して神経線維とよぶが，神経周膜の内壁から出た細い線維は神経束内をさらに小さく区画し，1本1本の神経線維を分離する．そして各神経線維の間には繊細で疎な網目状の神経内膜が存在する．神経線維のすぐ外側には密に並ぶコラーゲン線維からなる細い管が形成され，これを神経内膜鞘（endoneurial tube）とよぶ．神経内膜鞘と *Schwann* 細胞の間には *Schwann* 細胞の基底膜が存在する．神経内膜鞘は神経再生のおりには神経軸索を末梢に誘導する重要な働きをもつ．神経内膜鞘はある程度の抗張力をもつが，圧迫力に対しての抵抗性はないと考えられる[28]．

有髄神経線維（myelinated nerve fiber）は軸索（axon），髄鞘（myelin sheath），*Schwann* 鞘（*Schwann*'s sheath）からなる（図 152-b）．軸索内には軸索液（axoplasma）が流れており，中枢から末梢へ流れるものと末梢から中枢へと流れる2方向の軸索流（axonal flow）がある．髄鞘は *Schwann* 細胞の細胞膜が軸索をラセン状に何重にもとり巻いて形成する層状構造であり，脂質（lipid）と蛋白（protein）との層が交互に重なり合う．髄鞘の一番外層は髄鞘を形成する *Schwann* 細胞そのものによって形成され *Schwann* 鞘とか神経鞘などとよばれる．無髄神経では1個の *Schwann* 細胞が1本の無髄神経線維をとり囲むのではなく，1個の *Schwann* 細胞が数本あるいは数十本の無髄神経軸索を包み込んでいる．そして軸索をとり囲む *Schwann* 細胞膜は1層のみであり，有髄神経を何重にもとり巻く層状の細胞膜層はみられない．すなわち髄鞘を欠く[20]．

Schwann 細胞は神経軸索の長軸に沿って配列しているが，*Schwann* 細胞と *Schwann* 細胞との間は複雑にいりくんだ境界を形成し，その間にわずかな間隙をつくっている．その境界部では髄鞘が完全に欠如しており *Ranvier* 絞輪（*Ranvier*'s node）とよばれる（図 153）．この絞輪部では細

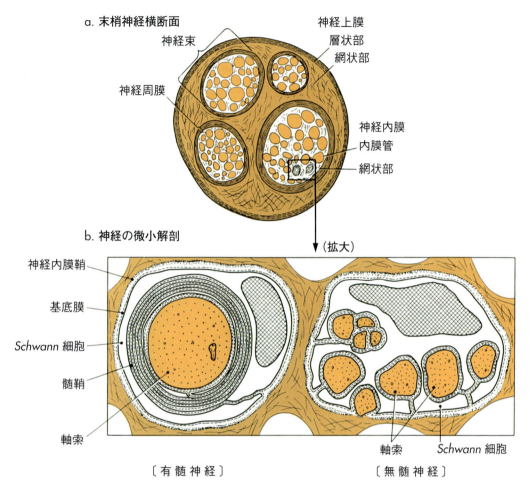

a. 末梢神経横断面

神経束
神経上膜
層状部
網状部
神経周膜
神経内膜
内膜管
網状部

b. 神経の微小解剖

（拡大）

神経内膜鞘
基底膜
Schwann 細胞
髄鞘
軸索

軸索
Schwann 細胞

〔有 髄 神 経〕

〔無 髄 神 経〕

図 152　末梢神経の構成

(本陣良平，他：整形外科 MOOK 19.10, 1981 および
Kuczynski R：The Hand 6：1～10, 1974 より)

胞外液が軸索へ到達することができ，軸索膜における Na^+ と K^+ の出入りによって絞輪から絞輪へと神経線維の興奮が伝導される．いわゆる跳躍伝導（saltatory conduction）である．絞輪から絞輪までの部分は輪間節とよばれ，その距離は神経線維の太さに応じて異なるが，およそ 0.08 ～0.6 mm であり個々の線維ではほぼ一定している[20]．この輪間節（internodal segment）では軸索は髄鞘および *Schwann* 細胞にとり囲まれ，イオン交換は行われない．髄鞘内のところどころに比較的大量の細胞質が含まれ，2 層の膜の間で細い管を形成している部分がある．これを *Schmidt–Lanterman* 切痕（*Schmidt–Lanterman* incisure）とよぶ．この部分に存在する細胞質は髄鞘の最外層を形成する *Schwann* 細胞の細胞質が細胞膜間を細長く管状に流れ出てきたものであり，神経軸索を取り巻く髄鞘の回転に応じて旋回しラセン状に神経鞘の内側へと入り込んでいる．この *Schmidt–Lanterman* 切痕を通じて *Schwann* 細胞から神経線維への栄養が送られ，その機能が

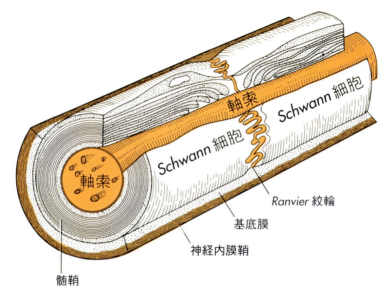

図 153 有髄神経の構造
(*Kuczynski K*：The Hand 6：1〜10, 1974 より)

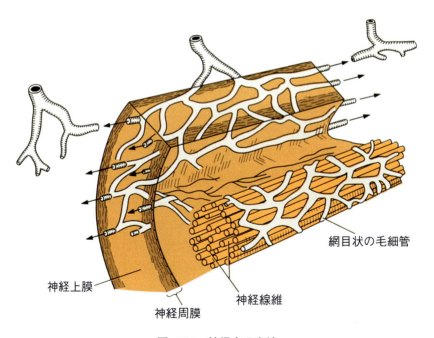

図 154 神経内の血流
(*Kuczynski K*：The Hand 6：1〜10, 1974 より)

保たれていると考えられる．この切痕の位置は一定ではなくあちこちへと移動することができ髄鞘に加えられる外力に対するクッションの役目を果たし，髄鞘が破壊されたり異常にひずんだりすることを防止している．

　末梢神経では通常多くの小さな栄養血管が入り込み，充分な血液供給を行っている．神経に入り込んだ神経栄養血管（arteriae nervorum）はそれぞれの神経およびその部位によって数は異なり，神経の内外において4つの長軸方向への連結をもつ．すなわち，①神経上膜の表面の連結，②神経束間での連結，③神経周膜表面での連結，そして，④神経束内での連結などである[28]（図154）．

A． 前腕の知覚神経

　前腕の知覚を支配するのは内側前腕皮神経，外側前腕皮神経および後前腕皮神経であるが，これらの神経は純知覚神経として前腕に至り，運動枝は有しない．これらの神経の知覚支配領域は一定しておらず，単に前腕のみにとどまらず手の知覚支配にも関与することがある．

1． 内側前腕皮神経　medial antebrachial cutaneous nerve
　第8頸神経および第1胸神経より形成されるこの神経は腕神経叢の内側神経束（medial cord）より分岐独立し，上腕動脈の前内側を尺骨神経と平行して走り，上腕の中を末梢に向かう．上腕のほぼ中央部で尺側皮静脈（basilic vein）に沿って筋膜を貫き皮下に入る．皮下に入った神経は上腕遠位部で掌側枝（anterior branch）と尺側枝（ulnar branch）とに分かれて前腕に入る．掌側枝は尺側枝に比べると太く，肘正中皮静脈（cubital median vein）の前方を通って，前腕掌面尺側を下行しながら，この部の皮膚知覚を支配し，前腕掌側を手関節部にまで下がる．手関節部でこの神経は正中神経の掌皮枝（palmar cutaneous branch）と交通する．小さい方の尺側枝は尺側皮静脈の内側を斜めに内方末梢に向かって走り，上腕骨の内上顆から前腕尺側縁に沿って下降し，手関節部にまで至り，その領域の皮膚を支配する．この神経は後前腕皮神経や尺骨神経の手背枝と交通し，手背の知覚にも関与することがある（図155，156）．

2． 外側前腕皮神経　lateral antebrachial cutaneous nerve
　この神経は，第5，第6，第7頸神経を含む筋皮神経（musculocutaneous nerve）の終枝であり，筋皮神経が上腕で烏口腕筋，上腕二頭筋，上腕筋へ筋枝を出したあとの純知覚神経である．
　この神経は上腕では上腕二頭筋と上腕筋との間を走り，肘関節前方において上腕二頭筋腱の後方からこの腱の外側を回り，前腕掌側に至る．この神経は直ちに前腕掌側の深部筋膜を貫き，皮下組織に入る．前腕では橈側皮静脈（cephalic vein）の深側を通り，前腕外側部を末梢へと走りながらその部の皮膚知覚を支配し，手関節部にまで至る．手関節部では橈骨神経の終枝と交通し，母指基部橈側面の知覚を司っていることが多い．

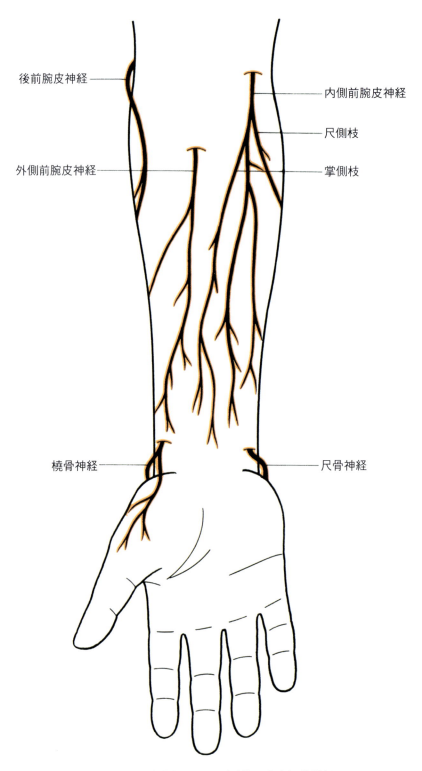

後前腕皮神経

内側前腕皮神経

尺側枝

外側前腕皮神経

掌側枝

橈骨神経

尺骨神経

図 155　前腕掌側面および手掌の皮膚知覚神経

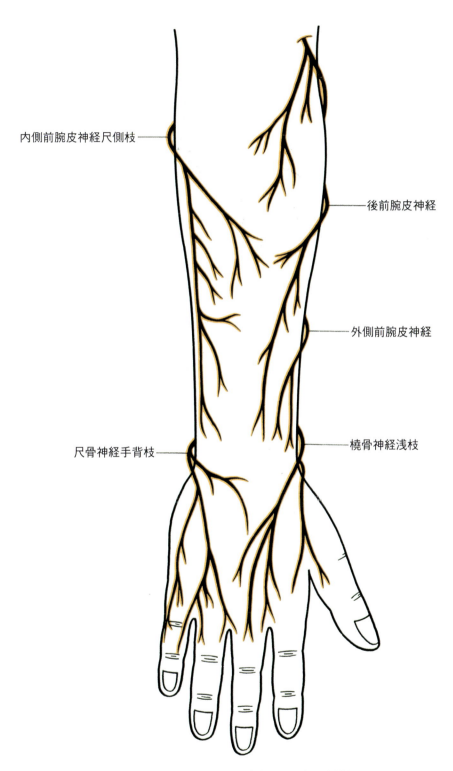

内側前腕皮神経尺側枝

後前腕皮神経

外側前腕皮神経

尺骨神経手背枝

橈骨神経浅枝

図 156　前腕背側面および手背の皮膚知覚神経

3. 後前腕皮神経　posterior antebrachial cutaneous nerve

　この神経は橈骨神経から出る知覚神経である．橈骨神経が腋窩から上腕骨を回り，上腕中央部で外側上腕筋間隔膜（lateral brachial intermuscular septum）を貫く寸前に後前腕皮神経を出す．後前腕皮神経は直ちに2つに分岐し，上腕遠位部背側に行く細い枝（時として下外側上腕皮神経; lower lateral brachial cutaneous nerve とよばれる）と前腕背側に向かう太い枝とに分かれる．

　上方の細い枝は直ちに筋膜を貫いて皮下に入り，上腕遠位外側の皮膚知覚を支配する．前腕へ行く太い枝は上腕遠位部で筋膜を貫き皮下に至る．肘関節部でいったん腕橈骨筋の前縁に沿って掌側に回ってから再び後方末梢に向かって走り，前腕近位部側面から遠位部背面に至り，その走行中に前腕背面の皮膚知覚を支配している．この神経の支配域も一般には手関節背面で終わるが，手背にまで及ぶこともしばしばある．

B. 前腕および手の運動知覚神経

　手の機能を司る最も重要な神経は正中神経（median nerve），尺骨神経（ulnar nerve），橈骨神経（radial nerve）である．これらの神経は手の運動を行う前腕筋ならびに手筋に運動枝を与えると共に手の知覚を支配している．これら主要3神経は解剖学的狭窄部で絞扼され，しばしば手の機能障害をきたす[*]．

1. 正中神経　median nerve

　正中神経は第5頚神経から第1胸神経までの神経線維を受けているが，時には第5頚神経からの神経線維を欠くことがある．内側神経束（medial cord）と外側神経束（lateral cord）からの線維が合流して形成された正中神経は上腕動脈の前外側に沿って下行し，上腕のほぼ中央部でこの動脈の前方を横切り，動脈の内側に沿ってさらに下行し，二頭筋腱膜（bicipital aponeurosis）の下を通って肘窩に至る．肘窩において正中神経は肘関節へ行く関節枝を出す．さらに肘関節線のわずか上方で通常1～2本の円回内筋へ行く筋枝を出している．正中神経は前腕の掌側に入ると直ちに円回内筋の上腕骨頭と尺骨頭の間を通り抜けるので，円回内筋の背側を通る上腕動脈とは分かれる．円回内筋を通り抜けた正中神経は，前腕表層筋群におおわれながら，浅指屈筋の上腕尺骨頭と橈骨頭との間に出る．この部で表層筋群に属する橈側手根屈筋へ通常1本の筋枝を与え，長掌筋へも1本の筋枝を出し，さらに前腕中間筋層をなす浅指屈筋へも1～2本の筋枝を与えている．尺骨神経との吻合枝もこの部において出している．その後，正中神経は尺骨動脈と共に浅指屈筋の背側に入り，浅指屈筋と深指屈筋との間を末梢に向かって走る．浅指屈筋の背側に至り，正中神経はまず最大の筋枝である前骨間神経（anterior interosseous nerve）を出し，そ

---

　[*]正中神経，尺骨神経，橈骨神経の前腕における絞扼の好発部位：手に行く正中神経，尺骨神経，橈骨神経は前腕近位部でそれぞれ1個の筋を貫通する．すなわち正中神経は円回内筋を，尺骨神経は尺側手根屈筋を，橈骨神経は回外筋をそれぞれ貫通し，その部分でしばしば絞扼症候をきたす．

の後は浅指屈筋と深指屈筋との間を走りながら1〜2本の筋枝を浅指屈筋に与える．前腕遠位部に至った正中神経は手関節よりやや中枢で浅指屈筋腱の橈側から表層に出て，長掌筋腱のやや橈側深部に至る．手関節のすぐ中枢では手掌近位部の皮膚知覚を支配する掌枝（palmar branch）を出し，手根管を通って手掌内に入る（図157）．

〔筋 枝〕

円回内筋枝：正中神経から分岐する位置や数には変異が多く，上腕内側上顆（medial epicondyle）より約7 cm近位から2〜3 cm遠位までの範囲で分岐し，通常1本[*]（53.1 %）または2本（40.6 %），まれには3本（6.3 %）の筋枝が認められる．筋枝は通常，正中神経の尺側より分岐する．

橈側手根屈筋枝：大多数は1本（96.9 %）まれに2本（3.1 %）の筋枝が認められる．1本だけ認められる場合には円回内筋，長掌筋，浅指屈筋への筋枝と共通枝であることが多い．分岐部は円回内筋を貫通した直後の部位が多いが，時には前腕中央部または遠位部から出ていることもある[15]．

長掌筋枝：前腕近位部で1本だけ認められるが，ほとんどの場合は浅指屈筋，橈側手根屈筋などへ行く筋枝との共通枝として認められる．

浅指屈筋枝：正中神経が円回内筋を貫通したのち，通常1本（28.1 %）または2本（68.7 %），稀には3本（3.1 %）の筋枝を認める．これらの筋枝は正中神経の尺側縁より分岐している．前腕中央部においても正中神経主幹から浅指屈筋へ1本（78.1 %）ないしは2本（6.3 %）の筋枝が出る（図158）．

前骨間神経 anterior interosseous nerve

前骨間神経は前腕近位部で正中神経が前腕浅層筋群への筋枝を出した直後に正中神経の橈側背側より分岐している．その分岐部は上腕骨内側上顆より2〜8 cm末梢である．前骨間神経は深指屈筋の掌側面を走りながら，この筋の橈側半分に通常2〜4本の筋枝を与える．前骨間動脈を伴って，この神経は深指屈筋と長母指屈筋との間で骨間膜の掌面を末梢へと走る．その走行中に通常1〜2本の筋枝を長母指屈筋に与える．骨間膜掌面を走り前腕遠位部に至った前骨間神経は方形回内筋に筋枝を送ったのち，その筋の背側を通り抜け，小さな終枝として手関節で終わる．

前腕において正中神経から尺骨神経に向かう運動神経線維が時にみられ，*Martin-Gruber*吻合（*Martin-Gruber* anastomosis）とよばれるが，正中神経幹から直接に吻合枝が出ている場合より，むしろ前骨間神経から吻合枝が出ている場合の方が多い．手筋へ行く運動神経線維が*Martin-Gruber*吻合を通って尺骨神経の中に入る場合には肘関節部において尺骨神経が損傷されても手筋の麻痺が起こらない[51]．日本人における*Martin-Gruber*吻合の発生頻度は約11 %と

---

[*] 以後の（ ）内の数値は淵野の文献[15],[16]による．人胎児標本32体32右前腕の調査研究を行い，前腕屈筋群・伸筋群を支配する神経からの筋枝数と頻度を示す．

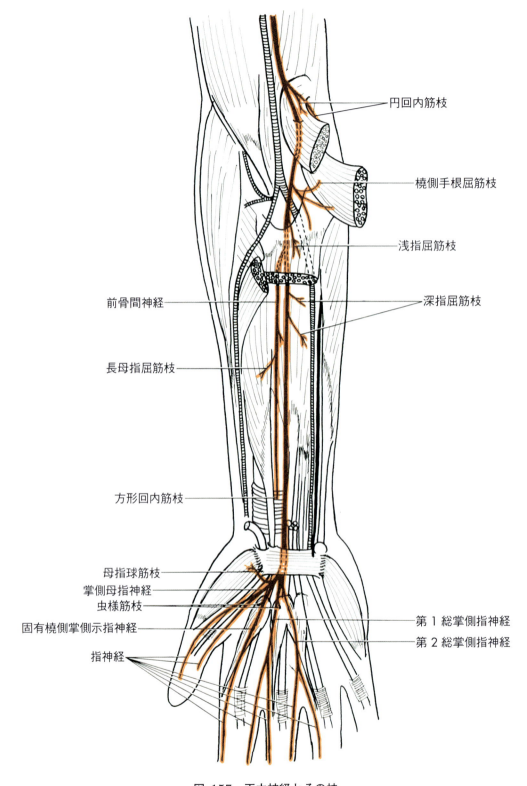

円回内筋枝

橈側手根屈筋枝

浅指屈筋枝

前骨間神経

深指屈筋枝

長母指屈筋枝

方形回内筋枝

母指球筋枝
掌側母指神経
虫様筋枝
固有橈側掌側示指神経

第 1 総掌側指神経
第 2 総掌側指神経

指神経

図 157　正中神経とその枝

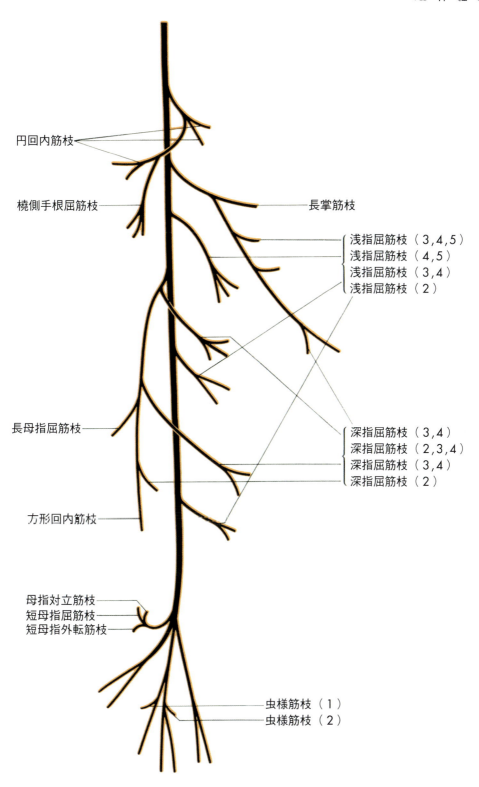

円回内筋枝

橈側手根屈筋枝

長掌筋枝

浅指屈筋枝（3,4,5）
浅指屈筋枝（4,5）
浅指屈筋枝（3,4）
浅指屈筋枝（2）

長母指屈筋枝

深指屈筋枝（3,4）
深指屈筋枝（2,3,4）
深指屈筋枝（3,4）
深指屈筋枝（2）

方形回内筋枝

母指対立筋枝
短母指屈筋枝
短母指外転筋枝

虫様筋枝（1）
虫様筋枝（2）

図 158　正中神経よりの筋枝

報告されている[38].ただし,深指屈筋内において正中神経と尺骨神経との間には高率に吻合枝が存在するとの報告もある[22].

　稀ではあるが前骨間神経のみの麻痺が起こる.その場合知覚障害は認められず,単に橈側の深指屈筋,長母指屈筋,方形回内筋の運動障害のみが現れるので,筋疾患や腱断裂と診断を誤ることがある.

〔筋　枝〕

深指屈筋枝:前骨間神経からの筋枝は前腕中央1/2部で1〜4本認められるが,その頻度は1本(6.3％),2本(40.6％),3本(34.4％),4本(18.8％)である.前骨間神経からのみでなく,前腕近位部の正中神経本幹から深指屈筋へ筋枝が出ていたり(37.5％),正中神経と尺骨神経との吻合枝から筋枝が出ることがある.深指屈筋の尺側半分は通常尺骨神経からの筋枝により支配される.

長母指屈筋枝:前骨間神経から長母指屈筋への筋枝が出るが,1本(31.3％),2本(62.5％),3本(6.2％)などの数の変異がある.分岐部は前腕近位部で前骨間神経が正中神経より分岐する部のすぐ末梢のこともあり,また前腕中央部あるいは遠位部で分岐している場合もある.

方形回内筋枝:前骨間神経から1本の筋枝が方形回内筋の背側中央部に入る.

　手関節のすぐ中枢部で表層に出た正中神経本幹は掌枝を出したのちに手根管(carpal tunnel)に入る.

掌　枝 palmar branch:正中神経は浅指屈筋の橈側縁の下側から表層に出るが,掌枝はその部位で正中神経の前橈側から分岐する.分岐部は通常手関節掌側手首皮線より,3〜6cm中枢部である.分岐後もそのまま正中神経に密接して1.6〜2.5cm末梢まで一緒に走る.正中神経から離れると,正中神経と橈側手根屈筋腱との間を通り,掌側手根靱帯の近位縁のやや中枢にて前腕筋膜の深層に至る.橈側手根屈筋腱は手根管の小管に入るが掌枝は小管よりもやや尺側の横手根靱帯内の短いトンネルを通り抜け,そのトンネルの中あるいは出たところで通常太い橈側枝と細い尺側枝に分岐し,手根中央部の手掌皮膚知覚を支配する[58].掌枝の走行には,色々な変異がある.長掌筋腱の橈側を走るのではなく,稀には長掌筋腱を貫通したり,あるいは長掌筋腱の尺側から手掌に至る場合がある.従って,手根管解離術や長掌筋腱採取時には特に注意を要する[9].

　正中神経は手根管内では指屈筋腱よりも浅在し,横手根靱帯のすぐ背側に位置する.手根管から出ると,正中神経は直ちに5本の終枝に分かれる.その分岐の高さや様式には種々の変異がある.最も一般的な形態としては,①母指球筋へ行く母指球筋枝(thenar muscular branch),②母指へ行く掌側母指神経,③示指橈側掌側の知覚を支配する固有橈側掌側示指神経,④示指および中指の隣接する指側面へ行く第1総掌側指神経,⑤中指および環指の隣接する指側面に行く第2

表 5　母指球筋の神経支配

Rowntree の正中神経麻痺 102 例，尺骨神経麻痺 124 例の調査結果

神経支配　　　　筋　名	予期された神経支配	調査結果に基づく神経支配頻度			変異率(%)
		正中神経	尺骨神経	正中・尺骨神経	
短母指外転筋	正中神経	215	6	5	4.9
母指対立筋	正中神経	189	20	17	16.4
短母指屈筋	正中・尺骨神経	81	107	38	83.2
母指内転筋	尺骨神経	5	220	1	2.7

Rowntree T : Anomalous innervation of the hand muscle. J. Bone and Joint Surg **31-B** : 505, 1949 に基づく.

総掌側指神経に分かれる.

① **母指球筋枝**（thenar muscular branch）または**反回枝**（recurrent branch）

　　正中神経終枝が分岐するとき最も橈側から分かれている短い筋枝である．しかし，時には掌側母指神経から分岐していたり，正中神経の掌側面から分岐している場合もある．分岐した神経は直ちに掌側橈側に向かって反転し，母指球筋膜を貫いたのちにさらに数本の小枝に分かれる．分岐した小枝はそれぞれ短母指屈筋浅頭，短母指外転筋，さらに母指対立筋へと別々に進入し，それらの筋を支配している．

　　正中神経からの母指球筋枝は母指球筋のうち，短母指屈筋の浅頭，短母指外転筋，母指対立筋を支配するのが最も普通であるが，正中神経と尺骨神経との母指球筋支配領域には変異が非常に多い．正中神経が短母指屈筋浅頭，短母指外転筋，母指対立筋のみでなく，短母指屈筋深頭，さらには第1背側骨間筋，母指内転筋なども支配する場合がある．逆に尺骨神経が短母指屈筋浅頭，短母指外転筋，母指対立筋にまで筋枝を送り，それらの筋の運動支配を行っている場合もある．さらに別の場合にはこれらの母指球筋が正中にならびに尺骨神経の両神経から二重支配を受けていることもある（表5）．

　　なお正中神経の運動枝は尺骨神経深枝の終末と手内で吻合する場合があり，この吻合は*Riche-Cannieu* 吻合（*Riche-Cannieu* anastomosis）とよばれる.

② **掌側母指神経**

　　正中神経から分岐した掌側母指神経は直ちに固有橈側掌側母指神経および固有尺側掌側母指神経とに分かれる．固有橈側掌側母指神経は短母指屈筋浅頭の尺側縁に沿って橈側末梢に向かって走る．長母指屈筋腱の掌側を斜めに横切り，母指MP関節部の橈側掌側に至り，長母指屈筋腱の橈側を末梢に向かって走る．この神経は母指MP関節およびIP関節に関節枝を送り関節の知覚を司ると共に，母指橈側面の皮膚知覚を支配している．

　　固有尺側掌側母指神経は母指内転筋の掌側を通り末梢に向かい，長母指屈筋腱の尺側縁に沿って母指の尺側掌側を走り，母指尺側掌側面の皮膚知覚を支配する．固有尺側掌側母指神経

が母指内転筋の掌側を走る際に，この筋への小さな筋枝を送ることがある．

　掌側母指神経は正中神経から常に独立した終枝として分岐するのでなく，時には固有橈側掌側示指神経と一緒に正中神経から分かれ，その後固有橈側掌側示指神経と分岐して独立した掌側母指神経をつくることもある．

③　固有橈側掌側示指神経

　正中神経の終枝として分岐したこの神経は手掌内では第1虫様筋の掌側を走り，その筋に1～2本の筋枝を与える．同時に手掌への知覚枝を出し，橈側遠位手掌の知覚を支配する．示指MP関節に近づくと虫様筋と共に橈側背側に走り，示指の橈側に至る．示指基節でこの神経は1～2本の指背に向かう知覚枝を出す．固有橈側掌側示指神経の本幹は示指の橈側をさらに末梢へと走り，示指の橈側掌側面の知覚を支配する．この神経からは示指のMP，PIPおよびDIP関節へ行く関節枝も出ている．

　DIP関節に到達したこの指神経は他の固有指神経と同様にDIP関節の側方でさらに3つの小さな枝に分かれ，それぞれ爪郭，指尖および指腹へと放線状に分かれていく．

④　第1総掌側指神経

　正中神経終枝として分岐したこの神経は直ちに浅掌動脈の下をくぐり抜けて，そのままほぼまっすぐに示指および中指への屈筋腱間を末梢に向かって走る．その走行中に第2虫様筋への筋枝を1～2本与え，手掌への知覚枝をも出している．総掌側指神経は中手骨骨頭を結ぶ深横中手靱帯の掌側で2本に分岐し，固有尺側掌側示指神経と固有橈側掌側中指神経とに分かれる．それぞれの固有指神経は同伴する指動静脈と共に指の掌側側面に入り，指間靱帯，クリーランド靱帯，グレイソン靱帯などによりつくられた指内のトンネルを末梢に向かって走る．それぞれの固有指神経は示指の尺側掌側面の皮膚知覚，中指橈側掌側面の皮膚知覚を支配すると同時に中節，末節の背側皮膚への知覚枝を送る．また，これらの固有指神経はMP，PIPおよびDIP関節への関節枝を出している．

⑤　第2総掌側指神経

　正中神経終枝のうち最も尺側から分岐するこの神経は分岐後には尺側末梢に向かって走り，中指への屈筋腱掌側を斜めに横切り，中指および環指へ行く屈筋腱の間に至る．屈筋腱間に至った総掌側指神経は浅掌動脈弓の背側をくぐり抜けてさらに末梢へと走る．その走行中，ときには第3虫様筋への筋枝を与えたり，手掌への知覚枝を出している．また，尺骨神経からの吻合枝を受けたり，逆に尺骨神経へ吻合枝を与えたりしている．この神経は第1総掌側指神経と同様に深横中手靱帯の掌側で2本に分かれ，固有尺側掌側中指神経および固有橈側掌側環指神経をつくる．それぞれの固有指神経は中指尺側掌面および環指橈側掌面の皮膚知覚を支配すると同時にそれぞれの指の中節および末節背側面への知覚枝を出し，それぞれの指のMP，PIP，DIP関節へ関節枝を与えている．

以上手掌内での最も典型的な正中神経の分布形式を述べたが，この他にも種々の変異がみられ

る．特に手の知覚支配領域には変化が多いので，あとでまとめて記述する（☞ p. 273～279）．

　正中神経の中を走る神経束には運動神経を多く含むものと，知覚神経を多く含むものとがあるので，断裂した神経を縫合するときには同じ神経束を正確に接合する必要がある．神経内における神経束の走行には種々の変化があり，個人差もあるが，各レベルにおいて主要な神経束の所在部位を知っておくことは神経縫合を行う際には非常に重要である．

　正中神経麻痺は神経疾患または外傷によって起こるが，麻痺の部位により低位型と高位型とに分けられる．

　低位型は前腕遠位部または手関節部で正中神経が損傷された場合であり，正中神経の支配を受ける手筋の運動麻痺と手の知覚麻痺が起こる．すなわち，短母指外転筋，短母指屈筋浅頭，母指対立筋の麻痺と萎縮が起こり，母指の運動不全とりわけ母指対立運動が障害される（図159）．通常，第1および第2虫様筋，時には第3虫様筋の運動麻痺も起こるが，尺骨神経支配の骨間筋が正常であるから臨床的には特に問題とならない．知覚麻痺は母指，示指，中指および環指橈側半分に認められる．物を摘む時に最も必要な母指および示指の知覚脱失は手の機能を著しく障害する．もし正中神経麻痺の回復がどうしても得られぬ時には腱移行術による母指対立運動の再建と神経・血管島状有茎植皮（neurovascular island pedicle skin graft）などによる母指の知覚回復を図る必要がある．

　高位型は正中神経が前腕近位または上腕で損傷された場合であり，低位型の運動・知覚麻痺に加えて前腕屈筋群の運動麻痺が起こる．すなわち橈側手根屈筋および長掌筋の麻痺による手関節屈曲運動不全，浅指屈筋および深指屈筋橈側部の麻痺による示指，中指ときには環指の屈曲運動不能，長母指屈筋麻痺により母指屈曲運動が不能となる．さらに円回内筋，方形回内筋の麻痺により前腕回内運動は不能となる．したがって手の基本的な機能である握り，摘みなどの運動は失われ重篤な手の機能障害を起こす．いくつかの腱移行術を組み合わせることによって，指屈曲，母指屈曲，母指対立運動の回復を図り，手の機能を一部改善することができる．

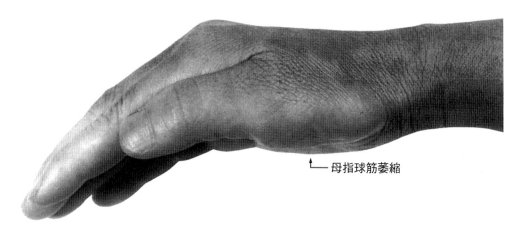

←母指球筋萎縮

図 159　正中神経麻痺

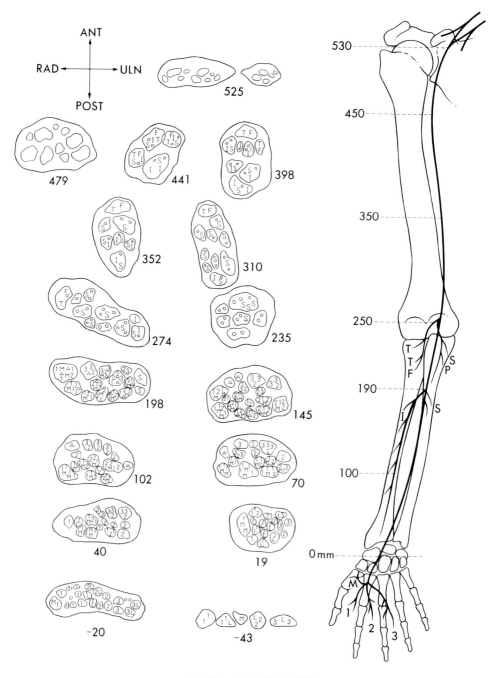

図 160　ITA（正中神経）

The Intraneural Topographic Atlas (ITA) of the Median Nerve Right. Median Nerve Sections viewed from below M；Thenar muscular fibers　L；Lumbrical fibers　1；Cutaneous fibers from the thumb and 1st. Interspace　2；Cutaneous fibers from the 2nd. Interspace　3；Cutaneous fibers from the 3rd. Interspace　P；Flexor digitorum profundus fibers　C；Combined terminal muscular and cutaneous fibers above 212 mm.　F；Flexor carpi radialis fibers　T；Pronator teres fibers　I；Anterior interosseus fibers　△；Palmar cutaneous fibers　S；Flexor digitorum sublimis fibers

(*Tamura K*：The funicular pattern of Japanese peripheral nerves. Arch Jap Chir 38 (1)：35〜58, 1969 より)

　神経が切断された場合には神経縫合を行うことにより知覚および運動障害の回復を図ることができるが，前腕における正中神経のように知覚神経線維と運動神経線維とが混在する場合には，縫合を行う際に知覚神経線維は知覚神経線維と，運動神経線維は運動神経線維とあうように神経の両端を縫合しないと満足すべき結果は得られない．できるだけ正確な神経縫合を行うためには神経幹内の運動神経線維束と知覚神経線維束の位置を知る必要がある．それを詳細に記載したものが，「神経内局所アトラス」である．神経幹内における線維束の配列にはかなり個人差があるが，特定のレベルでは大きな神経束はほぼ一定した位置を占める（図160）[59]．最近では，コンピューターを使って正中神経幹内の神経束局所解剖をより正確に知ることができる[65]．

　神経縫合がうまく行われた場合には神経縫合部よりも末梢へ神経線維がのびて行くが，その先端部には髄鞘（myelin sheath）がなく，その部を打診すると末梢へ放散する蟻走感がある．これをチネル徴候（*Tinel*'s sign）とよぶ．チネル症候の打診点は神経線維がのびるに従って次第に末梢に下がり，経時的に神経ののびる速さを推定することができる．

　正中神経は反射性交感神経ジストロフィー（reflex sympathetic dystrophy）に伴う灼熱痛（カウザルギー；causalgia）を最もよく起こす神経の1つである．すなわち正中神経に外傷とくに部分切断または銃創を受けたのちに神経領域に激しい灼熱痛，知覚過敏，チアノーゼ，発汗障害，栄養障害を認める．灼熱痛は無髄神経の障害によると考えられており，神経ブロック，頸部交感神経節ブロックによりある程度の症状緩和が得られる．

2. 尺骨神経　ulnar nerve

　腕神経叢の内側神経束（medial cord）の延長である尺骨神経は主に第8頸神経および第1胸神経からの神経線維によって構成されているが，第7頸神経からの線維も含まれている場合が多い．腕神経叢から出た尺骨神経は腋窩動脈（axillary artery）の内側を末梢に向かって走り，腋窩動脈と腋窩静脈との間に位置し，内側前腕皮神経よりは後方にある．上腕の近位部では烏口腕筋の内縁に沿って，上腕動脈の内側やや後方を末梢に向かって走る．上腕のほぼ中央部で上腕動脈の本幹から分かれる上尺側側副動脈（superior ulnar collateral artery）と共に背側に向かい，上腕の内側筋間隔膜（medial intermuscular septum）を貫き，上腕三頭筋内側頭の前方に至る．上腕三頭筋の前縁を下行した尺骨神経は上腕骨内側上顆の背側に至り，尺骨神経溝（sulcus nervi ulnaris）を通り抜けて前腕へ入る．前腕へ入る直前に尺骨神経は肘関節への関節枝を出す．尺骨神経は前腕では直ちに尺側手根屈筋の上腕頭と尺骨頭との間に進入し，この部で尺側手根屈筋に通常2～3本の筋枝を与える．尺側手根屈筋の2頭間を通り抜けた尺骨神経は深指屈筋の尺側掌側に出る．その部で，この神経は深指屈筋尺側部への筋枝を与える．尺骨神経は深指屈筋の尺側掌側縁に沿ってほとんどまっすぐに末梢に向かい，前腕のほぼ中央部で橈側から斜めに下行する尺骨動脈と出合う．動脈は橈側に，神経は尺側に並びながら両者は深指屈筋の尺側掌側縁に沿ってさらに下行する．その間，尺骨神経から正中神経への吻合枝を出し，尺骨動脈への枝も出す．尺骨動脈へ行く神経枝はヘンレの神経（nerve of *Henle*）とよばれ，比較的長く，動脈の掌側面に

沿って走り手関節部にまでのびる．前腕遠位 1/3 部に至ると，尺骨神経から 2 本の知覚神経が分岐する．大きな方の知覚枝は手背枝（dorsal branch）であり，小さな方の知覚枝は掌枝（palmar branch）である．

〔筋　枝〕

尺側手根屈筋枝：この筋枝は尺骨神経が前腕近位部で尺側手根屈筋を貫く際に分岐することが最も多いが，より中枢の上腕遠位部で分岐したり，逆に，より末梢の前腕部で分岐することもある．筋枝の数は 2 本の場合が最も多く（68.7 %），1 本および 3 本の場合は同率（15.6 %）である．

深指屈筋枝：この筋枝は尺骨神経が尺側手根屈筋を貫通した直後に出されることが最も多く，筋枝の数は通常 1 本（90.6 %），時には 2 本（9.3 %）である．尺骨神経からの筋枝は深指屈筋の尺側部のみを支配し，小指・環指への深指屈筋ときには中指への深指屈筋の筋腹へ運動枝を与えている（図 161）．深指屈筋の橈側は正中神経により支配されている（☞ p. 250 図 157）．

ヘンレの神経 the nerve of *Henle*：この神経は尺骨動脈と前腕遠位部尺側皮膚へいく神経であり，知覚神経または交感神経線維，あるいはその両方をもつ神経枝である．ヘンレの神経は通常，尺骨茎状突起から 16 cm 中枢の部位で尺骨神経から分岐し，末梢に走る．尺骨動脈へ枝を出した後，尺骨茎状突起から 6 〜 8 cm 中枢部にて表層筋膜を貫き，遠位前腕の尺側皮膚に分布する．

　手背枝（dorsal branch）は尺骨遠位端より平均 6.4 cm 中枢部で分岐し[4]，尺骨神経と平行して 2 〜 3 cm 末梢へと走るが，通常しだいに尺側背側へと向かい，尺側手根屈筋腱と尺骨との間を通って前腕末端の尺側皮下に現れ，尺骨茎状突起の先端を回って手背に至り，手の尺側背面，小指基節の背側面，環指基節の尺側背側面の知覚を司る．**掌枝**（palmar branch）は前腕遠位部の種々な高さで分岐するが，分岐後も尺骨神経の前縁に沿って平行して走り，手掌に入る直前に尺骨神経の本幹と分かれて表層に向かい，横手根靱帯の掌側を通って，手掌皮膚に向かい，小指球をおおう皮膚の知覚を支配する．

　手背枝および掌枝を出したのち，尺骨神経の本幹は手関節のすぐ中枢側で尺骨動脈と共に尺側手根屈筋腱の深部から橈側へと回り，豆状骨の橈側を通って手掌内に入る（図 162）．

　前腕から手掌へ入った尺骨神経は，橈側に尺骨動脈を伴ってギオン管（channel of Guyon）に入る．すなわちこの神経の掌側には掌側手根靱帯，背側には横手根靱帯，尺側には豆状骨が壁をつくっている．ギオン管の中に腫瘍が発生したり，尺骨動脈が炎症などを起こして太くなると尺骨神経は容易に圧迫され，尺骨神経麻痺を起こす．ギオン管の中では尺骨神経は尺側では豆状骨と接し，尺骨動脈を橈側に伴う．豆状骨の遠位端で尺骨神経は終枝である浅枝（superficial branch）と深枝（deep branch）とに分かれる．浅枝はほぼ純粋の知覚枝であるが，短掌筋への運動神経線維を含んでいる．深枝はほぼ純粋の運動神経線維からなり，知覚神経線維はほとんど含まない．

1）浅 枝 superficial branch

　豆状骨遠位縁で深枝と分かれた浅枝はそのまままっすぐに末梢へと走るが，この部では浅枝は豊富な脂肪組織により囲まれ，掌側からは短掌筋によっておおわれる．手掌への知覚枝を出したのち，横手根靱帯の遠位縁にほぼ一致した部位で浅枝は2本に分かれる．尺側の小さな方が小指尺側へ行く固有尺側掌側小指神経であり，橈側の太い方が小指橈側および環指尺側の皮膚知覚を支配する尺骨神経の総掌側指神経である．

　固有尺側掌側小指神経は通常分岐した直後に短掌筋への運動枝を出す．しかし，この運動枝は時として，尺骨神経浅枝から出ている場合もある．短掌筋への運動枝を出したのちに固有尺側掌側小指神経は短小指屈筋の掌側を小指外転筋の内縁に沿って末梢へと走る．第5中手骨頚部で橈側から斜めに走ってくる小指尺側への固有掌側指動脈とあい，両者は並んで小指の尺側掌側に至り，末梢へと走る．この神経は小指の尺側面の知覚支配を行う．

　尺骨神経の総掌側指神経は純知覚神経であり，固有尺側掌側小指神経と分かれたあともほぼまっすぐに末梢に向かって走る．浅掌動脈弓から出て小指尺側に向かう動脈の背側をくぐり抜け，小指への浅指屈筋腱の掌側を斜めに横切って小指と環指の屈筋腱の間に至る．この部で通常正中神経への交通枝を出したり，正中神経からの交通枝を受けたりする．深横中手靱帯の掌側に至って，総掌側指神経は固有橈側掌側小指神経と固有尺側掌側環指神経とに分かれる．それぞれの神経は小指橈側面および環指尺側面を末梢へと走り，それぞれの指側面皮膚の知覚を支配する．それらの神経はそれぞれの指の基節で指背へ行く知覚枝1〜2本を出し，中節および末節の皮膚知覚を支配すると共に，MP，PIP，DIP関節への関節枝を出している（図163, 186）．

2）深 枝 deep branch

　豆状骨遠位端で浅枝と分かれた深枝はほぼ純粋の運動枝であり，知覚枝としては手根間関節へ行くわずかな関節枝を有するのみである．浅枝との分岐後，深枝は横手根靱帯の掌側を末梢に走り，有鈎骨鈎の尺側を通って小指外転筋起始部と短小指屈筋起始部との間から尺骨動脈の深掌枝と共に背側に向かい，手掌深く入り込む．小指対立筋の尺側から背側へと回り，手掌の底を橈側に向かって走る．小指球筋の間を走るうちに尺骨神経深枝は小指外転筋，短小指屈筋と小指対立筋にそれぞれ1本あるいはそれ以上の筋枝を与える．手掌深部では，尺骨神経深枝は尺骨動脈深掌枝とそれに続く深掌動脈弓と共に中手骨骨底の掌側骨間筋膜（volar interosseous fascia）の掌面を橈側へと弓状を描きながら走る．手掌深部を横走しつつこの神経は手根間関節ならびに手根中手関節への関節枝を出し，さらにこの神経よりも掌側に位置する第4および第3虫様筋への筋枝を与える．すなわち第1および第2虫様筋へ行く正中神経からの筋枝はこれらの虫様筋の掌側面より入るが，第4および第3虫様筋へ行く尺骨神経の筋枝はこれらの虫様筋の背側面から入る．尺骨神経深枝は掌側骨間筋膜の掌側を走りながら，すべての骨間筋および短母指屈筋深頭へも筋枝を送っている．第3中手骨骨底掌側に至るとこの深枝は母指内転筋の横頭と斜頭との間を通り抜け，さらに橈側へと走る．母指内転筋の2筋頭間を通り抜けた直後に，この神経から母指内転筋への運動枝が出る．第2〜第3中手骨間にある第

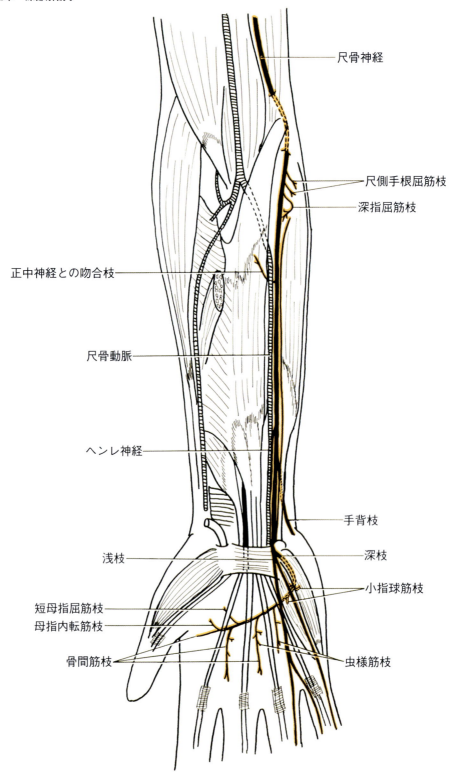

尺骨神経

尺側手根屈筋枝

深指屈筋枝

正中神経との吻合枝

尺骨動脈

ヘンレ神経

手背枝

浅枝

深枝

小指球筋枝

短母指屈筋枝

母指内転筋枝

骨間筋枝

虫様筋枝

図 161　尺骨神経とその枝

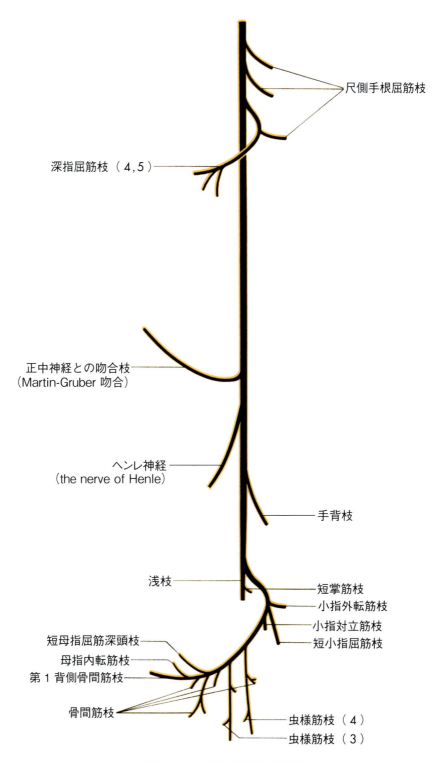

尺側手根屈筋枝

深指屈筋枝（4,5）

正中神経との吻合枝
（Martin-Gruber 吻合）

ヘンレ神経
（the nerve of Henle）

手背枝

浅枝

短掌筋枝

小指外転筋枝

小指対立筋枝

短母指屈筋深頭枝

短小指屈筋枝

母指内転筋枝

第1背側骨間筋枝

骨間筋枝

虫様筋枝（4）

虫様筋枝（3）

図 162　尺骨神経よりの筋枝

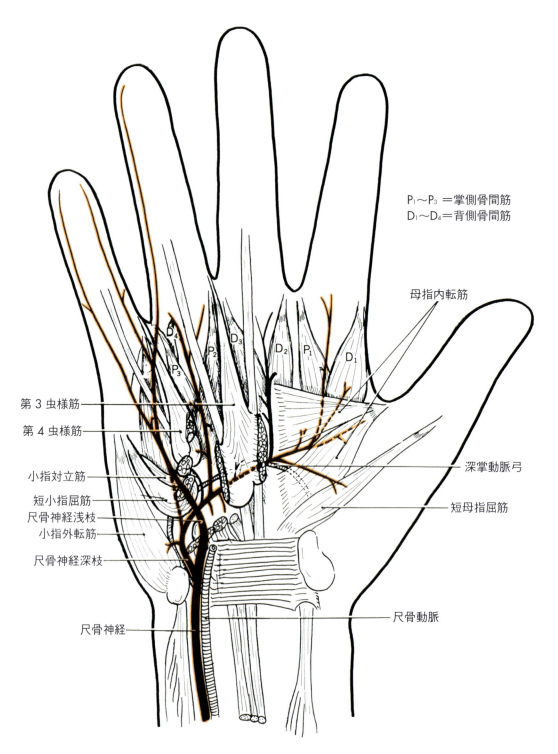

P₁〜P₃＝掌側骨間筋
D₁〜D₄＝背側骨間筋

母指内転筋

第3虫様筋

第4虫様筋

小指対立筋

短小指屈筋

尺骨神経浅枝

小指外転筋

尺骨神経深枝

深掌動脈弓

短母指屈筋

尺骨神経

尺骨動脈

図 163　手における尺骨神経とその枝

1掌側骨間筋および第2背側骨間筋へも筋枝を与えたのちに尺骨神経深枝は第1背側骨間筋へ行く小さな筋枝として終わる（図163）.

尺骨神経深枝の分布状態にも種々な変異があり，深枝が有鉤骨鉤の中枢で分岐し，ループをつくっていることが約9％にみられる[44]．この神経は母指内転筋や第1背側骨間筋にまで至らずに正中神経がこれらの筋を支配することがある．また，逆に尺骨神経深枝は母指内転筋や第1背側骨間筋の支配にとどまらず，さらに母指対立筋，短母指屈筋浅頭，短母指外転筋にまで至ることもある（☞ p. 253，表5）.

尺骨神経内の神経束と神経線維の分布を示す（図164）.

尺骨神経麻痺は神経疾患，外傷などによって起こるが，前腕遠位部または手関節部での神経損傷による低位型では次のごとき手の機能障害が起こる．尺骨神経麻痺によりまず多くの手筋，とくに小指球筋が麻痺に陥るので手の横アーチ（transverse arch）がくずれ，手全体が平面的となる．骨間筋のすべてが麻痺に陥るので指の内転・外転はできなくなる．骨間筋と共に第3および第4虫様筋が麻痺するために，環指および小指ではMP関節が過伸展し，PIPおよびDIP関節は屈曲して内在筋マイナス位（intrinsic minus position）となる（図165）．手内筋マイナス位の指形状は鳥類の鉤爪（claw）に似ているので鉤爪指（clawfinger）とよばれる[36]．骨間筋が麻痺しても正中神経支配を受ける第1および第2虫様筋は麻痺しないから示指および中指は強い手筋群マイナス位をとることはない．母指と示指とで摘みを行う場合に最も強い力を与える母指内転筋および第1背側骨間筋は尺骨神経麻痺により働かなくなるので母指・示指間の摘み力は著しく弱くなる．また，母指内転筋が麻痺すると母指MP関節は不安定となり，母指・示指間で摘みを行う場合には母指MP関節の不安定性を代償するため母指MP関節は伸展位に固定され，IP関節のみが強く屈曲され，フローマン症候（*Froment*'s sign）とよばれる（図166）.

母指内転筋が麻痺するために母指を伸展したまま母指指頭でもって他の指の掌側基部を順に擦ることができず，母指頭を橈側から尺側へ動かす時には途中で手掌から離れてしまう.

手関節部またはそれよりも末梢部で尺骨神経が損傷されると，知覚脱失は手掌の小指球部，小指掌側および環指尺側面に通常認められる．損傷部位が前腕遠位部で，手背枝が分岐する部よりも中枢であれば手背尺側部にも知覚麻痺が起こる．手の尺側部の知覚麻痺は，正中神経麻痺による手の橈側知覚麻痺と比較すれば機能障害は少ないが，手の尺側部は物に触れやすいので外傷，火傷などを受けやすい.

上肢の神経の中で最もしばしば損傷される神経は尺骨神経であり，その損傷部位は肘関節および手関節付近である.

尺骨神経の剥離術，縫合術あるいは神経移植術などを行っても，尺骨神経麻痺の回復が期待しえない場合には，母指・示指の摘み力を回復させるために腱移行術による母指内転筋および第1背側骨間筋の機能回復を図り，ついで小指および環指の手筋群マイナス位矯正を行う必要がある.

尺骨神経損傷が上腕あるいは肘関節部で起こる高位型では，低位型の尺骨神経損傷に加えて尺側手根屈筋および深指屈筋尺側半分の麻痺が起こる．したがって手関節の掌側尺側方向の屈曲力

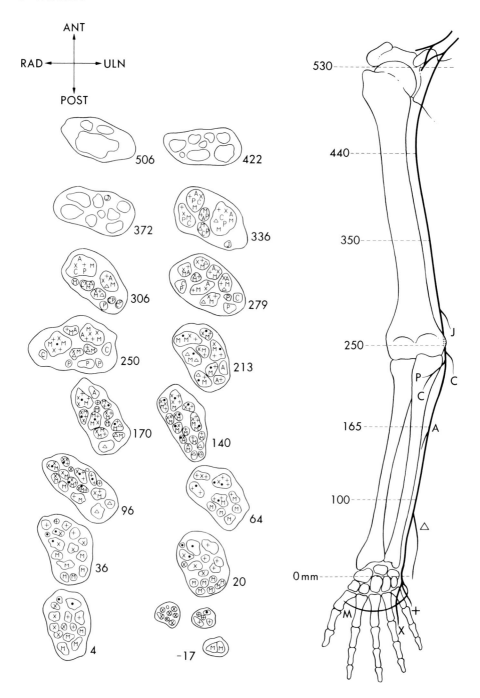

図 164 ITA（尺骨神経）

The Intraneural Topographic Atlas (ITA) of the Ulnar Nerve. Right Ulnar Nerve Sections viewed from below M；
Deep (muscular) branch fibers ●；Palmaris brevis fibers X；Cutaneous fibers from the 4th Interspace ＋
；Cutaneous fibers from the ulnar side of the little finger △；Dorsal cutaneous fibers of the hand A；Fibers
to the ulnar artery J；Fibers to the elbow joint C；Flexor carpi ulnaris fibers P；Flexor digitorum pro-
fundus fibers

（*Tamura K*：The funicular pattern of Japanese peripheral nerves. Arch Jap Chir 38 (1)：35〜58, 1969 より）

が弱まり，小指および環指の DIP 関節屈曲が不能となる．しかし，もし，長掌筋や橈側手根屈筋が正常であれば，尺側手根屈筋の麻痺はそれほど重大な手の機能障害をもたらすことはなく治療の対象とはならない．深指屈筋尺側半分の麻痺に対しては，小指および環指の深指屈筋腱を橈側の示指および中指への深指屈筋腱と側側縫合を行い，4 本の深指屈筋腱が共同して働くようにすれば十分に機能をとりもどすことができる．

　手関節部で正中神経および尺骨神経が共に損傷されると，すべての手筋は麻痺に陥り，母指球ならびに小指球は萎縮し，手の横アーチは消失し，母指は対立位を保てず他の指と同平面上に並ぶ．さらに，すべての指は手筋群マイナス位すなわち MP 関節は過伸展位をとり，DIP および DIP 関節は屈曲位をとる．この変形を鷲手（claw hand）とよんでいる．もちろん手掌および指の掌側面の知覚は脱失する（図 167）．

3. 橈骨神経　radial nerve

　橈骨神経は腕神経叢の後神経束（posterior cord）から腋窩神経と共に起始し，第 5 から第 8 頸神経までの神経線維を通常含む．時には第 1 胸神経からの線維をも含む．腋窩で腋窩神経と分かれた橈骨神経は腋窩動脈の背側を末梢に向かって走る．後上腕皮神経（posterior brachial cutaneous nerve）と上腕三頭筋への筋枝を出したのちに橈骨神経は上腕深動脈（deep brachial artery）と共にしだいに外側後方に向かい，上腕骨の橈骨神経溝（groove of the radial nerve）に沿ってラセン状に上腕骨後方から外側へと回る．上腕遠位部で後前腕皮神経（posterior antebrachial cutaneous nerve）を出したのち，橈骨神経は外側上腕筋間中隔（lateral brachial intermuscular septum）を貫いて上腕筋（brachialis）と腕橈骨筋（brachioradialis）との間に入り，これらの筋に筋枝を与えている．

　さらに末梢に至ると橈骨神経は上腕筋と長橈側手根伸筋との間に入り，後者への筋枝を与えたのちに肘関節の橈側前方に至る．上腕骨外側上顆（lateral epicondyle）の位置に至ると橈骨神経は 2 本に分岐し，浅枝（superficial branch）と深枝（deep branch）とになる．短橈側手根伸筋への筋枝はほぼこの分岐部より出るので，橈骨神経本幹から出たり，浅枝あるいは深枝から出たり変異が多い．深枝は運動神経で，前腕伸筋群の運動を支配をするが，手筋への筋枝は有していない．橈骨神経浅枝は知覚神経であり，前腕遠位部で 5 本の終枝に分かれて橈側の手背および指の背側の知覚を支配する．

1）浅　枝　superficial branch

　浅枝と深枝との分岐部は通常上腕骨外側上顆より近位 4.5 cm から遠位 4 cm の範囲内にある．症例の約 1/3 において短橈側手根伸筋への筋枝は浅枝より出ているとも報告されているし，また短橈側手根伸筋への筋枝が浅枝から出ているのはごく稀であるという報告もあり，報告者によりかなりの差がある．しかしいずれの場合にせよ，浅枝より短橈側手根伸筋へ筋枝が送られる時には深枝との分岐部のすぐ遠位部から筋枝が出る．短橈側手根伸筋への筋枝を与えたのちは，この浅枝は純粋の知覚神経であり，運動神経線維は含んでいない．

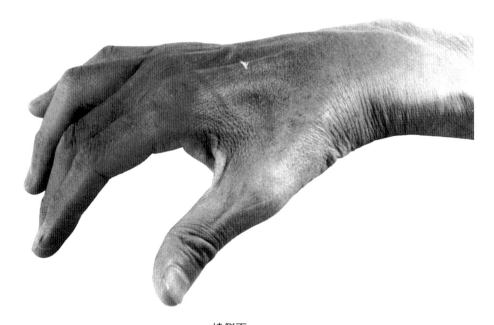

a. 橈側面
第1背側骨間筋の強い萎縮がみられる.

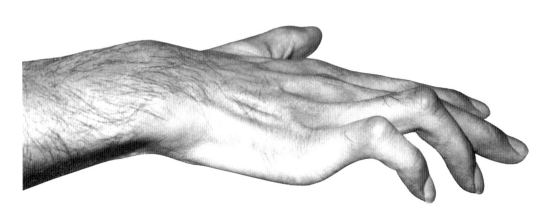

b. 掌側面
環指, 小指には手筋群マイナス位変形がみられ, 小指球筋および骨間筋の萎縮がみられる.

図 165　尺骨神経麻痺

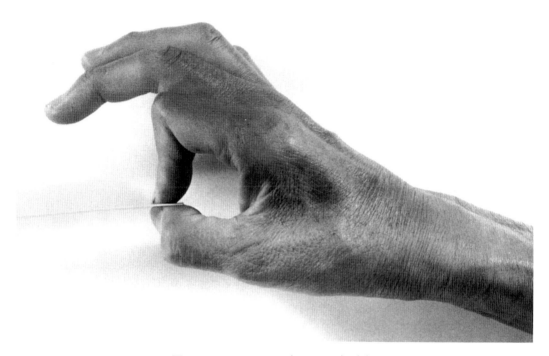

図 166　フローマン (Froment) 症候

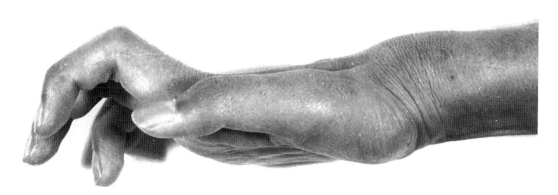

図 167　正中・尺骨神経麻痺 (鷲手変形)

母指球筋，小指球筋の萎縮があり，すべての指は手筋群マイナス位をとり，いわゆる鷲手変形を示す.

　橈骨神経浅枝は肘関節の前方では腕橈骨筋の内側縁の深部にあり，腕橈骨筋の内側縁に沿ってその深側を末梢へ走る．浅枝は腕橈骨筋と長橈側手根伸筋腱の間を走り，前腕中央1/3部では橈骨動脈の橈側を並行して末梢へ走るが，次第に橈側背側へと向かい動脈と分かれ，前腕遠位1/3部に至ると腕橈骨筋腱の背側を通り抜け，橈骨の外側縁を回って前腕の橈側背面に至る．腕橈骨筋腱より背側に出た浅枝はやがて筋膜を貫き前腕遠位部の皮下に出る．手関節の橈側背面で浅枝は通常5本の終枝に分かれる．第1枝は最も橈側より分岐し，手の橈側掌面を走り母指球外縁の知覚および母指基節の橈側背面の知覚を支配する．第2枝は第3枝と共に第1中手骨と第2中手骨との間にある皮膚の知覚と共に，第2枝は母指基節の尺側背面の皮膚知覚を支配し，第3枝は示指基節の橈側背面の皮膚知覚を支配する．第4枝は手背においてさらに2本に分かれ，示指基節の尺側背面および中指基節の橈側背面に行き，その部の皮膚知覚を支配している．第5枝は中指基節の尺側背面に行き，その部の皮膚知覚を支配する．しかし，この第5枝はしばしば欠如する場合がある．

　橈骨神経浅枝からは皮膚知覚枝以外に，母指MP関節およびIP関節，示指のMP関節，ときには中指のMP関節に関節枝を送っている．

　手の知覚領域には変異が多いので別の項でまとめて述べる（☞ p. 273〜279）．

2）深　枝　deep branch

　橈骨神経終枝として浅枝と分かれた深枝は関節枝は出すが皮膚知覚神経線維は全く有しておらず，ほぼ純粋の運動神経である．

　深枝は前腕近位部の腕橈骨筋の深部で浅枝と分岐した直後に通常1〜2本の筋枝を短橈側手根伸筋へ出す．しかし，前述したように短橈側手根伸筋への筋枝は常に深枝から出るのではなく橈骨神経本幹から出たり，浅枝から出る場合がある．その場合には，深枝から出る最初の筋枝は短橈側手根伸筋枝ではなく回外筋への筋枝である．

　浅枝と分かれたのち深枝は末梢背側に向かい回外筋の近位縁から橈側反回動脈を伴って，その筋を割って入る．この筋の近位縁にはこの神経と動脈をとり囲む腱性のアーチがあり，*Frohse* のアーケード（arcade of *Frohse*）とよばれる．このアーケードの部分ではしばしば神経の絞扼性神経障害が起こる．アーケードをくぐり抜け筋内に入った神経は通常2〜4本の筋枝を回外筋に与え，回外筋の中で橈骨近位部の橈側を回って末梢背側に向かい回外筋の遠位縁から前腕背側に出る．回外筋から出た深枝は表層伸筋群によって背側よりおおわれながら，それらの筋へ数多くの筋枝を出す．すなわち総指伸筋へは通常1〜2本時には3本の筋枝を与え，小指伸筋へは通常1〜2本，さらに尺側手根伸筋へは通常1本稀に2本の筋枝を与えている．

　これらの筋枝を出したのちこの深枝は急に細くなり，後骨間神経*（posterior interosseous nerve）とよばれるようになり，長母指外転筋の背側を末梢へと走る．後骨間神経は前腕掌側

＊橈骨神経深枝と後骨間神経：解剖学では一般に橈骨神経深枝が前腕近位部の橈側管腔（radial tunnel）内で多数の筋枝を出した後に橈骨の外側を回り，前腕背側の中央骨間部に出てからの枝としている．しかし，臨床では橈骨神経後枝そのものを後骨間神経とよんでいることがある[12,14,23,37]．

から前腕骨間膜を貫いて背側に出てくる後骨間動脈（posterior interosseous artery）を伴って長母指外転筋および短母指伸筋の背側をさらに末梢へ走りながら，1〜2本時には3本の筋枝をこれらの筋に与える．前腕遠位部では後骨間動脈は長母指伸筋や示指伸筋の背側を走るが，後骨間神経は動脈と分かれて掌側に向かい，短母指伸筋と長母指伸筋との間に入り込み，この部で，長母指伸筋に通常1〜2本時には3本の筋枝を与えている．さらに末梢に走ってから示指伸筋に通常1〜2本，稀には3本の筋枝を出している．長母指伸筋と示指伸筋の下をくぐり抜けた神経は前腕遠位部の骨間膜の背側面をさらに末梢に向かって走り，第4区画の最も橈側から細い関節枝として手関節背側部に終わる[7]（図168）．ただし非常に稀には後骨間神経の終末が手関節背側をこえてさらに末梢へと走り，中手に至り，第1，第2，第3背側骨間筋を支配することがある．そのような場合にはこの終枝を *Froment-Rauber* 神経（*Froment-Rauber* nerve）とよぶ．さらにこの神経が背側骨間筋内で尺骨神経の終枝と吻合することがあり，*Froment-Rauber* 吻合とよばれる．

〔筋　枝〕

腕橈骨筋枝：橈骨神経が上腕骨の外側掌側を回った肘関節より少し中枢で通常1本（59.4％）または2本（34.4％），稀には3本（6.3％）の筋枝を腕橈骨筋に送る．これらの筋枝は通常橈骨神経本幹の橈側より分岐する[16]．

長橈側手根伸筋枝：腕橈骨筋枝が分岐する位置のすぐ末梢かつ肘関節より少し中枢で，橈骨神経は通常1本（50％）または2本（43.8％），稀には3本（6.3％）の筋枝を長橈側手根伸筋に送る．

短橈側手根伸筋枝：橈骨神経本幹または浅枝からも出るが，最も多いのは深枝から分岐している場合である．その数はほとんどの場合が1本（93.8％）であり，2本（6.3％）の場合はわずかである．この筋枝は時に回外筋枝と共通であることもあるが，その場合は分岐後直ちに2小枝に分かれて短橈側手根伸筋と回外筋へ向かう．

回外筋枝：ときには深枝が回外筋に入る前に，しかし通常は回外筋の中を走っている間に2本（46.9％），3本（25％）あるいは4本（18.8％）の筋枝を与えるが，稀には1本（9.4％）しか出さないこともある．

指伸筋枝：橈骨神経深枝は回外筋を貫通直後に，1本（43.8％）または2本（34.4％）ときには3本（21.9％）の筋枝を出す．指伸筋の近位部あるいは中央部から入る．

小指伸筋枝：深枝が回外筋を貫通した直後に分岐し，通常1本（96.9％），稀には2本（3.1％）である．これらの筋枝は指伸筋や尺側手根伸筋への筋枝と共通のこともある．

尺側手根伸筋枝：橈骨神経深枝が回外筋を貫通後直ちにその尺側縁より分岐するが，ほぼ同じ部位より通常1本（96.9％）稀に2本（3.1％）の筋枝が尺側手根伸筋に出る．この筋枝は指伸筋や小指伸筋への筋枝と共通のことがある．

長母指外転筋枝：前腕中央部で後骨間神経から通常1本（78.1％），時に2本（15.6％），

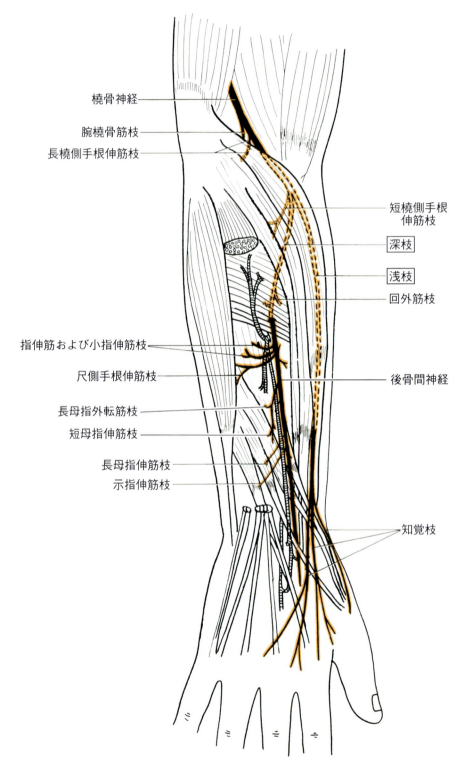

橈骨神経

腕橈骨筋枝

長橈側手根伸筋枝

短橈側手根伸筋枝

深枝

浅枝

回外筋枝

指伸筋および小指伸筋枝

尺側手根伸筋枝

長母指外転筋枝

短母指伸筋枝

長母指伸筋枝

示指伸筋枝

後骨間神経

知覚枝

図 168 橈骨神経とその枝

稀に3本（6.3％）の筋枝が長母指外転筋に出される．これらの筋枝は長母指外転筋の掌側面を橈側末梢に走り，長母指外転筋掌側面へ進入する．この筋枝はしばしば短母指伸筋との共通枝である．

短母指伸筋枝：前腕中央部で後骨間神経より分岐し，通常長母指外転筋と1本の共通枝をもつが，時には前腕中央部で単独枝をもつ．

長母指伸筋枝：前腕中央部付近で後骨間神経より分岐し，その数は通常1本（21.9％）または2本（62.5％）時に3本（15.6％）である．示指伸筋枝との共通枝として認められることも少なくない．

示指伸筋枝：後骨間神経は長母指伸筋への筋枝を分岐したのち骨間膜の背側に至るが，この部で通常1本（75％）または2本（21.9％）稀に3本（3.1％）の筋枝を示指伸筋へ送る．これらの筋枝は主として示指伸筋の中央部または遠位部の筋腹へ進入する（図169）．

橈骨神経はほとんどが運動神経線維によって構成され，切断後の縫合成績は比較的よく，臨床上神経束の太さと位置が問題となるが，神経線維の局在性はあまり問題とならない．

前腕で橈骨神経が損傷された場合には低位型麻痺とよび，上腕で橈骨神経が損傷された場合は高位型麻痺とよぶ（図170）．

橈骨神経低位型麻痺では回外筋，指伸筋，小指伸筋，尺側手根伸筋，長母指外転筋，長および短母指伸筋，示指伸筋の麻痺が起こる．したがって低位型麻痺では指のMP関節伸展不能，母指伸展不能，母指外転不全が起こり，手の機能特に圧排運動および摘み運動が障害される．橈骨神経麻痺において回外筋が運動麻痺に陥った場合でも，上腕二頭筋が正常に機能しておれば前腕の回外運動不全はほとんど問題にならない．低位型麻痺に橈骨神経浅枝も損傷されると手背橈側部に知覚脱失が認められる．知覚脱失域が手背であり，領域も小さいので手の機能障害はほとんどない．また，その知覚脱失域はまわりから次第に小さくなり，1〜2年後には知覚異常はほとんど認められなくなる．

橈骨神経高位型麻痺は上腕骨骨折に伴って起こったり，筋内注射を上腕の誤った場所に行った時などにしばしば起こる．橈骨神経高位型麻痺では低位型にみられる運動と知覚麻痺に加えて，腕橈骨筋，長および短橈側手根伸筋の麻痺が起こる．したがって手関節背屈運動は全く不能となり，肘関節の屈曲力もわずかに低下する．低位型麻痺では橈側手根伸筋が働き手関節の背屈ができたが，高位型麻痺では手関節は伸展できず屈曲位に保たれたままなので浅および深指屈筋が強く収縮しても強い指の屈曲は得られず，物を強く握ることは難しい．したがって橈骨神経高位型麻痺では非常に強い手の機能障害をきたす．

上腕骨骨折や注射による橈骨神経麻痺の多くは自然に回復するが，橈骨神経が強い損傷を受けて機能回復が期待できない場合には腱移行術によって手の機能回復を図る必要がある．すなわち，正中神経または尺骨神経により支配を受けている筋を移行して，失われた手の機能を回復する．最も広く用いられている腱移行術の1例としては，円回内筋腱を短橈側手根伸筋腱に縫合し，手

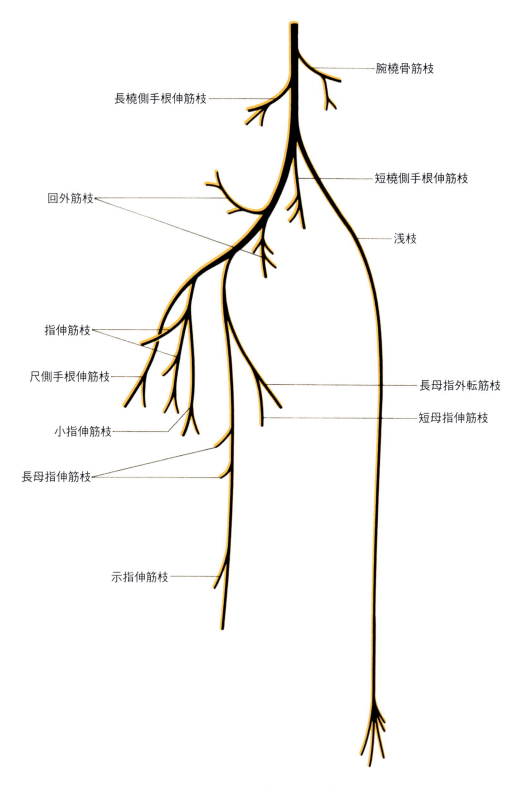

長橈側手根伸筋枝

回外筋枝

指伸筋枝

尺側手根伸筋枝

小指伸筋枝

長母指伸筋枝

示指伸筋枝

腕橈骨筋枝

短橈側手根伸筋枝

浅枝

長母指外転筋枝

短母指伸筋枝

図 169　橈骨神経よりの筋枝

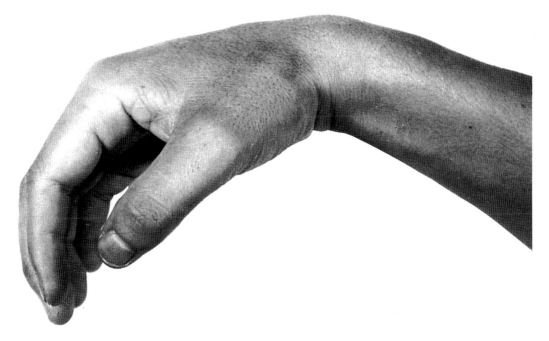

図 170　橈骨神経麻痺

関節の背屈運動を回復させ，橈側手根屈筋腱を指伸筋腱につないで指の伸展運動を回復し，長掌筋腱を長母指伸筋腱につないで母指の伸展および外転運動を回復させる．

　橈骨神経麻痺が自然に回復する場合にはより中枢で筋枝を受ける筋ほど早く筋力を回復する．すなわち橈骨神経高位型麻痺が回復する場合には腕橈骨筋，長橈側手根伸筋，短橈側手根伸筋，回外筋，指伸筋の順序で麻痺が回復し，最も回復の遅いのは示指伸筋である．

C.　手の皮膚知覚神経

　前腕および手の皮膚知覚は通常第6頚神経から第1胸神経によって支配されているが，内側前腕皮神経，外側前腕皮神経，後前腕皮神経が前腕の皮膚知覚を支配し，正中神経，尺骨神経および橈骨神経が手の皮膚知覚を支配する（図171，172）．ただし，脊髄神経による皮膚分節（dermatome）の範囲は上述した末梢神経の分布域とは異なる（図173，174）．

1.　皮膚分節

　脊髄神経による皮膚分節では，第6頚神経は前腕および手の橈側を支配し，母指および示指では掌側面，背側面ともにこの第6頚神経によって支配されている．第7頚神経は主として中指列の掌側面および背側面の皮膚を支配する．第8頚神経は主に手の尺側を支配し，小指および環指の掌側面，背側面ともに支配する．第1胸神経は前腕の尺側皮膚を支配する．もちろん皮膚分節

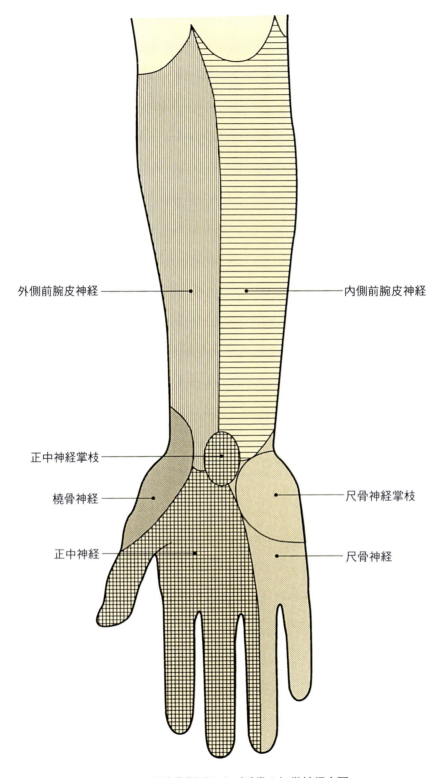

外側前腕皮神経

内側前腕皮神経

正中神経掌枝

橈骨神経

尺骨神経掌枝

正中神経

尺骨神経

図 171 前腕掌側面および手掌の知覚神経支配

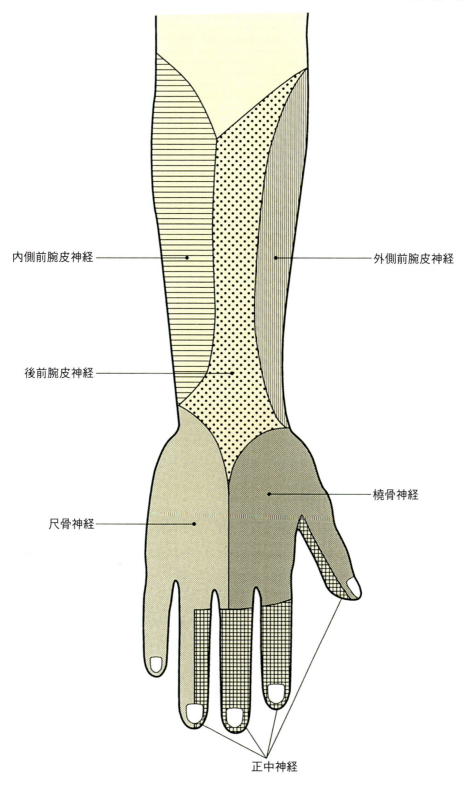

内側前腕皮神経

外側前腕皮神経

後前腕皮神経

橈骨神経

尺骨神経

正中神経

図 172　前腕背側面および手背の知覚神経支配

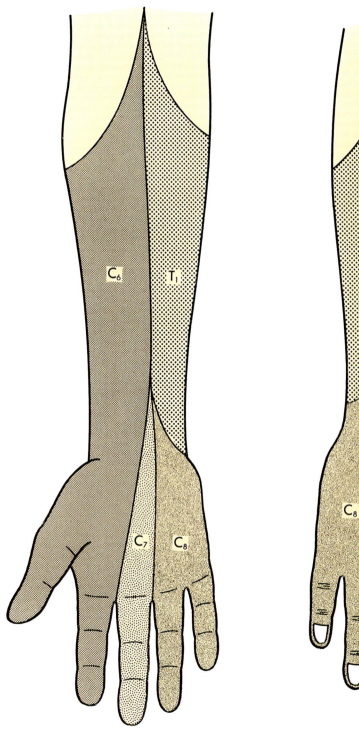

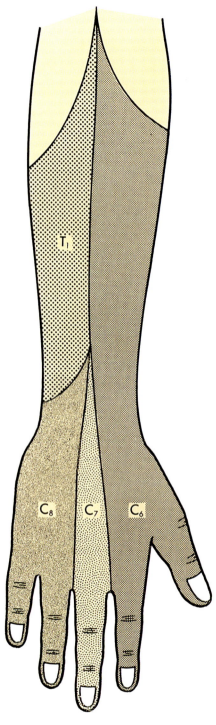

図 173 前腕掌側面および手掌の皮膚分節　　　図 174 前腕背側面および手掌の皮膚分節

の範囲は図のごとく明確な境界線によって分割されるのではなく，境界線では互いに重複している．また，皮膚分節の範囲には種々の変異があり，常に一定しているものではない．

2. 末梢神経の知覚支配域

　末梢神経別の皮膚知覚分布をみると内側前腕皮神経は前腕尺側部，外側前腕皮神経は前腕橈側部，後前腕皮神経は前腕背側部の知覚を支配する．正中神経の知覚支配領域は掌枝が手掌近位中央部を支配し，掌側指神経が手掌橈側部と母指，示指，中指の掌側全体ならびに環指橈側半分を支配しているのが通常である．それに対して，尺骨神経は掌枝が手掌近位尺側部の皮膚知覚を支配し，掌側指神経が手掌尺側部と小指全体ならびに環指の尺側半分の皮膚知覚を支配するのが通常である．橈骨神経は手の掌側ではわずかに母指基部の橈側にのみ限定されている（図175）.

　しかし手掌での正中神経と尺骨神経の皮膚支配領域には変異が多く，上述したような正中神経が橈側の3½指の知覚支配を行い，尺骨神経が尺側1½指の知覚支配を行うのは約70〜80％の頻度である．尺骨神経の皮膚支配領域が拡大して環指の橈側をも支配する場合は14％，さらに中指の尺側まで拡大しているのは3％と報告されている．稀には正中神経領域が拡大して環指尺側面までも知覚支配する場合がある．

　手背での皮膚知覚支配域をみると，橈骨神経は5本の終枝に分かれて手背橈側部ならびに母指，示指基節背面全体と中指基節橈側背面の皮膚知覚を支配する．尺骨神経は小指指背全体と環指尺側背面に加えて環指基節橈側背面ならびに中指基節尺側背面を支配する．正中神経の手背における知覚支配は比較的少なく，示指，中指の中節および末節背面ならびに環指の中節および末節の橈側背面を支配する．正中神経の指背知覚枝は正中神経の固有掌側指神経から分かれて基節側面を回って指背に向かう1〜2本の細い知覚枝である（☞ p. 302 図186）.

　手背の知覚範囲にも種々の変異があり，手背の橈骨神経と尺骨神経が線維を交換し，中指基節尺側背面および環指基節橈側背面の皮膚知覚を両神経で二重支配する場合，橈骨神経の発達がよく尺骨神経支配域がほとんどない場合，逆に橈骨神経の発達が悪く尺骨神経が示指にまで至る場合，外側前腕皮神経が発達し橈骨神経のかわりをする場合などが知られている（図176）.

　皮膚知覚領域の境界は決して図のごとく明確なものではなく，境界部ではそれぞれの神経によって二重支配を受けている．二重支配領域や皮膚知覚領域の変異などを考慮すると，単一神経により確実に支配されている皮膚領域は非常に限定される．単一神経による固有知覚領域と考えられるこのような部分は正中神経では示指指頭，尺骨神経では小指指頭，橈骨神経では第2中手骨骨頭の橈側皮膚である．

　一本の神経が損傷された場合，他の神経との境界に近い二重支配領域には知覚鈍麻が起こり，固有知覚域には知覚脱失が起こる．しかし，知覚鈍麻や脱失域も時間が経過するに従って次第にその範囲が縮小する．例えば橈骨神経浅枝が切断された場合には，切断後1年以上も経過すると手背の知覚異常はほとんど認められなくなる場合が多い．この現象は時間が経過するに従って周囲の知覚神経が進入してくるからである．

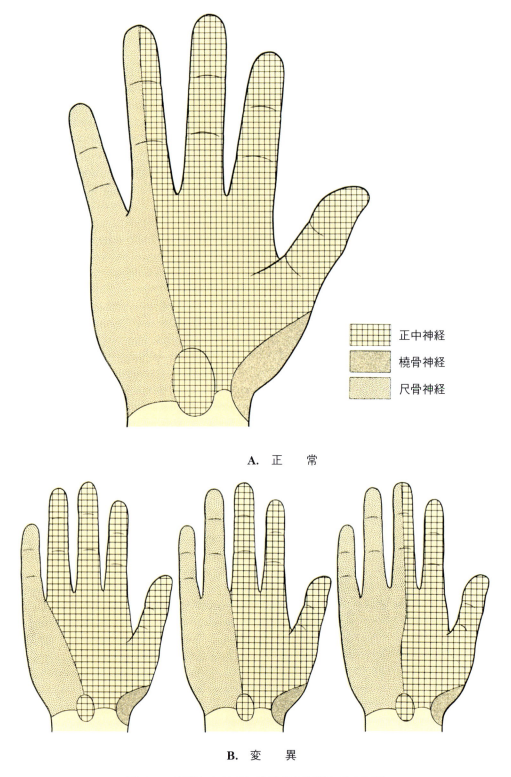

凡例:
- 正中神経
- 橈骨神経
- 尺骨神経

A. 正　常

B. 変　異

図 175　手掌における知覚神経支配域とその変異

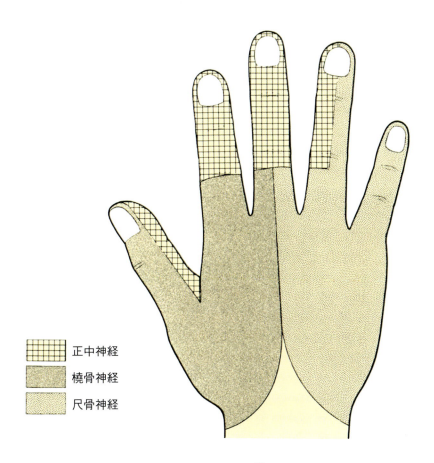

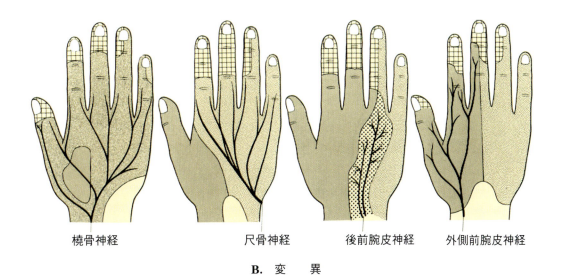

正中神経
橈骨神経
尺骨神経

A. 正　常

橈骨神経　　　　尺骨神経　　　　後前腕皮神経　　外側前腕皮神経

B. 変　異

図 176　手背における知覚神経支配域とその変異

文　献

1)　*Bateman JE*：Trauma to Nerves in Limbs. W. B. Saunders Co., 1962.

2)　*Beaton LE, Anson BJ*：The relation of the median nerve to the pronator teres muscle. Anat Rec **75**：23～26, 1939.

3)　*Boswick JA, Stromberg WB Jr.*：Isolated injury to the median nerve above the elbow. J Bone Joint Surg **49-A**：653～658, 1967.

4)　*Botte MJ*, et al：The dorsal branch of the ulnar nerve, An anatomic study. J Hand Surg **15-A**：603～607, 1990.

5)　*Brooks DM*：Nerve compression syndromes. J Bone Joint Surg **45-B**：445, 1963.

6)　*Cauna N*：The mode of termination of the sensory nerves and its significance. J Comp Neurol **113**：169～200, 1959.

7)　*Dellon AL*：Partial dorsal wrist denervation：Resection of the distal posterior interosseous nerve. J Hand Surg **10-A**：527～533, 1985.

8)　*Denman EE*：The anatomy of the space of Guyon. The Hand **10**：69～76, 1978.

9)　*Dowdy PA, Richards RS, McFarlane RL*：The palmar cutaneous branch of the median nerve and the palmaris longus tendon：A Cadaveric study. J Hand Surg **19-A**：199～202, 1994.

10)　*Dupont C, Cloutier GE, Prévost Y*, et al：Ulnar tunnel syndrome at the Wrist. J Bone Joint Surg **47-A**：757, 1965.

11)　*Eberling P, Gilliatt RW, Thomas PK*：A clinical and electrical study of ulnar nerve lesion in the hand. J Nurol Neurosurg and Psychiat **23**：1, 1960.

12)　*Eversmann WW*：Entrapment and compression neuropathies. Operative Hand Surgery 3rd ed：1370, fig 36-28, Churchill Livingstone, 1993.

13)　*Fearn CB, Goodfellow JW*：Anterior interosseous nerve palsy. J Bone Joint Surg **47-B**：91, 1965.

14)　*Ferner H, Straubesand J*（監訳　岡本道雄：岩堀修明, 小西　明, 中野勝磨他訳）：Sobotta 図説人体解剖学 第 3 版：339　図 561, 医学書院, 1985.

15)　淵野耕三：日本人の上肢諸筋への神経分布に関する研究（第 2 編）, 前腕屈筋群の神経分布に関する研究. 鹿大医誌 **12**：32～53, 1960.

16)　淵野耕三：日本人の上肢諸筋への神経分布に関する研究（第 3 編）, 前腕伸筋群の神経分布に関する研究. 鹿大医誌 **12**：54～73, 1960.

17)　*Gassell MM*：Sources of error in motor nerve conduction studies. Neurology **14**：825～835, 1954.

18)　*Gilliatt RW, Sears TA*：Sensory nerve action potentials in patients with peripheral nerve lesions. J Neurol Neurosurg and Psychiat **21**：109, 1958.

19)　*Hirasawa K*：Arbeiten aus der dritten Abteilung des Anatomischen. Institutes der Kaiserlichen Universität Kyoto **3-A**：2, 1931.

20)　本陣良平, 高橋　暁, 山下利夫：臨床医家に必要な末梢神経の解剖学. 末梢神経損傷, 整形外科 Mook **19**：1～17, 金原出版, 1981.

21)　猪狩　忠, 他：成人手の筋における神経分布. 脳と神経 **12**：824, 1960.

22)　池田規畝子, 関谷繁樹, 乗松尋道, 他：前腕における正中神経―尺骨神経間交通の肉眼解剖学的検討―形態・出現率. 日手会誌 **10**：313～316, 1993.

23)　伊藤　隆：解剖学講義第 3 刷：131, 南山堂, 1998.

24)　*Jabaley ME*, et al：Comparison of histologic and functional recovery after peripheral nerve repair. J Hand Surg **1**：119～130, 1976.

25)　*Johnson RK, Shrewsbury MM*：Anatomical course of the thenar branch of the median nerve－usually in a separate tunnel through the transverse carpal ligament. J Bone Joint Surg **52-A**：269～273, 1970.

26)　河西達夫：橈骨神経の上腕及び前腕皮枝について. 解剖誌 **31**：301～306, 1955.

27)　*Kiloh LG, Nevin S*：Isolated neuritis of anterior interosseous nerve. British Med J：850, 1952.

28)　*Kuczynski K*：Functional micro-anatomy of the peripheral nerve trunk. The Hand **6**：1～10, 1974.

29)　*Littler JW*：Tendon transfers and arthrodesis in combined median and ulnar nerve paralysis. J Bone Joint Surg **31-A**：225～234, 1949.

30)　前田実行：手の関節の神経：指関節. 解剖誌 **31**：74, 1956.

31) 前田実行：手関節に分布する神経(3)：橈骨手根関節，手根間関節，豆状骨関節，第1手根中手関節，総手根中手関節. 鹿大医誌 **9**：1181，1957.

32) *McCade SJ, Kleinert JM*：The nerve of Henlé. J Hand Surg **15-A**：784〜788，1990.

33) *Miller MR, Ralston HJ, Kasahara, M*：The pattern of cutaneous innervation of the human hand. Am J Anat **102**：183〜198，1958.

34) *Muller LH*：Anatomical abnormalities at the wrist joint causing neurological symptoms in the hand. J Bone Joint Surg **45-B**：431，1963.

35) 内藤和三郎：邦人上肢の外皮に分布する神経について. 解剖誌 **7**：1〜82，199〜260，1934.

36) 日本整形外科学会：整形外科学用語集第5版. 南江堂，1999.

37) 荻野利彦：絞扼性神経障害と神経炎. 標準整形外科学第7版：385，南江堂，1990.

38) 大久保康一，他：前腕部における正中神経，尺骨神経間の吻合（Martin-Gruber anastomosis）の解剖学的研究. 整形外科 **27**：1244〜1248，1976.

39) *Papathanassion BT*：A variant of the motor branch of median nerve in the hand. J Bone Joint Surg **50-B**：150〜157，1968.

40) *Porter RW*, et al：Functional assessment of transplanted skin in volar defects of the digits；A comparison between free grafts and flaps. J Bone Joint Surg **50-A**：955〜963，1968.

41) *Ridley A*：Silver staining of nerve endings in human digital glabrous skin. J Anat **104**：41〜48，1969.

42) *Riordan DC*：Tendon transplantations in median nerve and ulnar nerve paralyses. J Bone Joint Surg **35-A**：312〜320，1953.

43) *Robbins H*：Anatomical study of the median nerve in the carpal tunnel and ethiologies of the carpal-tunnel syndrome. J Bone Joint Surg **45-A**：953〜966，1963.

44) *Rogers MR, Bergfield TG, Aulicino PL*：A neural loop of the deep motor branch of ulnar nerve：An Anatomic study. J Hand Surg **16-A**：269〜271，1991.

45) *Rowntree T*：Anomalous innervation of the hand muscles. J Bone Joint Surg **31-B**：505〜510，1949.

46) 坂本秀夫：神経系疾患（第4版）. 医学書院，1958.

47) *Seradge H, Seradge E*：Median innervated hypothenar muscle：Anomalous branch of median nerve in the carpal tunnel. J Hand Surg **15-A**：356〜359，1990.

48) *Sharrard WJW*：Anterior interosseous neuritis. J Bone Joint Surg **50-B**：804〜805，1968.

49) *Simpson JA*：Electorical signs in the diagnosis of carpal tunnel and related syndromes. J Neurol Neurosurg and Psychiat **19**：275，1956.

50) *Spinner M, Shreiber SN*：Anterior interosseous nerve paralysis as a complication of supracondylar fractures of the humerus in children. J Bone Joint Surg **51-A**：1584〜1590，1969.

51) *Spinner M*：Injuries to the major branches of peripheral nerves of the forearm. W. B. Saunders Co., 1972.

52) *Spinner M*：The arcade of frohse and its relationship to posterior interosseous nerve paralysis. J Bone Joint Surg **50-B**：809〜812，1968.

53) *Steinger RN, Meyer TL*：Median nerve entrapment following elbow dislocation in children. J Bone Joint Surg **51-A**：381〜385，1969.

54) *Stillwell DL*：The innervation of tendons and aponeuroses. Amer J Anat **100**：289〜311，1957.

55) 杉浦康彦：人の指腹知覚神経終末に関する組織学的定量の研究. 整形外科 **16**：828〜830，1965.

56) *Sunderland S*：Nerve and Nerve Injuries. E. & S. Livingstone Ltd., 1968.

57) *Sunderland S, Ray LJ*：Metrical and non-metrical features of the muscular branches of the median nerve. J Comp Neurol **85**：191，1946.

58) *Taleisnik J*：The palmar cutaneous branch of the median nerve and the approach to the carpal tunnel. J Bone Joint Surg **55-A**：1212〜1217，1973.

59) *Tamura K*：The funicular pattern of Japanese peripheral nerves. Arch Jap Chir **38**：35〜58，1969.

60) *Tanzer R*：Carpal tunnel syndrome. J Bone Joint Surg **41-A**：626〜634，1959.

61) *Thompson WAL, Kopell HP*：Peripheral entrapment neuropathies of the upper extremity. New England J Med **260**：1261，1959.

62) *Tubiana R, Duparc J*：Restoration of sensibility in the hand by neurovascular skin island transfer. J Bone Joint Surg **43-B**：474〜480，1961.

63) *Vanderpool DW*, et al：Peripheral compression lesions of the ulnar nerve. J Bone Joint Surg **50-B**：792〜

803, 1968.

64）　*Vichare NA*：Spontaneous paralysis of the anterior interosseous nerve. J Bone Joint Surg **50-B**：806〜808, 1968.

65）　*Watchmaker GP*, et al：Fascicular topography of median nerve：A computer based study to identify branching patterns. J Hand Surg **16-A**：53〜59, 1991.

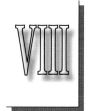

動　脈

artery

　鎖骨下動脈（subclavian artery）は左側では大動脈弓から直接分岐するが，右側では腕頭動脈（brachiocephalic trunk）として大動脈から分岐する．鎖骨下動脈（subclavian artery）は幾多の枝を出しつつ腋窩動脈（axillary artery）となり腋窩を通り抜けて上腕へ向かう．上腕では上腕動脈（brachial artery）とよばれ，まず上腕深動脈（profunda brachii artery）を出したのち正中・尺骨神経を伴って上腕内側を下行する．上腕中央 1/3 部では上尺側側副動脈（superior ulnar collateral artery）を出し，その後，正中神経と共に次第に前方へと走り上腕筋（brachialis）の前方に至り，その部で下尺側側副動脈（inferior ulnar collateral artery）を出し，さらに末梢へ走り肘窩に入る．肘窩においては上腕動脈の橈側に上腕二頭筋腱があり，尺側には正中神経が走る．上腕二頭筋腱から前腕の尺側近位部をおおう筋膜に続く上腕二頭筋腱膜（bicipital aponeurosis）の下を通り抜けた位置で上腕動脈は橈骨動脈（radial artery）と尺骨動脈（ulnar artery）とに分かれる（☞ p. 288 図179）．この分岐部は腕橈関節（humeroradial joint）の関節線より通常 1〜2.5 cm 末梢にある．

橈骨動脈と尺骨動脈との分岐部位

　男性では腕橈関節線より 1〜2 cm 末梢で分岐するのが最も普通であり，最も遠位で分岐する場合でも 3 cm 以内である．女性においては，男性におけるよりも約 0.5 cm 中枢にみられる．この動脈分岐が腕橈関節から 0〜0.5 cm の部位にみられるのは稀である．動脈に非常に強い変異がある場合を除いては，この分岐が腕橈関節よりも中枢にくることはない．

　〔微小解剖〕　前腕にある橈骨動脈や尺骨動脈は中動脈（medium size artery）に属し，中膜の筋線維がよく発達しているので筋型動脈（muscular artery）ともよばれる．直径が約 0.5 mm の動脈までこの範疇に入り，それぞれ解剖学名を有する．中動脈は筋などの組織内に入ると，枝分かれして小動脈（small artery）となり，さらに枝分かれして直径 30〜40 μ の細動脈（arterioles）から，7〜10 μ の毛細管（capillary）へと移行する．臨床に最も深く関係するのは主として中動脈である．中動脈の壁は管腔に比べて厚く中膜の筋線維がよく発達している．動脈壁は内膜（tunica intima），中膜（tunica media），外膜（tunica externa, tunica adventitia）の 3 層が明確に区別できる．内膜は内皮細胞（endothelial cell）と内弾性板（internal elastic membrane, tunica elastica interna）からなる．内皮細胞は扁平な長多角形細胞であり，動脈の太さによって異なるが1～数層をなして動脈内壁に配列している．内弾性板は発達が極めて良く，血管の横断面では中膜の収縮によって波型に走る無構造の輝く線としてみられる．内弾性板は有窓弾性膜で多くの不規則な円型あるいは楕円型の穴をもっており，内皮細胞は不規則な内弾性板に沿って形を変え，細い突起をその網目から外側へ出して中膜の平滑筋と結びついている．

　中膜はよく発達した同心円状に並ぶ平滑筋の層によって形成されている．筋の各層は互いに分離されている．中膜内には薄い弾性線維のゆるい網目が認められるが，中膜と外膜との間には連続した弾性線維層として外弾性板（tunica elastica externa）が認められることがある．この層は内弾性板層と比較してかなり薄い．外弾性板のすぐ外側には数多くの無髄神経の軸索が認められる．

　外膜は線維芽細胞，弾性線維，膠原線維からなる疎性結合組織で構成され，時には中膜よりも厚い．中膜に接する内側には主として輪状に走る多数の弾性線維があり，外弾性板をつくる．外膜の外側は明確な境界をつくることなく周囲の軟部組織に移行している．外膜を構成している弾性線維や膠原線維は主として縦走または斜走しているので，動脈が切断された時にはその断端は次第に細くなり，同時に強く短縮しないようになっている．直径が1mm以上の動脈では外膜壁に栄養血管すなわち血管の血管（vasa vasorum）が存在する．この血管は隣接する小動脈に由来し，その毛細血管は中膜の外側部まで侵入する．この血管に沿って動脈壁に分布する神経がみられる．神経の一部は有髄知覚神経であるが，大部分は無髄の自律神経（血管運動神経；vaso-motor nerve）である（図177）．

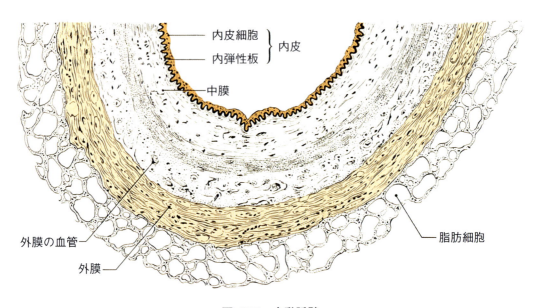

図 177 中動脈壁

A. 橈骨動脈 radial artery

橈骨動脈[*]は上腕動脈からほぼまっすぐに橈側末梢へ走り，尺骨動脈との分岐部よりも少し末梢で橈側反回動脈（radial recurrent artery）を出したのち，円回内筋の掌側面を通ってさらに末梢へと走る．前腕中央 1/3 部で橈骨神経浅枝と出合い，その神経と並んで腕橈骨筋の掌側縁におおわれながらほぼまっすぐに末梢へと走る．その走行中に幾多の動脈枝を前腕掌側橈側にある筋や皮膚に与える．橈骨神経浅枝はその後しだいに橈側背側に向かうが，橈骨動脈はそのままほぼまっすぐに走り，橈骨前面をおおう浅指屈筋および長母指屈筋の掌面をさらに末梢へと向かう．前腕遠位 1/3 に至ると，橈骨動脈は腕橈骨筋腱と橈側手根屈筋腱との間に位置し，方形回内筋の橈骨への停止部掌側面上を末梢に向かって走る．橈骨茎状突起基部に至ると，この動脈から上行灌注枝（ascending irrigating branch）とよばれる直径 0.1 mm ほどの細い動脈が分岐し，背側へ向かい橈骨遠位端の橈側背側部に血流を供給する[55]．さらに，手関節掌側に至ると橈骨動脈は掌側手根枝（palmar carpal branch）と浅掌枝（superficial palmar branch）とを出し，その後この動脈は橈骨茎状突起の末端を回り，長母指外転筋腱および短母指伸筋腱の深部を通って手背の"解剖学的嗅ぎ煙草入れ"（anatomical snuff box）に至る．

橈側反回動脈 radial recurrent artery：橈側反回動脈の約 73 ％は橈骨動脈より分岐しているが，稀には上腕動脈または尺骨動脈から分岐する．橈骨動脈から分岐した橈側反回動脈は常に上腕二頭筋腱の掌側を横切って橈側へ向かうが，上腕動脈から分岐している場合には上腕二頭筋腱の背側を横切ることが多い．上腕二頭筋腱を横切って前腕近位部橈側に至った動脈は橈側中枢方向に向かい，腕橈骨筋と長および短橈側手根伸筋などへ筋枝を出したのち，上腕から下行してくる上腕深動脈（profunda brachii artery）の終枝である橈側側副動脈（radial collateral artery）の前方下行枝（anterior descending branch）と吻合する．

橈骨動脈の穿通枝 radial artery perforator：穿通枝（perforator）とは太い動脈から筋層・筋膜・皮下脂肪層などを貫いて皮膚に達する細い動脈枝の総称である．解剖学の動脈皮枝（ramus cutaneus）とよばれる小動脈に相当するが，穿通枝の名前は分岐する動脈の名称を付して命名する．前腕の橈骨動脈からは直径 0.3〜0.5 mm の穿通枝が約 10 本ある．最も主要な橈骨動脈穿通枝は橈骨遠位端から約 10 cm 近位にある[28]．穿通枝を用いた島状皮弁・脂肪筋膜弁は上肢でも広く用いられる[3,10,46]（図 178）．

＊橈骨動脈：系統発生学的には最も新しい前腕動脈であり，人類にみられる発達した形式の橈骨動脈は類人猿においてのみみられる．
穿通枝と貫通枝との相異：穿通枝（perforator）はマイクロサージャリーで使われる用語であるが，貫通枝は解剖学用語 ramus perforans の日本解剖学会（P. N. A）訳語である．ただし，以前の解剖学用語（J. N. A）では穿通枝と訳されていたので注意を要する．また，手掌の深掌動脈弓・掌側中手動脈と手背の背側中手動脈とを結合する動脈枝は貫通枝とよばれるので区別する必要がある．

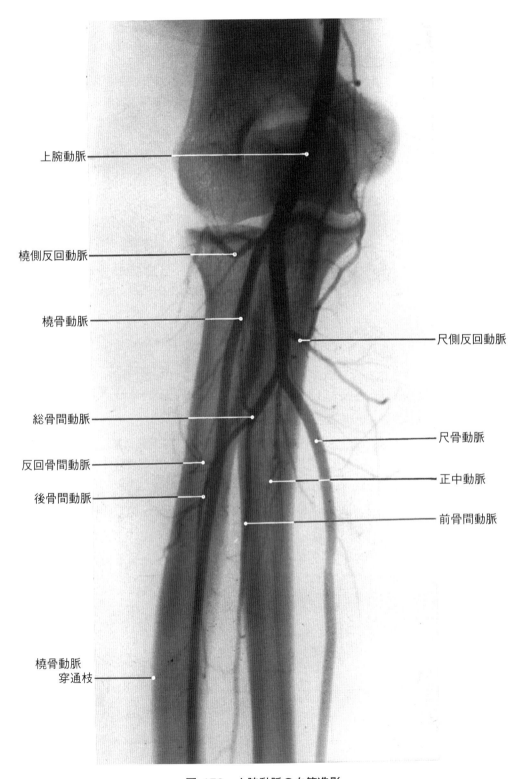

上腕動脈

橈側反回動脈

橈骨動脈

総骨間動脈

反回骨間動脈

後骨間動脈

橈骨動脈
穿通枝

尺側反回動脈

尺骨動脈

正中動脈

前骨間動脈

図 178 上腕動脈の血管造影

掌側手根枝 palmar carpal branch：橈骨動脈から分かれた掌側手根枝は橈側手根屈筋腱，長
母指屈筋腱，深指屈筋腱などよりさらに深部を尺側に向かって走り，手根骨掌面で尺骨動脈
からくる掌側手根枝，前骨間動脈からの枝および深掌動脈弓（deep palmar arch）からの反
回枝（recurrent branch）などと吻合し，掌側手根動脈網（palmar carpal rete）を形成す
る（図 179）．

浅掌枝 superficial palmar branch：この枝が橈骨動脈より分岐する位置は通常手関節よりも 1
〜 2 cm 中枢であり，3 cm をこえることは稀である．橈骨動脈より分かれた浅掌枝は末梢尺
側に向かって走り，母指球の基部に至り，通常短母指外転筋と母指対立筋との間に進入する．
しかし，時には母指球の掌側面を通ることもある．母指球筋にそれぞれの動脈枝を与えたの
ちに浅掌枝は手掌腱膜の背側にある中央手掌腔に入り，尺骨動脈からの浅掌枝と吻合して浅
掌動脈弓（superficial palmar arch）を形成する．

　　浅掌動脈弓を形成する橈骨動脈の浅掌枝は通常尺骨動脈からの浅掌枝よりも細い．橈骨動
脈の浅掌枝が尺骨動脈のものより太いかまたは同じ太さの場合は日本人では 8 ％にすぎない
が，オーストリア人では 36.2 ％にも達すると報告されている[1]．なお浅掌動脈弓について
は尺骨動脈の終枝として詳述する（☞ p. 285）．

　前腕末端掌側から橈骨茎状突起の末端を回り，手背に出た橈骨動脈は通常（96.2 ％）は長母
指外転筋腱および短母指伸筋腱の深部を通って"解剖学的嗅ぎ煙草入れ"に入る．"解剖学的嗅
ぎ煙草入れ"では背側手根枝（dorsal carpal branch）および橈側背側母指動脈を出すが，この
部での橈骨動脈は種々の変異を示す[1,45]（図 180）．長母指伸筋腱の深部を通り抜けて第 1 中手骨
と第 2 中手骨との骨底間に至ると橈骨動脈は尺側背側母指動脈および橈側背側示指動脈を出
す．第 1 および第 2 中手骨骨底と第 1 背側骨間筋筋頭によってつくられた小孔を通って，橈骨動
脈は手背から手掌に至り，手掌内で深掌動脈弓（deep palmar arch）を形成する（☞ p. 291 図
181）．

背側手根枝 dorsal carpal branch：橈骨動脈から出た背側手根枝は長母指伸筋腱，橈側手根伸
筋腱の深部を通り，中手骨骨底背側面をほぼ水平に尺側に向かって走り，尺骨動脈からくる
背側手根枝，さらに前骨間動脈と吻合して複雑な弓状を呈する背側手根動脈網（dorsal car-
pal rete）を形成し，手関節に枝を与えている．背側手根動脈網からは 3 本の背側中手動脈
が分岐する．それらの背側中手動脈はそれぞれ，第 2，第 3 および第 4 背側骨間筋の背側面
を末梢に向かって走るが，その走行中に深掌動脈弓から分岐し骨間筋の 2 筋頭間を貫いて手
背に出てくる貫通枝（perforating branch）と合流する．第 2 背側中手動脈は背側手根動脈
網より始まり，第 2 背側骨間筋の筋膜の直上で第 2 中手骨尺側を静脈を伴って末梢へ走る．
直径が約 1.0 〜 1.5 mm の比較的太い動脈であり，中手骨基部で深掌動脈弓と貫通枝で連結
するばかりでなく，走行中に周辺の中手骨，骨間筋，筋膜，皮膚などに多数の枝を送り，中
手骨頭部では掌側指動脈とも連絡している．第 2 みずかき内の脂肪組織を通過して，2 本の

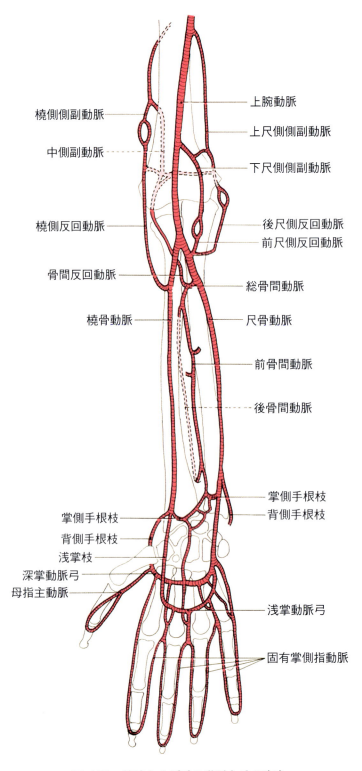

橈側側副動脈

中側副動脈

橈側反回動脈

骨間反回動脈

橈骨動脈

掌側手根枝

背側手根枝

浅掌枝

深掌動脈弓

母指主動脈

上腕動脈

上尺側側副動脈

下尺側側副動脈

後尺側反回動脈

前尺側反回動脈

総骨間動脈

尺骨動脈

前骨間動脈

後骨間動脈

掌側手根枝

背側手根枝

浅掌動脈弓

固有掌側指動脈

図 179　前腕および手の動脈とその吻合

終枝に分かれ，示指と中指の基節背面にて終わる．上述のように第2背側中手動脈は比較的太く，またみつけやすいので臨床では壊死骨への血管束移植や血管柄付き筋移植術に用いられる[27,48]．

第3・第4背側中手動脈も中手骨骨頭部にて2本の背側指動脈となり隣接する2本の指の指側面に入り，指先に向かって走る．これらの背側指動脈は掌側指動脈と比べると小さく，一般には指の基節のみで終わっている．

橈骨動脈は手背から第1および第2中手骨骨底間にある小孔を通って手掌に入るが，手掌に入ると直ちに母指主動脈（princeps pollicis artery）と深掌動脈弓（deep palmar arch）とに分かれる．

母指主動脈 princeps pollicis artery：橈骨動脈から分岐したのち母指主動脈は第1背側骨間筋と母指内転筋との間を通り，第1中手骨の尺側縁に沿って末梢へ走り，やがて示指へ行く示指橈側動脈（radialis indicis artery）と母指へ行く固有母指主動脈とに分かれる．示指橈側動脈は通常母指主動脈から分岐するが，時には深掌動脈弓から分岐し，示指橈側掌側を末梢に向かって走る．示指橈側動脈分岐後，母指主動脈は第1中手骨の掌側でさらに2本に分かれる．2本に分かれたもののうち，母指尺側に行くものは長母指屈筋腱尺側縁に沿って末梢へと向かい，母指橈側に向かう指動脈は長母指屈筋腱の背側を回って，その腱の橈側縁を末梢へと向かう．

母指には掌側・背側の動脈をあわせると合計4本の動脈があるが，それらは浅掌動脈の終枝，第1背側中手動脈，母指主動脈より由来するものである[25]．

母指主動脈の欠如は2.4％にみられる[25]．

B．**深掌動脈弓** deep palmar arch

橈骨動脈の終枝は，母指主動脈を出したあと深掌動脈弓を作り手掌の底をほぼ水平に尺側へと走り，第2および第3中手骨間に至ると第1掌側中手動脈（first palmar metacarpal artery）ならびに背側中手動脈へ行く貫通枝（perforating branch）を出す．

第1掌側中手動脈 first palmar metacarpal artery：第2と第3中手骨間の骨間筋掌側面を末梢へと走りながら骨間筋に筋枝を与える．また，この動脈からは示指の深指屈筋腱の背側を通って示指橈側動脈へ行く吻合枝が出ていることが多い．第1掌側中手動脈は中手骨骨頭部に至ると，掌側に向かって回旋し浅掌動脈弓から分岐する総掌側指動脈に合流する（図181）．

貫通枝 perforating branch：深掌動脈弓から出る貫通枝は3本であるが，第2と第3中手骨間において出る貫通枝は中手骨近位部で第1掌側骨間筋と第2背側骨間筋の起始間を通り抜けて手背に至り，背側中手動脈に合流する．

橈側手掌で第1掌側中手動脈および貫通枝を出したのち深掌動脈弓は母指内転筋の背側をさら

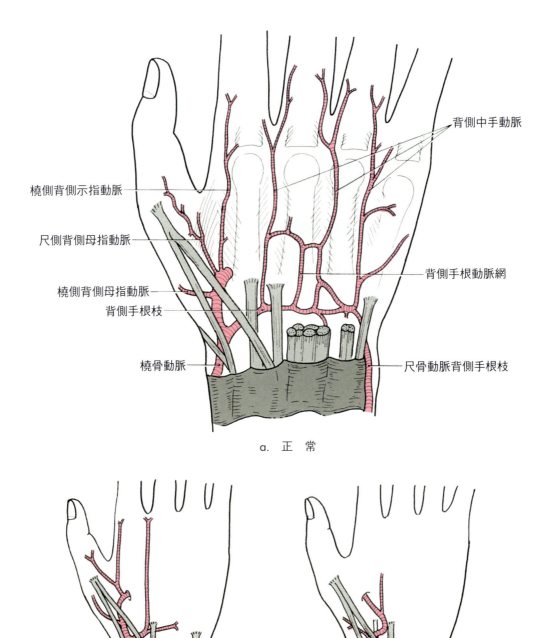

背側中手動脈

橈側背側示指動脈

尺側背側母指動脈

橈側背側母指動脈

背側手根枝

背側手根動脈網

橈骨動脈

尺骨動脈背側手根枝

a. 正 常

b. 橈骨動脈の変異

図 180 手背動脈と手背における橈骨動脈の変異

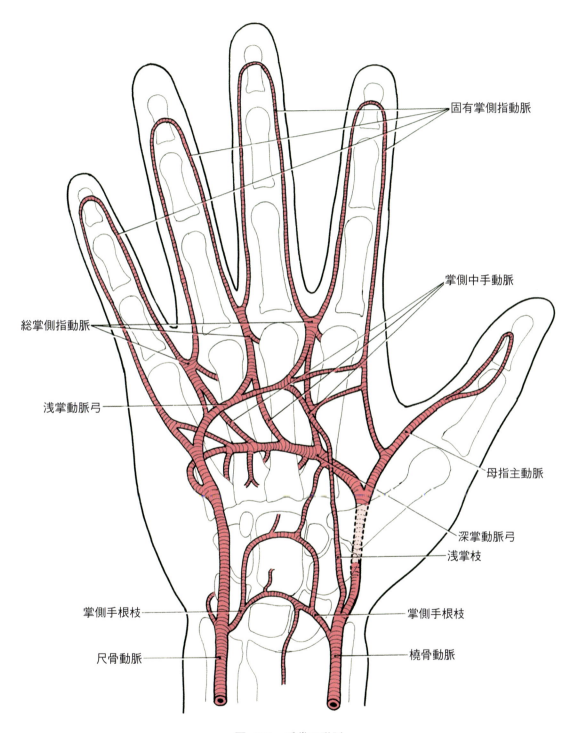

固有掌側指動脈

掌側中手動脈

総掌側指動脈

浅掌動脈弓

母指主動脈

深掌動脈弓

浅掌枝

掌側手根枝

掌側手根枝

尺骨動脈

橈骨動脈

図 181 手掌の動脈

に尺側へと向かって走るが，第3中手骨骨底で母指内転筋の横頭と斜頭との間を通って尺側手掌に至る．この部において通常深掌動脈弓は尺側から走ってくる尺骨神経深枝と交叉するが，その場合には尺骨神経深枝が深掌動脈弓の掌側を通る．深掌動脈弓は末梢に凸な弧を描きながらさらに尺側に向かい，第3〜第4中手骨間ならびに第4〜第5中手骨間で第2，第3掌側中手動脈と共に手背へ向かう貫通枝を出す．これらの掌側中手動脈と貫通枝は第2〜第3中手骨間における第1掌側中手動脈と貫通枝とほぼ同じ走行をとり，それぞれ総掌側指動脈ならびに背側中手動脈に合流する．深掌動脈弓からは手関節掌面へ向かう反回枝（recurrent branch）が認められる．反回枝は尺骨動脈や橈骨動脈からの掌側手根枝ならびに前骨間動脈からの枝などと吻合して掌側手根動脈網（palmar carpal rete）を形成する．深掌動脈弓は手掌尺側で尺骨動脈の深掌枝（deep palmar branch）と連続して動脈弓を完成するが，動脈弓の尺側部には1本の小さな動脈枝をしばしば認める．この動脈枝は小指球筋の橈側縁に沿って末梢尺側に向かって走り，小指球筋に枝を出したのち，尺骨動脈浅枝より分岐して小指尺側に向かう固有尺側掌側小指動脈と吻合して終わる．

C.　尺骨動脈　ulnar artery

　尺骨動脈は橈骨動脈との分岐部から直ちに尺側背側に向かい円回内筋の背側を走るので，円回内筋の中を通り抜ける正中神経とはいったん円回内筋の近位縁で分かれるが，円回内筋の少し末梢で両者は再び一緒になり，尺骨動脈は正中神経の尺側を走る．

　尺骨動脈，正中神経と円回内筋との関係：正常では尺骨動脈は円回内筋の尺骨頭の背側を通り，正中神経は円回内筋の上腕骨頭と尺骨頭との間を通っている（95.5%）．しかし，稀には尺骨動脈と正中神経が共に円回内筋の2頭間を貫通したり（1.5%），尺骨動脈と正中神経が共に円回内筋の背側にあったり，円回内筋の尺骨頭が欠如しているために円回内筋の上腕骨頭背側を走る場合などがある（3.0%）（図182）[1]．

　尺骨動脈は正中神経と分かれて浅指屈筋と深指屈筋との間を尺側末梢に向かって走り，前腕近位1/3部と中央1/3部との接合部で尺側手根屈筋の橈側縁に至る．尺側手根屈筋の橈側縁において尺骨動脈は尺側手根屈筋を貫いて中枢から下行してくる尺骨神経とあう．尺骨動脈は尺骨神経の橈側に位置し，両者は並行して深指屈筋と尺側手根屈筋との間をほぼまっすぐに末梢へ向かって走る．尺骨動脈はその走行中に尺側手根屈筋および深指屈筋に筋枝を与えている．手関節より少し中枢で尺骨動脈は背側手根枝（dorsal carpal branch）および掌側手根枝（palmar carpal branch）を出す．それらの枝を出したのち，尺骨動脈は尺側手根屈筋腱の背側から橈側浅層へと上がってきて，尺骨神経と共に豆状骨の橈側を通って手掌に入る．

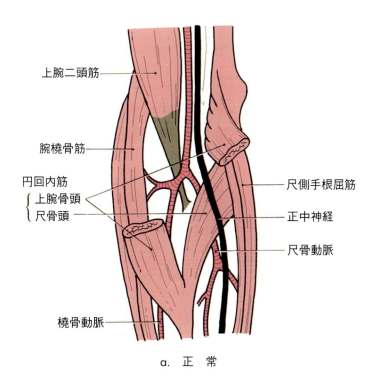

上腕二頭筋

腕橈骨筋

円回内筋
　上腕骨頭
　尺骨頭

尺側手根屈筋

正中神経

尺骨動脈

橈骨動脈

a. 正 常

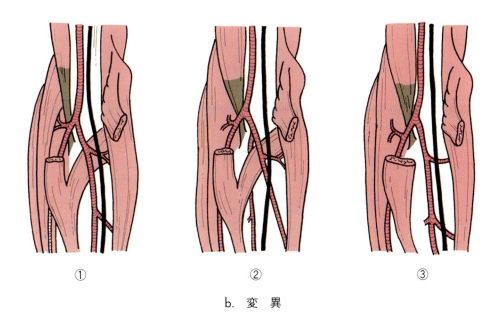

① ② ③

b. 変 異

図 182　尺骨動脈と正中神経および円回内筋との関係
①尺骨動脈と正中神経がともに円回内筋の2頭間を通る.
②骨間動脈が高位で分岐.
③円回内筋尺骨頭が欠如. 動脈, 神経は円回内筋の背側を通る.

1. 尺側反回動脈　ulnar recurrent artery

　尺側反回動脈の86.5％は総骨間動脈の分岐部より中枢で尺骨動脈から分岐しているが，残りの13.5％においては総骨間動脈の分岐部より末梢で分岐している．尺骨動脈から分岐した尺側反回動脈はさらに2本に分かれ，前枝（anterior branch）と後枝（posterior branch）になる．前枝は円回内筋の上腕骨頭と浅指屈筋の上腕尺骨頭の間を尺側中枢に向かって走り，上腕骨内側上顆（medial epicondyle）の前面に接しながら上行し，上腕動脈から分岐してくる下尺側側副動脈（inferior ulnar collateral artery）と吻合する．後枝（posterior branch）は浅指屈筋と深指屈筋との間を尺側中枢に向かって走り，尺側手根屈筋の橈側縁でその筋を貫いて出てくる尺骨神経とあう．後枝は尺骨神経の出口から尺側手根屈筋の中に入り，神経と逆行して尺側背側中枢に向かって走り，尺側手根屈筋を貫いて肘関節の尺側背面に至る．その後，この動脈枝は上腕中央部で上腕動脈から分岐した上尺側側副動脈（superior ulnar collateral artery）と吻合して終わる．

2. 総骨間動脈　common interosseous artery

　総骨間動脈は尺側反回動脈の起始部より少し末梢で尺骨動脈から分岐する．すなわち総骨間動脈の起始部は尺骨動脈が橈骨動脈と分岐する点より約2.0〜5.0 cm末梢の部位であり，最も多くみられるのは橈骨動脈・尺骨動脈分岐部より2.5〜4.0 cm末梢の尺骨動脈から分岐するものである．言い換えれば総骨間動脈は腕橈関節より3.0〜6.5 cm末梢の尺骨動脈から通常分岐するが，最も多いのは4.0〜5.5 cmの間である．総骨間動脈は尺骨動脈本幹と同じくらいの太さ，またはそれより太いこともある．尺骨動脈の橈側背面から分岐する総骨間動脈は橈側背側末梢に向かって走り，深指屈筋と長母指屈筋との間で橈骨粗面の遠位縁に至ると後骨間動脈（posterior interosseous artery）と前骨間動脈（anterior interosseous artery）とに分かれる．総骨間動脈の長さはまちまちであるが1.0〜1.5 cmぐらいの長さであることが最も多い．しかし，約10％の頻度で総骨間動脈は全く欠如し，前骨間動脈，後骨間動脈はそれぞれ別々に尺骨動脈より分岐する．

1）後骨間動脈　posterior interosseous artery

　前骨間動脈と分岐したのちさらに後方へと走り，通常は近位斜束（proximal oblique bundle）と中央腱状束近位縁との間で，時には近位斜束よりも中枢で，骨間膜を通り抜けて近位前腕の掌側から前腕背側に至る．前腕背側では回外筋遠位縁と長母指外転筋起始部の間を通って深層伸筋群と浅層伸筋群との間に出る．この部位で後骨間動脈から反回骨間動脈（recurrent interosseous artery）が分岐する．

反回骨間動脈　recurrent interosseous artery

　回外筋の中に割り込んで筋腹の中を中枢外側に向かうか，または回外筋の背側を中枢外側に向かって走り，肘筋の下を通って上腕外側上顆（lateral epicondyle）の外側をさらに上行し，上腕深動脈の終枝の1つである中側副動脈（middle collateral artery）と吻合する．

　反回骨間動脈を分岐したのち，後骨間動脈は付近にある浅層伸筋ならびに深層伸筋に筋枝を

与える．前腕中央部では後骨間動脈は回外筋を貫いて下行してくる後骨間神経と出あい，その神経と共に尺側手根伸筋腱と小指伸筋腱の間を末梢へと走る．両者は共に長母指外転筋の背側面を末梢へと走るが，前腕遠位部に至ると後骨間動脈はそのまま直ぐに下行し，長母指伸筋および示指伸筋の背側を通る．したがってそれらの筋の掌側に向かう後骨間神経とは分かれて走る．前腕遠位部を下行しながら後骨間動脈は筋枝や皮膚への枝を出し，前腕遠位端では極く細くなり，その小さな終枝は掌側から前腕骨骨間を通って前腕遠位端背側に出てくる前骨間動脈に合流する．後骨間動脈皮弁は逆行性皮弁として母指や指先などの再建に用いられることが多い．その際は前腕中央部にて比較的太く，常在する穿通枝（medial cutaneous perforator）を見出し，その穿通枝に筋膜・皮膚弁を付けたままそのすぐ近位にて後骨間動脈は切離し，後骨間動脈穿通枝皮弁を作成し，前腕遠位端で合流する前骨間動脈との連絡を保ちながら回転させる．この方法を用いると最大 200 cm^2 の皮膚を手の先端部まで移行することが可能である[34]．

2）前骨間動脈 anterior interosseous artery

後骨間動脈と分岐したのち，骨間靱帯の掌側面を深指屈筋と長母指屈筋とに挟まれながら末梢へと走る．この動脈は深指屈筋や長母指屈筋へ筋枝を与えると共に，通常細い正中動脈（median artery）を出す．これらの枝を出したのち，前骨間動脈は正中神経の枝である前骨間神経と出あう．前骨間動脈は前骨間神経の尺側に位置し，両者は並行して骨間膜の掌側面を末梢に向かって走る．その走行中に橈骨ならびに尺骨への栄養動脈を与えている．骨間膜掌側を前腕遠位部にまで下がった前骨間動脈は方形回内筋の近位縁で 2 本の終枝に分かれる．掌側終枝は方形回内筋の中に進入し，筋の近位縁から 1 〜 2 cm の部位にて木枝状の筋枝に分岐した後，その最終枝は方形回内筋を通り抜けて，橈骨と尺骨の遠位部の骨膜に入り込む[32]．背側終枝は掌側終枝よりも太く，骨間膜遠位縁の近くで前腕骨骨間を通り抜けて前腕掌側から前腕末梢背側へ至る．前腕背側では後骨間動脈の終枝と吻合したのち伸筋腱の深側をさらに末梢に走り，手関節の背側で橈骨動脈および尺骨動脈からの背側手根枝と共に背側手根動脈網を形成する．

正中動脈 median artery：この動脈は欧文の文献では一般に前骨間動脈からの枝として記載されているが，日本人では尺骨動脈あるいは総骨間動脈から分岐している方がむしろ多い[10]．正中動脈は通常細い動脈であり，尺骨動脈または総骨間動脈から分岐したのち長母指屈筋と深指屈筋の間を末梢に向かって走り，正中神経に伴って浅指屈筋の背側を末梢に向かう．この動脈は正中神経に伴いながらこの神経への栄養血管を与えているが，通常前腕遠位部または手根管の中で閉塞されている．しかし，時には正中動脈が閉塞されないで前腕遠位部および手根管を通って手掌に入り，浅掌動脈や指動脈の形成に関与することがある．日本人では約 8 ％においてそのようによく発達した正中動脈を認める．ただし子どもにおいては正中動脈の閉塞の頻度が低く，子どもの 12〜13 ％では正中動脈は手掌まで閉塞されずに開いている．

3. 前腕遠位背側部の動脈群

　前腕遠位部では4本の動脈が合流して，動脈網を形成する．すなわち，①橈骨の掌側から橈側を回って背側にくる橈骨動脈の枝（＝上行灌注枝 ascending irrigating branch），②骨間膜を貫いて背側に至る前骨間動脈，③骨間膜の背側を下行してくる後骨間動脈，④前腕遠位部の尺側からくる尺骨動脈背側手根枝による動脈網である（図182）．それらから分岐する4本の小動脈は橈骨遠位端背側部を栄養しており，それらの動脈は静脈2本を随伴している．4本の小動脈のうち橈側2本は伸筋支帯（extensor retinaculum）の表層を走り，最も橈側のものは伸筋支帯第1区画と第2区画の間を通るので第1，2区間支帯上動脈（1，2 intercompartmental supraretinacular artery＝1，2 ICSRA）とよび，次のものは伸筋支帯第2区画と第3区画間の表層を通るので第2，3区間支帯上動脈（2，3 intercompartmental supraretinacular artery＝2，3 ICSRA）とよぶ．他方，4本の中の尺側2本は第4，5支帯区画内の底面を走るので第4区画内のものを第4伸筋支帯区画動脈（4 th extensor compartmental artery＝4 th ECA），第5伸筋支帯区画内の底部を走るものを第5伸筋支帯区画動脈（5 th extensor compartmental artery＝5 th ECA）とよぶ[6]．

　背側小動脈4本はいずれも遠位橈骨背側に血流支配域をもつので血管柄付き橈骨片移植に用いられる．手根骨遠位列や中手骨基部に生じた骨壊死や骨癒合不全の治療に使用される[38,47,49]（図183）.

4. 背側手根枝　dorsal carpal branch

　前腕遠位部で尺骨動脈から分岐する背側手根枝は尺骨神経背側枝と共に尺側手根屈筋腱の深側をくぐり抜けて前腕遠位尺側部に至り，尺骨遠位端を回って手背尺側部に出る．手背では尺側背側小指動脈を出したのち，指伸筋腱の下を通って橈側に向かい，橈骨動脈の背側手根枝および前骨間動脈の背側終枝と共に背側手根動脈網を形成する．

5. 掌側手根枝　palmar carpal branch

　前腕遠位部で尺骨動脈から分岐した掌側手根枝は手根骨の掌側面を橈側に向かって走り，橈骨動脈および前骨間動脈の掌側終枝と共に掌側手根動脈網を形成する．

　手根骨内の血流：手根骨内の血流は分布様式によって3群に分けられる．

　　第1群では，一本の骨内動脈によって血液が供給されているもので，その閉塞により骨壊死に陥る危険性の高いものである．舟状骨・有頭骨および20％の月状骨がこれに属する．第2群は，2ヵ所から栄養動脈が進入するが，骨間内吻合がみられないものである．大菱形骨と有鉤骨がこれに属する．第3群は背側・掌側の両粗面から2本以上の栄養動脈が入り，骨内吻合をもつものである．大菱形骨・三角骨・豆状骨および80％の月状骨がこれに属する[44]．

　背側手根枝および掌側手根枝を出したのち，尺骨動脈は尺側手根屈筋腱の背側から橈側浅層へ

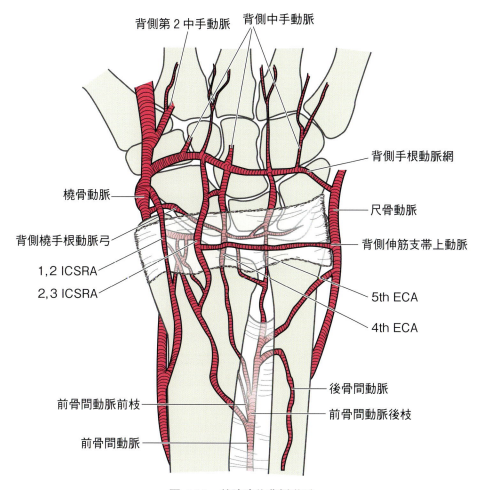

背側第2中手動脈

背側中手動脈

背側手根動脈網

橈骨動脈

尺骨動脈

背側橈手根動脈弓

背側伸筋支帯上動脈

1,2 ICSRA

2,3 ICSRA

5th ECA

4th ECA

後骨間動脈

前骨間動脈前枝

前骨間動脈後枝

前骨間動脈

図 183 前腕遠位背側動脈
(*Bassem SL*, et al：J Hand Surg 34–A：146〜154, 2009 より)

と上がり，小指球の基部から手掌に入る．尺骨神経を尺側に伴った尺骨動脈は横手根靱帯の掌側に至り，豆状骨，掌側手根靱帯および横手根靱帯により形成されるギオン管に入る．ギオン管の遠位端で尺骨動脈は最終枝である深掌枝（deep palmar branch）と浅掌枝（superficial palmar branch）とに分かれる．

深掌枝 deep palmar branch：通常は浅掌枝よりもはるかに細い終枝である．豆状骨のすぐ末梢で浅掌枝と分かれた深掌枝は尺骨神経の深枝と共に小指外転筋と短小指屈筋との間を通って手掌深部に至り，橈側からくる橈骨動脈終枝と吻合して深掌動脈弓を形成する．深掌枝は小指球筋にも筋枝を与えている．

浅掌枝 superficial palmar branch：通常は深掌枝よりも太く，その方向もほぼ尺骨動脈の延長線をたどり，短小指屈筋の掌側を橈側末梢に向かって走る．横手根靱帯の遠位端をこえると橈側に向かい，小指球と中央手掌腔とを境する小指球中隔を貫いて中央手掌腔に入る．中央

手掌腔において，この動脈枝は手掌腱膜より深く，正中神経よりは浅く走り，末梢に凸な弓形を描きながら橈側からくる橈骨動脈の浅掌枝と吻合して浅掌動脈弓（superficial palmar arch）を形成する．

D.　浅掌動脈弓　superficial palmar arch

　浅掌動脈弓は非常に多くの変異を示すが，最も典型的な場合の浅掌動脈弓からは4本の主要な動脈枝が出ている．最も尺側の枝は尺骨動脈浅掌枝が小指球中隔を貫くまでに分岐するもので，短掌筋の下から小指の尺側掌側に行く固有尺側掌側小指動脈である．この枝は残りの枝と異なり，深掌動脈弓からの交通枝を受けていない場合がしばしばある．浅掌動脈弓から出る他の3枝はいずれも中央手掌腔において出る総掌側指動脈（common palmar digital artery）である．3本の総指動脈は第2〜第3，第3〜第4および第4〜第5中手骨間をそれぞれ末梢へと走る．これらの総掌側指動脈は手掌中央部では正中神経や尺骨神経から出る総掌側指神経よりも掌側にあるが，次第に神経の側方から背側へと回る（図184）．

1.　浅掌動脈弓の変異

　浅掌動脈弓の変異は非常に多く，またその頻度も報告者によって異なる[1]．変異のすべては記載できないが，大別すると4つの型に分けられる[19,25]．

1）橈骨・尺骨動脈型　radio-ulnar type

　橈骨動脈の浅掌枝が比較的良く発達しており，尺骨動脈の浅掌枝と結合し，浅掌動脈弓が形成される．この型は約55.9％にみられる．この中には，吻合する尺骨動脈と橈骨動脈の優位差があり，尺骨動脈優位型（33.2％），同等型（21.3％），橈骨動脈優位型（1.4％）となっている．

2）尺骨動脈型　ulnar type

　浅掌動脈弓はほとんど尺骨動脈のみによって形成され，橈骨動脈の浅掌枝は非常に細いか欠如している場合である．この型は約25.5％にみられる．

3）正中・尺骨動脈型　mediano-ulnar type

　正中動脈が手掌内においても閉鎖されておらず，正中動脈と尺骨動脈の浅掌枝によって浅掌動脈弓が形成される型である．0.9％においてこの型がみられる．

4）尺骨・深掌動脈弓型　ulnar-deep palmar arch type

　この型は尺骨動脈の終枝と深掌動脈弓から分かれた枝とが複合して浅掌動脈弓を形成する型である．14.1％にみられる．

　その他，尺骨動脈の終枝が他の動脈と吻合せず，浅掌動脈弓が形成されていないものは3.6％にみられる（図185）．

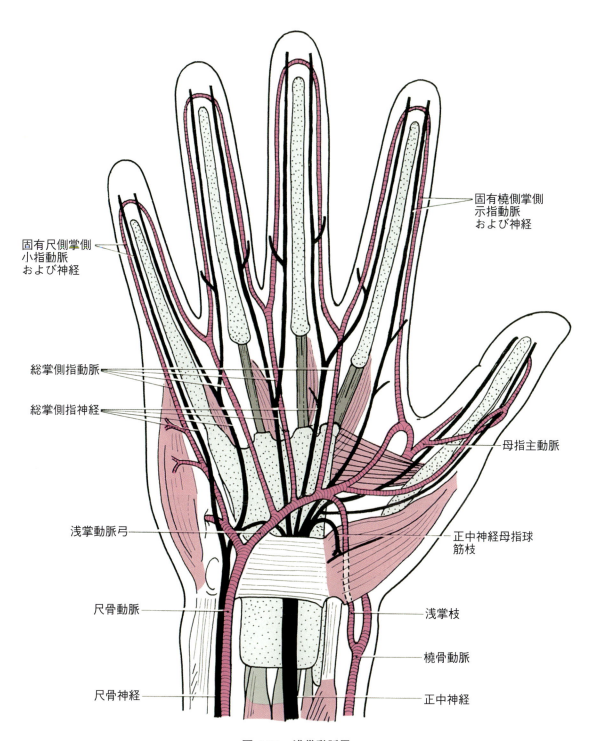

固有橈側掌側
示指動脈
および神経

固有尺側掌側
小指動脈
および神経

総掌側指動脈

総掌側指神経

母指主動脈

浅掌動脈弓

正中神経母指球
筋枝

尺骨動脈

浅掌枝

橈骨動脈

尺骨神経

正中神経

図 184 浅掌動脈弓

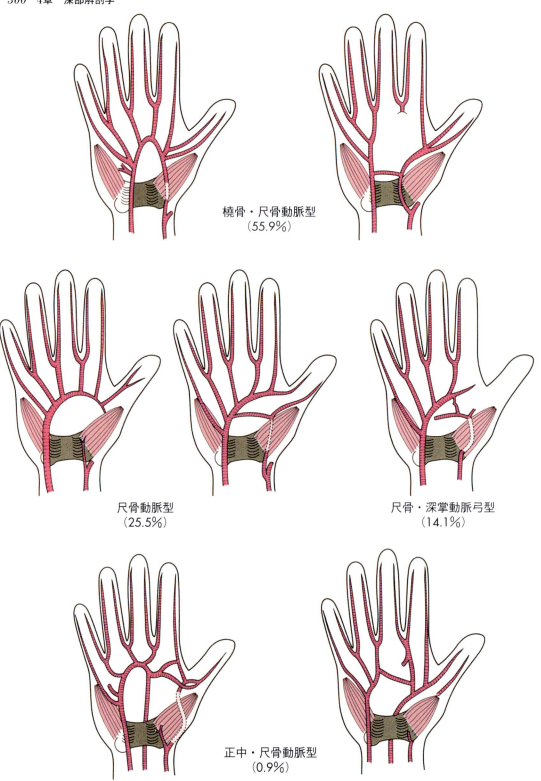

橈骨・尺骨動脈型
（55.9%）

尺骨動脈型
（25.5%）

尺骨・深掌動脈弓型
（14.1%）

正中・尺骨動脈型
（0.9%）

図 185 浅掌動脈弓の種々

2.　手掌皮膚への細動脈

　手掌腱膜を覆う三角形の中央部皮膚は手掌腱膜を貫いてくる多数の細い動脈によって血流を受ける．母指球橈側の近位部皮膚は橈骨動脈の浅掌枝から血流を受ける．小指球尺側の近位部皮膚は小指球筋を貫いてくる尺骨動脈深掌枝から血流を受けることが多く，遠位部皮膚は尺側掌側小指動脈より常に血流を受けている．小指球の橈側縁部皮膚は手掌腱膜を貫いて出てくる数本の浅掌動脈弓よりの細い動脈枝から血流を受ける[42.43)]．

3.　指の動脈

　総掌側指神経が2本の固有掌側指神経に分かれると，総掌側指動脈はそれら2本の指神経の間を走って末梢に向かう．中手骨頚部において総掌側指動脈は深掌動脈弓からの掌側中手動脈と合流し，深横中手靱帯の掌側で背側中手動脈へ行く貫通枝（perforating branch）を出す．"指間みずかき"部に至ると総掌側指動脈は2本の固有掌側指動脈（proper palmar digital artery）に分かれる．それぞれの固有掌側指動脈は隣接する2本の指の隣接側へと入る．指の中では，これらの指動脈は指の掌側側面に位置し，固有掌側指神経のすぐ背側を末梢に向かって走る．

　指の両側にある2本の掌側指動脈の太さは必ずしも同一ではない．示指では尺側掌側指動脈が橈側のものより太く，小指では橈側掌側指動脈が尺側のものより太い．中指では両側の指動脈の太さはほぼ同じである[23)]．

　指動脈から分岐する枝は両側で対をなして分岐し，基本的には基節・中節・末節にてそれぞれ4対の動脈が分岐し，a.顆部血管（condylar vessel），b.骨幹端血管（metaphyseal vessel），c.背側皮血管（dorsal skin vessel），d.横掌側弓（transverse palmar arch）とよばれる．

　背側皮膚へ向かう枝のうち，基節では3対，中節では2対の動脈が重要と考えられる[15.50)]．末節には多くの動脈枝が認められ，両側からの枝が吻合してアーケードをつくる．中節にて指動脈から分岐した動脈枝は末梢背側に向かい，末節基部の背側にて吻合し，浅アーケード（superficial arcade）を形成し，爪上皮へ血流を供給する．DIP関節の掌側で指動脈から分岐し，背側へ向かう動脈枝は浅アーケードと吻合するばかりでなく，爪母基の深部に入り込み，近位アーケード（proximal arcade）を形成する．末節内で指動脈から分岐し，指背へ行く枝は爪床の深部にて遠位アーケード（distal arcade）を形成する[16)]．これらの動脈枝によって爪上皮，爪母基，爪床の血流が供給される．それらの枝を出したのち，指動脈は末節の中央部に至る．指の両側を別々に走って来た指動脈はこの部で互いに吻合し，アーチを形成する．そのアーチからさらに指腹，指尖，指背に向かう小さな動脈枝が放線状に分岐する．それらの動脈枝は密な動脈網を形成する[16)]（図186）．

　指動脈を利用した種々の皮弁：指損傷においては皮膚縫合や再接着により損傷部の皮膚をどうしても修復できない場合には丈夫で良好な知覚をもつ島状皮弁がしばしば用いられる．指尖損傷では同指前進皮弁（homodigital advancement flap）として血管束付き指腹皮膚前進法とか指の両側三角皮弁前進術（Cutlaer法），あるいは指動脈穿通枝を用いた回転皮弁（rotation skin

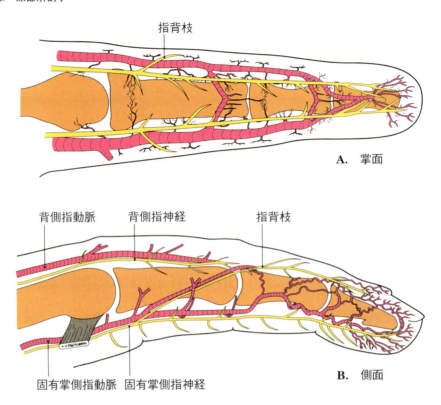

指背枝

A. 掌面

背側指動脈　　　背側指神経　　　指背枝

B. 側面

固有掌側指動脈　固有掌側指神経

図 186　指の動脈と神経

flap）がよく使われる．同指の指動脈と横掌側弓とを組み合わせた同指逆行性島状皮弁
（homodigital reverse flow island skin flap）は指尖部ばかりでなくさらに広い皮膚欠損部をおお
うのにも有用である[30]．繊細な知覚回復を要する指腹皮膚が失われた時には，別指から血管・神
経束を付けた皮弁（heterodigital skin flap）を用いた Littler 法，同指動脈と隣接する指動脈との
連絡部位を利用した長い逆行性皮弁（heterodigital reverse flow skin flap）を用いる Adani 法な
どが使われる[53]．これらの皮弁作成には指動脈の解剖や変異を熟知しておく必要がある．

4. 屈筋腱への血流

　指動脈からは線維性腱鞘を貫いて，腱紐や腱停止部に多くの枝が出る．指の中では両側の指動
脈を連絡する横走交通枝（transverse communicating branch）が 3 本あり，それぞれ基節遠位部，
PIP 関節部，中節遠位部に存在する．その中でも最も中枢にある基節遠位部の横走交通枝は両側
から手綱靱帯の背側を通り抜け，中央部で合流したのち浅指屈筋腱の短腱紐に入り，浅指屈筋腱
のみならず深指屈筋腱へも血流を供給している．それ故，手掌では深指屈筋腱内に平等に分布し，
指基部では滑液鞘反転部からの血管により腱の中心と掌側のみに存在していた縦走血管が，基節
中央部より末梢では腱紐からの血管が優勢となるので腱の背側に位置を変え（shift），掌側には
血管が存在しなくなる[37]（図 187）．

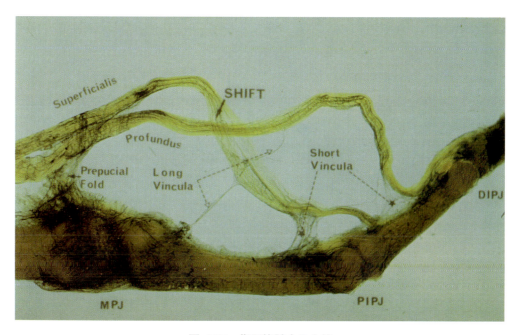

図 187　指屈筋腱内の血管
(松井　猛：日整会誌 53：307〜320，1970 より転載)

E.　動脈変異

　橈骨動脈，尺骨動脈，正中動脈などが稀に腋窩または上腕で腋窩動脈または上腕動脈から分岐することがある．このような動脈はそれぞれ浅橈骨動脈（superficial radial artery），浅尺骨動脈（superficial ulnar artery），浅正中動脈（superficial median artery）とよばれる．これらの動脈は前腕近位部では浅層屈筋群よりも浅層を走るので，円回内筋の掌側を通って前腕遠位部に向かうが，それより末梢ではそれぞれ正常な橈骨動脈，尺骨動脈，正中動脈とほぼ同じ走行をとる．
　橈骨動脈は前腕背側に向かう動脈枝を稀に（約1％）出すが，その分岐部や太さは一定しない．この枝は前腕外側縁にある腕橈骨筋の表面を回って次第に前腕背側にまで至り，橈骨神経浅枝に伴って手背に入る．この動脈は浅背側前腕動脈（superficial dorsal antebrachial artery）とよばれる．この動脈は大抵の哺乳動物では非常によく発達しており，人間においても稀に橈骨動脈本幹よりも太いことがある．

F.　動脈の損傷

　前腕や手は動脈に富み，それらの動脈は相互に吻合しているから，前腕や手において太い動脈が損傷されても，損傷された動脈が1本だけならば，手の壊死や機能障害をきたすことはほとんどない．前腕で橈骨動脈と尺骨動脈が同時に切断された場合でも，骨間動脈が損傷されていなけ

れば手の壊死を招くことはほとんどない.

　前腕の動脈が事故などにより切断された場合, 救急処置ができる病院まで連れて行く間の止血方法としては通常切断部位の強い圧迫と前腕の挙上で十分である. 止血のために上腕をゴムや紐で強くしばるのは血流の必要な組織をも壊死に陥らせる危険があり, しかも直ちに損傷部の再建手術が必要な場合にも著しい障害となる. 上腕で止血を行うのは大きな動脈が切断された時に限るべきである.

　上腕にゴム帯や止血帯をまいて止血を行った場合の止血許容時間は約2時間である. 4時間以上の止血をした場合には, 組織の不可逆な変化が起こり, 末梢部の壊死が起こりうる.

　前腕の動脈が切断され, 放置された場合には血管の収縮と血圧低下に伴い血液凝固が起こり, 自然に止血されるので死の転帰をとることはほとんどない. ただし古代ローマで自殺の手段として用いられたごとく, 手関節部で動脈を切断したのち風呂に入ったり, 腕を水槽に浸して血液凝固を阻止すれば出血のために死の転帰をとることがある.

G.　フォルクマンの拘縮　*Volkmann*'s contracture

　上腕骨顆上骨折などに伴って起こる前腕屈筋ならびに神経の阻血性壊死に基づく拘縮である. 上腕遠位部で骨折が起こると肘窩に強い腫脹をきたし, その部において血管は強く圧迫される. 圧迫によりまず静脈血の環流が悪くなり, 腫脹はますます増悪される. 前腕における静脈内のうっ血は前腕筋の容積を増加させるが, 前腕屈筋は強靱な前腕筋膜によって囲まれているので膨脹できず, 前腕筋膜の中で強く圧迫され, 動脈からの血流も阻害され, 前腕屈筋や神経が阻血性壊死に陥る. 壊死に陥った筋や神経は次第に線維化する.

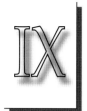 静　脈

vein

　手および前腕の静脈は2つに大別される．すなわち動脈に伴って走る深静脈（deep vein）と皮下を走る浅静脈（superficial vein）とである．

〔微小解剖〕　　手の静脈には弁（valve）がある．静脈壁も動脈壁のごとく内膜，中膜，外膜の3膜からなるが，動脈に比べてその壁は薄く弾性に乏しい．これは静脈では中膜の発達が悪いからである．したがって静脈内に血液がない場合には管腔は狭くなり，星状の裂隙を形成することが多い．静脈によって内膜の発達が異なるが，一般に中等大の静脈で発達が良い．内層は単層の扁平内皮細胞からなる．内弾性板をもつ静脈は少ない．静脈の中に多数の弁があるが，弁は壁の内面にある半月形ポケット状の内膜ヒダで，その凹面は中枢側に向かう．通常，弁は2枚からなり対をなしている．弁は表面が内皮でおおわれた薄い結合組織線維膜で膠原線維が主であるが弾性線維が少量混在する．中膜は発達が悪く輪状に配列する平滑筋細胞とその間に存在する結合組織から構成される．外膜の発達はよく，その膠原線維や弾性線維は血管に沿って縦走する．

A.　深静脈　deep vein

　前腕や手においては通常2本ずつ対をなし，同名の動脈と共に走る．しかし，指の先端部においては指動脈に伴って走る静脈が明確ではなく，細い静脈が指動脈・神経を網状にとり巻いている．遠位手掌では指と同様に静脈は細く網状を呈しているが，次第に明確な静脈を形成する．それらの静脈は次第に2本ずつ対をなして動脈に随伴する．そして随伴する動脈と同じ名称をもってよばれる．掌側指静脈（palmar digital vein）や掌側中手静脈（palmar metacarpal vein）はそれぞれ浅掌静脈弓（superficial palmar venous arch）および深掌静脈弓（deep palmar venous arch）を次第に形成し，さらに1対ずつの橈骨静脈（radial vein）と尺骨静脈（ulnar vein）を形成し，同名の動脈に伴って前腕を上行する．前腕近位部で，それらの静脈は合流して2本の上腕静脈（brachial vein）を形成し，上腕をさらに上行する．

　動脈に伴う深静脈の数は常に2本とは限らず，1本の場合とか3本あるいはそれ以上のこともある．

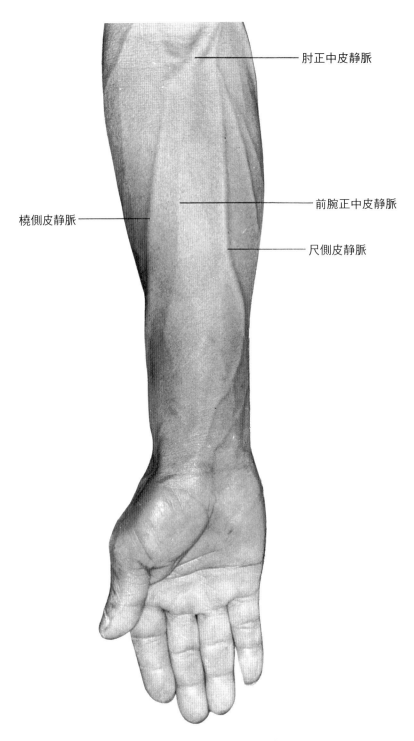

肘正中皮静脈

前腕正中皮静脈

橈側皮静脈

尺側皮静脈

図 188 浅動脈（掌側面）

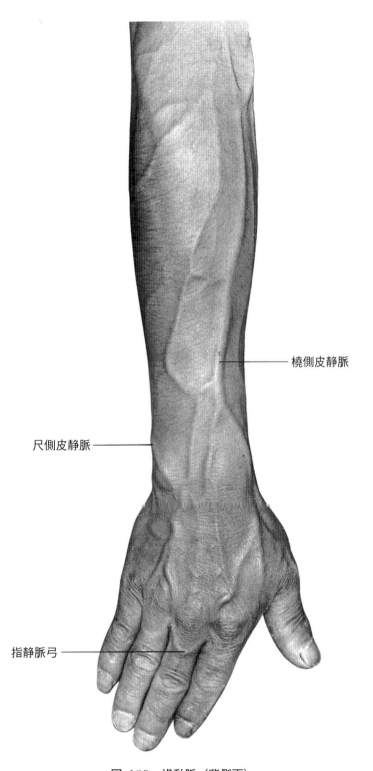

橈側皮静脈

尺側皮静脈

指静脈弓

図 189 浅動脈（背側面）

B. 浅静脈　superficial vein

　皮下を走る静脈であり，皮静脈とか皮下静脈とよばれる．深静脈と異なり，動脈とは無関係に多種多様な走行を示す（図188, 189）．

　指掌側の大部分の浅静脈は指背に向かい，指の両側から集まった静脈は指の基節背側面で指静脈弓（digital venous arch）を形成する．指背から手背へ出た静脈は手背で手背静脈網（manual dorsal venous rete）を形成する．手背橈側の浅静脈は次第に集まって橈側皮静脈（cephalic vein）を形成し，手背尺側の浅静脈も次第に集まって尺側皮静脈（basilic vein）を形成する．

1.　橈側皮静脈　cephalic vein

　手背橈側から起始する橈側皮静脈は前腕橈側からの静脈を集めて次第に太くなり橈側皮静脈を形成する．前腕背側から前腕橈側を回って掌側に至った橈側皮静脈は腕橈骨筋の前縁に沿って上行し，さらに上腕二頭筋の橈側縁に沿って上腕を上行する．橈側皮静脈には副橈側皮静脈（accessory cephalic vein）が時に伴う．副橈側皮静脈は前腕背側では橈側皮静脈の尺側を走り，前腕近位部橈側で橈側皮静脈に合流する．

2.　尺側皮静脈　basilic vein

　手背尺側から起始する尺側皮静脈は前腕尺側背側を上行し，前腕尺側縁を回って前腕近位部掌側に至る．この部で尺側正中皮静脈（basilic median vein）あるいは肘正中皮静脈（cubital median vein）と合流した尺側皮静脈は上腕二頭筋と円回内筋の間を通って上腕に至る．上腕二頭筋の尺側縁に沿って上行する尺側皮静脈は上腕中央よりやや末梢で深部筋膜を貫き，上腕動脈の内側に沿ってさらに上行する．

3.　前腕正中皮静脈　forearm median vein

　指掌側および手掌の浅静脈は次第に合流して前腕正中皮静脈を形成する．前腕正中皮静脈は前腕掌側の浅静脈を集めて次第に太くなり，前腕掌側面を上行し，通常前腕近位部で2本に分岐する．1本は橈側中枢に向かい橈側正中皮静脈（cephalic median vein）を形成して，橈側皮静脈に注ぐ．他の1本は尺側中枢に向かい尺側正中皮静脈（basilic median vein）を形成して尺側皮静脈に注ぐ．しかし，前腕正中皮静脈が橈側正中皮静脈と尺側正中皮静脈に分かれないで，そのまま肘窩で尺側皮静脈に合流することもしばしばある．直接尺側皮静脈に入る時には，肘窩部では橈側皮静脈から尺側皮静脈へ入る肘正中皮静脈（cubital median vein）が認められる．しかし，この静脈の方向，長さなどはまちまちであるし，必ず存在するとも限らない（図188, 189）．

　前腕近位部では深静脈からの交通枝が浅静脈へ送られるが，この交通枝は前腕正中皮静脈あるいは肘正中皮静脈に注ぐ．

　いずれにしろ前腕での浅静脈の太さ，走行などは個人による差が著しい．

文 献

〔Ⅷ 動脈, Ⅸ 静脈〕

1) *Adachi B*：Das Arteriensystem der Japaner. Kyoto, 1928；Das Venensystem der Japaner. Kyoto, 1940.

2) *Adams WE*：The blood supply of nerves, I. Historical review. J Anatomy **76**：323〜341, 1942.

3) *Adani R, Tos P, Tatrallo L*, et al：Treatment of painful median nerve neuromas with radial and ulnar artery perforator adipofascial flaps. J Hand Surg Am **39**：721〜727, 2014.

4) *Allen EV, Baker NW, Hines EA Jr.*：Peripheral Vascular Diseases (3rd ed.). W. B. Saunders Co., 1962.

5) *Barber H*：The intraosseous arterial anatomy of the adult human carpus. Orthopedics **5**：1〜19, 1972.

6) *Bassem T, Elhassen MD, Alexander Y*, et al：Vascularized bone grafting for treatment of Kienbock's disease. J Hand Surg **34-A**：146〜154, 2009.

7) *Blunt MJ*：Functional and clinical implications of the vascular anatomy of nerves. Post-Graduate Med J **33**：68〜72, 1957.

8) *Cameron BM*：Occulusion of the ulnar artery with impeding gangrene of the fingers relieved by section of the volar carpal ligament. J Bone Joint Surg **36-A**：406, 1954.

9) *Chalmers J*：Unusual causes of peripheral nerve compression. The Hand **10**：168〜174, 1978.

10) *Chang SM*：The distally based radial forarm fascia flap. Plast Reconstr Surg **85**：150〜151, 1990.

11) *Coleman S, Anson BJ*：Arterial patterns in the hand based upon a study of 650 specimens. Surg Gyn Obstet **113**：409, 1961.

12) *Costigan DG, Riley JM, Coy FE*：Thrombosis of the ulner artery in the palm. J Bone Joint Surg **41-A**：702, 1959.

13) 土肥浩右：上肢の血管造影に関する臨床的研究. 中部整災誌 **9**：466〜490, 1966.

14) 遠藤利彦, 児島忠雄, 平瀬雄一, 他：指末節部での指動脈の解剖学的検索. 日形会誌 **11**：700〜705, 1991.

15) 遠藤利彦, 他：指背部の皮膚の血行についての解剖学的検索. 日手会誌 **9**：743〜746, 1993.

16) *Flint MH*：Some observations on the vascular supply of the nail bed and terminal segments of the finger. Brit J Plastic Surg **8**：186〜195, 1955.

17) *Fisher RH*：Radial and ulnar artery injuries. Clin Orthop **29**：39, 1963.

18) 藤本十四秋, 他：A. antebrachialis volaris superficialis が A. brachialis superficialis から直接移行する 1 例と同系異常例の概観. 解剖誌 **39**：217〜226, 1964.

19) *Gelberman RH, Bauman TD, Menon J*：The vascularity of the lunate bone and Kinebock's disease. J Hand Surg **5**：272〜278, 1980.

20) *Gelberman RH, Menon J*：The vascularity of the scaphoid bone. J Hand Surg **5**：508〜513, 1980.

21) *Gelberman RH, Panagis JS, Taleisnik J*, et al：The arterial anatomy of the human carpus. Part I：The extraosseous vascularity. J Hand Surg **8**：367〜375, 1983.

22) *Grettve S*：Arterial anatomy of the carpal bones. Acta Anatomica **25**：331〜345, 1955.

23) *Haerle M, Hafner HM, Shaller HE*, et al：Dominances in finger arteries. J Hand Surg **27-B**：526〜529, 2002.

24) 堀川良平：手関節の動脈分布に関する研究, (1)手根関節並に手根中手関節の動脈分布. 鹿大医誌 **9**：734, 1957.

25) *Ikeda E*, et al：Arterial patterns in the hand based on a three dimensional analysis of 220 cadaver hands. J Hand Surg **13-A**：501〜509, 1988.

26) 石川浩三, 川勝基久, 荒田 順, 他：日手会誌 **18**：870〜874, 2001.

27) *Kakinoki R, Ikeguchi R, Nakamura T*：Second dorsal metacarpal artery muscle flap：an adjunct in the treatment of chronic phalangeal osteomyelitis. J Hand Surg **29**：49〜53, 2004.

28) 光嶋 勲：1. 皮弁・穿通枝皮弁について & 2. 手・上肢の皮弁, 私の常用する新 形成再建外科手術. 永井書店. 19〜52, 2010.

29) *Koshima I, Moriguchi T, Etoh H*, et al：The radial artery perforator-based adipofascial flap for dorsal hand coverage. Ann Plast Surg **35**：474〜479, 1995.

30) *Kojima T, Tsuchida Y, Hirase Y*, et al：Reverse vascular pedicle digital island flap. J Plast Surg **43**：290〜293, 1990.

31) 桑畑紀也：手背部腱鞘に分布する動脈. 解剖誌 **35**：(3)付Ⅳ−17, 1960.

32) *Lee JCH, Lim J, Chacha PB*：The anatomical basis of the vascularized pronator quadratus pedicled bone graft. J Hand Surg **22-B**：644〜646, 1997.

33) *Lee MCH*：The intraosseous arterial pattern of the carpal lunate. Acta Orthop Scand **33**：43〜55, 1963.

34) *Ling FP, Chew WYC*：Posterior interosseous artery flap：Our experience and review of modifications done. Hand Surgery **19**：181〜187, 2014.

35) *Lipscomb BR, Burleson RJ*：Vascular and neural complications in supracondylar fractures in children. J Bone Joint Surg **37-A**：487〜492, 1955.

36) 松林誠之助：指末節の脈管像. 整形外科 **20**：1388, 1969.

37) 松井 猛：人手指屈筋腱の微小血管学的研究―正常腱の血管分布および腱や Vincula への損傷が腱血管分布に及ぼす影響について. 日整会誌 **53**：307〜320, 1979.

38) *Moran SL, Cooney WP, Berger RA, et al*：The use of the 4+5 extensor compartmental vascularized bone graft for the treatment of Kienbock's disease. J Hand Surg **30-A**：50〜58, 2005.

39) 森 良夫：日本人胎児の上肢動脈に就て. 解剖誌 **17**：373〜454, 1941.

40) 小浜啓次, 他：手の血管外科. 災害医学 **12**：1186〜1196, 1969.

41) *Ochiai N, et al*：Vascular anatomy of flexor tendon. I. Vincular system and blood supply of the profundus tendon in the digital sheath. J Hand Surg **4**：321〜330, 1979.

42) *Omokawa S, Ryu J, Tang JB, et al*：Anatomical basis for a fasciocutaneous flap from the hypothenar eminence of the hand. British J Plastic Surg **49**：559〜563, 1996.

43) *Omokawa S, Ryu J, Tang JB, et al*：Vascular and neural anatomy of the thenar area of the hand：surgical applications. Plast Reconstr Surg **99**：116〜121, 1997.

44) *Panagis JS, Gelberman RH, Taleisnik J, et al*：The arterial anatomy of the human carpus. Part II：The intraosseous vascularity. J Hand Surg **8**：375〜382, 1983.

45) *Pierer G, Steffen J, Hoflehner H*：The vascular blood supply of the second metacarpal bone：anatomic basis for a new vascularized bone graft in hand surgery – An anatomical study in cadavers. Surg Radiol Anat **14**：103〜112, 1992.

46) *Samson D, Power DM*：The adipofascial radial artery perforator flap：A ersatile reconstractive option in upper limb surgery. Hand Surg **20**：266〜272, 2015.

47) *Shin AY, Bishop AT, Berger RA*：Vascularized pedicle bone grafts for disorders of the carpus. Techniques in Hand and Upper Extrimity Surgery **2**：94〜109, 1998.

48) *Simmons SP, Tobias B, Lichtman DM*：Lunate revascularization with artery implantation and bone grafting. J Hand Surg **34-A**：155〜160, 2009.

49) *Steinman SP, Bishop AT*：A vascularized bone graft for repair of scaphoid nonunion. Hand clinics **17**：647〜646, 2001.

50) *Strauch B, de Moura W*：Arterial system of the fingers. J Hand Surg **15-A**：148〜154, 1990.

51) *Sunderland S*：Blood Supply of the Nerves of the Upper Limb in Man. Arch Neurol and Psychiat **53**：91〜115, 1945.

52) *Taleisnik J, Kelly PJ*：The extraosseous and intraosseous blood supply of the scaphoid bone. J Bone Joint Surg **48-A**：1125〜1137, 1977.

53) *Torres LR, Teng hw, Zumiotti av, et al*：The Versatile Adani's flap for fingertip coverage-Indications and case reports. Ann Plast Surg **64**：412〜415, 2010.

54) *Vittario B*：The vascular pattern of the anterior muscles of the forearm in adults in relation to Volkmann's ischemic contracture. Postgraduate Med J **36**：668〜672, 1960.

55) *Zaidemberg C, et al*：A new vascularized bone graft for scaphoid nonunion. J Hand Surg **16-A**：474〜478, 1991.

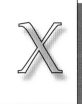

リンパ系

　手および前腕のリンパ系を形成するのは，組織液の一部であるリンパを中枢へと輸送するリンパ管（lymphatic vessel）とリンパ管の経過中に介在し，リンパの濾過作用とリンパ球産成を行うリンパ節（lymphatic node, lymphatic gland）とである.

A.　リンパ管　lymphatic vessel

　リンパ管も静脈と同じく浅在のものと深在のものとがあり，浅リンパ管および深リンパ管とよばれる. 深リンパ管は数も少なく，動脈に付随しているが，浅リンパ管は非常に数が多く，浅静脈に付随する傾向がある. 臨床で重要なリンパ管やリンパ節は主として浅リンパ系に属する.

1.　浅リンパ管　superficial lymphatic vessels

　浅リンパ管は皮膚に始まるが，上肢の皮膚の中でも指の掌面または手掌に最も多く認められる（図190）. 指背，手背の皮膚ではリンパ管の密度はずっと低くなる. 指では掌側面および背側面からのリンパ管は次第に指の両側面に集まり，2〜4本のリンパ管を形成する. これらのリンパ管は指の両側を中枢に向かい，指の基部で手背に入り，手掌からくるリンパ管と一緒になり無数の吻合網をつくる.

　手掌のリンパ管は大別して5つの群に分けられる. すなわち，

① 手掌橈側部および母指球から手の橈側縁を回り手背に至るもの
② 手掌尺側部から手の尺側縁を回り手背に至るもの
③ 遠位手掌から指間みずかきを通って遠位手背に至るもの
④ 近位手掌から中枢に向かい前腕掌側に至るもの
⑤ 手掌中央部から皮下脂肪および手掌腱膜を貫いて手掌に至り，1本のリンパ管を形成したのち腱膜下を橈側に走り母指みずかきから手背に至るもの

　これらの指および手のリンパ管は手関節の掌側ならびに背側を通って前腕に至る. 上行するリンパ管の数は次第に減じ，前腕では約30本となり前腕橈側リンパ管群，前腕尺側リンパ管群，前腕掌側リンパ管群の3群を形成する（図191）.

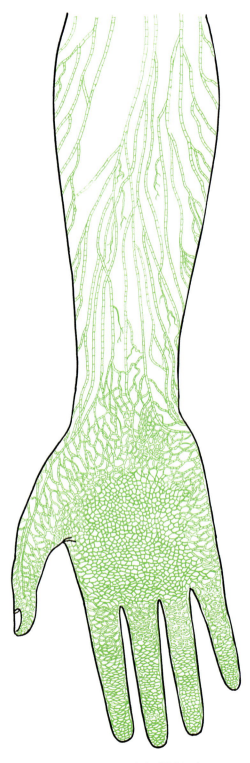

図 190 リンパ系（掌側面）

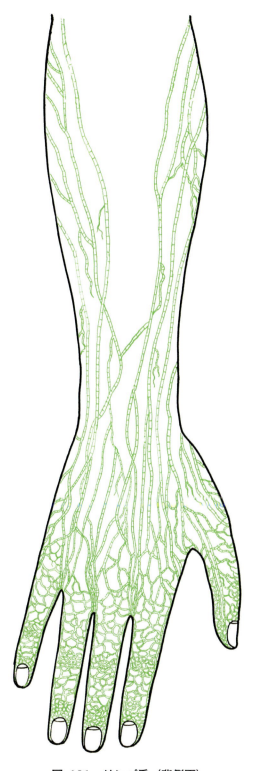

図 191　リンパ系（背側面）

　前腕橈側リンパ管群には数本～十数本のリンパ管が属し，橈側皮静脈流域に沿って上行する．前腕近位部に至ると大部分のリンパ管は橈側皮静脈から次第に離れて肘正中静脈に沿って肘窩を中枢尺側に向かって上行する．しかし，１～２本のリンパ管はそのまま橈側皮静脈の外側に沿って上腕を上行する．肘正中静脈に沿って肘窩を中枢尺側に向かう大部分のリンパ管は，手掌および前腕掌側のリンパ管が漸次集合してできた前腕掌側リンパ管群と次第に合流し，通常３～４本のリンパ管を形成して上腕屈側皮下を上行し，中心腋窩リンパ節に注ぐ．

　前腕尺側リンパ管群は尺側の指ならびに手の尺側部からのリンパ管群であり，尺側皮静脈流域に沿って手背から前腕背側を上行する．前腕中央部に至ると次第に前腕尺側縁を回り掌側に至り，尺側皮静脈に沿って前腕近位部掌側から肘窩を通り，一部は浅肘リンパ節や深肘リンパ節に入り，他の一部は上腕をさらに上行して中心腋窩リンパ節に注ぐ．

　以上からわかるように大部分のリンパ管は肘関節の前方に集まり，肘関節後方では小さなリンパ管が散在するのみである．

2．深リンパ管　deep lymphatic vessels

　深部の動静脈に伴走し，１本の動脈に２本のリンパ管が並走しているのが通常である．手掌での深リンパ管はいずれも動静脈に随伴し，深掌動静脈弓に沿う深掌リンパ管弓，浅掌動静脈弓に伴う浅掌リンパ管弓などを形成する．そして深掌リンパ管弓は橈骨動静脈に伴うリンパ管へ続き，浅掌リンパ管弓は尺骨動静脈に伴う尺骨リンパ管へと続く．前腕の深リンパ管は前腕の動静脈に伴走し，それぞれ橈骨リンパ管（radial lymphatic vessels），尺骨リンパ管（ulnar lymphatic vessels），前骨間リンパ管（anterior interosseous lymphatic vessels），後骨間リンパ管（posterior interosseous lymphatic vessels）とよばれる．これらはいずれも同名の動静脈に伴って上行し，上腕動静脈に伴って走る上腕リンパ管（brachial lymphatic vessel）に入る．前腕近位部には，それらの他に橈側反回動静脈に伴う橈側反回リンパ管（radial recurrent lymphatic vessels），尺側反回動静脈に伴う尺側反回リンパ管（ulnar recurrent lymphatic vessels），骨間反回動静脈に伴う骨間反回リンパ管（interosseous recurrent lymphatic vessels）がある．いずれも同名の動静脈と同じ走行をとり，上腕リンパ管に注ぐ．

B．リンパ節　lymphatic node, lymphatic gland

手掌のリンパ節

　手掌には浅掌動静脈弓に伴う浅掌リンパ管弓と深掌動静脈弓に伴う深掌リンパ管弓のそれぞれに約１mmの小型の介在リンパ節が稀に現れる．浅掌リンパ管弓に現れるリンパ節は舟状骨結節の高さにある．深掌リンパ管弓に現れるリンパ節は第３骨間腔の掌側骨間筋の掌側面にある．これらのリンパ節はそれぞれ１本ずつの輸入管と輸出管を有する．

1. 前腕リンパ節　antebrachial lymphatic nodes

いずれも常在するリンパ節ではないが下記のものがある.

1) **橈骨リンパ節** radial lymphatic nodes：前腕近位 1/3 部の橈骨動脈に伴う橈骨リンパ管に介在する 1～3 個のリンパ節である．出現率は約 50 ％である.

2) **尺骨リンパ節** ulnar lymphatic nodes：前腕近位 1/3 部の尺骨動脈に随伴する尺骨リンパ管に介在する．特に尺側反回動脈分岐部の付近に最も多く現れる．出現率は約 60 ％である.

3) **前骨間リンパ節** anterior interosseous lymphatic nodes：前骨間動脈起始部から方形回内筋近位縁の間で前骨間リンパ管に介在する．出現率は約 20 ％である.

4) **後骨間リンパ節** posterior interosseous lymphatic nodes：後骨間リンパ管に介在し，通常 1 個，時に 2 個認められる．出現率は約 20 ％である.

5) **尺側および橈側反回リンパ節** ulnar and radial recurrent lymphatic nodes：尺側および橈側反回リンパ管に介在する 1 個の小リンパ節である．稀にしか出現しない.

2. 肘リンパ節　cubital lymphatic nodes

通常浅肘リンパ節（superficial cubital lymphatic nodes）と深肘リンパ節（deep cubital lymphatic nodes）とに分けられる.

1) **浅肘リンパ節** superficial cubital lymphatic nodes：内側上顆のすぐ近位部にあり，ほぼ常（出現率 92 ％）に認められ，1～2 個のリンパ節が存在する．尺側皮静脈が上腕遠位内側で筋膜を穿通する部位の皮下脂肪内に通常認められる.

2) **深肘リンパ節** deep cubital lymphatic nodes：肘窩の上腕動静脈に伴走する上腕リンパ管に介在し，通常 1～2 個認められる．輸入管を前腕深部に受け，輸出管を上腕リンパ節に注ぐ．出現率は 54 ％である.

リンパ管の遮断：手または前腕のリンパ管が遮断された場合には，遮断部より末梢のリンパ管が一時的に拡張し，組織ごとに皮膚組織などに組織変化をきたすが，一般には大した変化は認められず，2～3 週目には側副リンパ管の新生をみる．しかし大きなリンパ管が閉塞され，それが持続すると皮膚のリンパ管の流れが妨げられ，浮腫を生じ結合織の増殖が起こる．このためリンパ管拡張性厚皮症（pachy dermia）となる．フィラリアなどによる象皮病はその例である.

リンパ節除去：リンパ節が除去されるとその部位にリンパの充満した嚢腫が生じるが，3～4 週間たつとその部位にリンパ管網の新生が起こり，細いリンパ管によって置換される．しかし，リンパ節にみられるリンパ組織の再生は認められない[6].

文　献

1) 浅田　豊：リンパ節剔出後による攪乱後のリンパ道の整理についての実験的研究. 大阪日赤医学雑誌 **1**：1937.
2) 木原卓三郎：深淋巴系の研究；筋膜の淋巴管系（其三）上肢筋膜の淋巴管系. 京都医学会雑誌 **23**：441～464, 1926.

3)　忽那将愛：日本人のリンパ系解剖学．金原出版，1968．
4)　鈴木雅州，他：リンパ系造影法の臨床．医学書院，1966．
5)　田代哲郎：日本人胎児上肢リンパ管系の解剖学的研究（第1～3編）．熊本医会誌 **30**：補冊第1，1956．
6)　立木二郎：リンパ節剔出後におけるリンパ管再生態度に関する実験的研究．解剖誌 **28**：3，1953．
7)　山尾　宰：骨膜リンパ管系の研究（その2），上肢骨膜のリンパ管系．解剖誌 **3**：1349～1370，1930．
8)　*Bourquin J*：Histrogische Grundlagen des Lymphadenogramms. Radiology **8(5)**：150～153，1968．
9)　*Kanavel AB*：Infection of the Hand. Lea and Febiger，1921．
10)　*Lampe EW*：Surgical Anatomy of the Hand. Clinical Symposia CIBA **21**：1969．

〔4 章　深部解剖学の包括的参考文献〕

1)　*Boyes JH*：Bunnell's Surgery of the Hand. J. B. Lippincott Co.，1964．
2)　*Crenshaw AH*, et al：Campbell's Operative Orthopedics. C. V. Mosby Co.，1963．
3)　*Ferner H, Straubesand J*（監訳　岡本道雄：岩堀修明，小西　明，中野勝磨他訳）：Sobotta 図説人体解剖学
　　第3版．医学書院，1985．
4)　藤田恒太郎：生体観察（第9版）．南山堂，1968．
5)　*Grant JCB*：Atlas of Anatomy (5th ed.). Williams and Wilkins Co.，1962．
6)　*Grant JCB, Basmajian JV*：Method of Anatomy (7th ed.). Williams and Wilkins Co.，1955．
7)　*Gray H*：Gray's Anatomy (33rd ed., edited by *D. V. Davies* and *F. Davies*). Longmans，1964．
8)　*Hollinshead WH*：Anatomy for Surgeons vol. 3, The Back and Limbs. Paul B. Hoeber, Inc.，1958．
9)　伊藤　隆：解剖学講義．南山堂，1998．
10)　岩原寅猪，片山良亮　編集：整形外科学．医学書院，1964．
11)　*Kaplan EB*：Functional and Surgical Anatomy of the Hand. J. B. Lippincott Co.，1965．
12)　金子丑之助：日本人体解剖学．南山堂，1966．
13)　*Lampe EW*：Surgical Anatomy of the Hand. Clinical Symposia, CIBA，1969．
14)　小川鼎三，他：解剖学（改訂第9版）．金原出版，1965．
15)　*Pernkopf*：Atlas der topographischen und angewandten Anatomie des Menschen. Urban Verlag，1963．
16)　*Rauber u. Kopsch*：Lehrbuch und Atlas der Anatomie des Menschen. G. Thieme Verlag，1955．
17)　*Sobotta J, Becker H*：図説人体解剖学（岡本道雄訳）．医学書院，1968．
18)　*Spalteholz u. Spanner*：Handatlas der Anatomie des Menschen. Scheltema Verlag，1961．
19)　*Spinner M*：Kaplan's Functional and Surgical Anatomy of the Hand (3rd ed.). J. B. Lippincott Co., Phila-
　　delphia，1984．
20)　津下健哉：手の外科の実際．南山堂，1965．
21)　*Turek SL*：Orthopedics. Principles and Their Application. J. B. Lippincott, Asian Edition, Hakko Co.，
　　1967．

日本語索引

①五十音順に分類し，カタカナ・ひらがな〔清・濁・半濁音〕，漢字の順に配列した．
②漢字は同一漢字をまとめ，頭初の文字の読みの単音，複音の順とし，さらにその中で
　は画数の少ない文字の順に配列した〔例：精，赤，脊，舌，仙の順〕．

外国語索引

上羽康夫

昭和10年10月16日生まれ

昭和35年　京都大学医学部卒業．４月１日より横須賀米国海軍病院にてインターン

　　36年　京都大学医学部整形外科学教室入局

　　37年〜41年（1962-1966年）　アメリカ合衆国にて外科・整形外科を研修：

　　　　　1962.1.1.–1963.6.60.　Boston City Hospital にて Fracture & General Surgery 研修

　　　　　1963.7.1.–1964.6.30.　James Lawrence Kernan Hospital にて Pediatric Orthopedic Surgery 研修

　　　　　1964.7.1.–1965.6.30.　Brooklyn Chronic Disease Hospital にて Adult Orthopedics 研修

　　　　　1965.7.1.–1966.6.30.　New-York Columbia University にて Hand Surgery 研修．その間，Columbia- Presbyterian Medical Center では Carroll RE 教授に整形外科・手外科を師事，Harlem Medical Center で Simmons F 准教授と Garns A 先生に形成外科・手外科手術の指導を受ける．

　　41年　京都大学医学部整形外科学教室　助手

　　48年　　　　　　同　　　　　　　　講師

　　54年　　　　　　同　　　　　　　　助教授

　　56年　アメリカ合衆国メイヨー・クリニックの Biomechanic Lab にて手のバイオメカニクスの研究に従事

　　61年（1986）　第３回国際手の外科学会（Third Congress of the International Federation of Societies for Surgery of the Hand =IFSSH）京都学会　主催

　　62年　京都大学医療技術短期大学部作業療法学科　教授

平成３年（1991）　第35回日本手の外科学会　主催

　　４年　京都大学医療技術短期大学部　部長

　　７年　　　　　　同　　　　　　　　名誉教授

　　〃　　医療法人　白菊園病院　院長

　　15年　　　　　　同　　　　　　　　退職

　　16年　認定 NPO 法人健康医療評価研究機構　医学諮問委員

　　29年　医療法人　白菊会　理事長

　　　　　現在に至る．

その他

1. IBC（＝International Biographical Centre Cambridge, England）　2000 Intellectual People of 20th Century，1999.
2. 日本肩関節学会　名誉会員，2000.
3. 日本肘関節学会　名誉会員，2001.
4. 中国・四国整形外科学会　名誉会員，2001.
5. 日本手の外科学会　名誉会員，2006.
6. IFSSH　Pioneer of Hand Surgery，2007.
7. 日本運動器リハビリテーション学会　特別会員，2001.
8. 日本ハンドセラピィ学会　顧問，1998-2008.

手　その機能と解剖

1970 年 7 月 20 日	第 1 版第 1 刷	
1974 年 9 月 10 日	第 1 版第 3 刷	
1985 年 9 月 10 日	第 2 版第 1 刷	
1989 年 4 月 15 日	第 2 版第 3 刷	
1996 年 12 月 10 日	第 3 版第 1 刷	
1999 年 2 月 1 日	第 3 版第 2 刷	
2006 年 4 月 20 日	第 4 版第 1 刷	
2010 年 4 月 20 日	第 5 版第 1 刷	
2014 年 10 月 10 日	第 5 版第 3 刷	
2017 年 1 月 1 日	**第 6 版第 1 刷**	ⓒ
2024 年 3 月 20 日	**第 6 版第 3 刷**	

著　　者	上羽康夫 UEBA, Yasuo
発 行 者	宇山閑文
発 行 所	株式会社金芳堂
	〒606-8425　京都市左京区鹿ケ谷西寺ノ前町 34 番地
	振替　01030-1-15605　電話　(075)751-1111(代)
	https://www.kinpodo-pub.co.jp/
印刷・製本	創栄図書印刷株式会社

落丁・乱丁本は直接小社へお送りください. お取替え致します.

Printed in Japan
ISBN978-4-7653-1700-9